青年中医成长手册

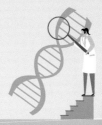

中西医结合心血管病临床实践精要

Case Summary of a Youth
Chinese Physician

Essentials of Clinical Practice in
Cardiovascular Diseases
with Integrated Traditional
Chinese and Western Medicine

主　编　徐丹苹

副主编　林晋海　彭慧婷　李奕诗　黄晓丹

编　委（排名不分先后）

梁晓琳　李　倩　吴炳鑫　丁懿宁　钟碧莹　黄乐诗

金　晓　徐书君　林泺琪　黄智威　林淼洋

SPM 南方出版传媒

广东科技出版社 | 全国优秀出版社

·广　州·

成才之路

陈可冀

二〇二〇年二月

于北京

重視临床实践

題瑞丹華枝授新著

陈可冀

二〇二二年二月
北京

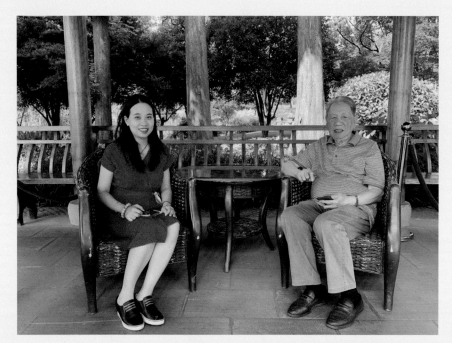

▲ 徐丹苹与恩师陈可冀院士于杭州"清漪晴雨"亭合影

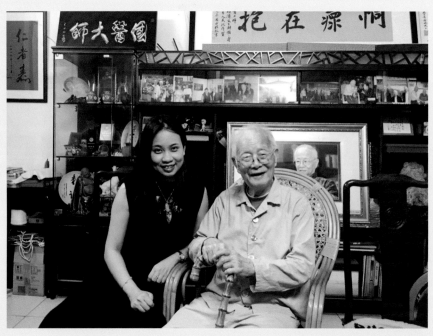

▲ 徐丹苹与国医大师邓铁涛教授合影

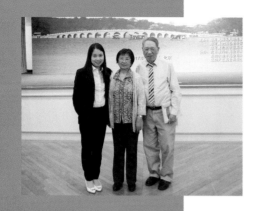

▲ 徐丹苹与陈可冀院
士（右一）在学术
交流会上合影

▶ 徐丹苹与两位恩师陈可冀
院士（中）、吴焕林教授
（右一）于厦门合影

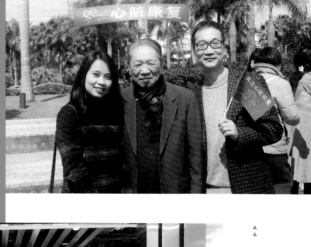

▼ 徐丹苹与陈可冀院
士夫妇及吴永健教
授（右一）合影

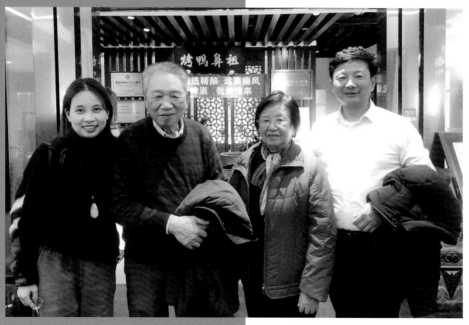

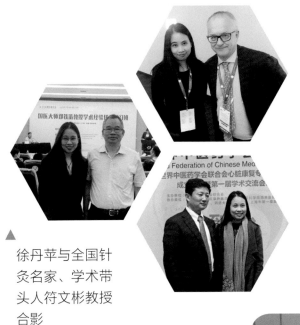

◀ 2016年，徐丹苹在米兰学习，与欧洲心力衰竭协会Prof.Pier Giuseppe Agostoni主席合影

◀ 徐丹苹与吴永健教授在世界中医药学会联合会心脏康复专业委员会成立时合影

▲ 徐丹苹与全国针灸名家、学术带头人符文彬教授合影

▶ 徐丹苹与全国中西医心血管疾病领域青年才俊合影

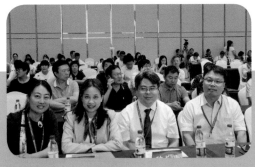

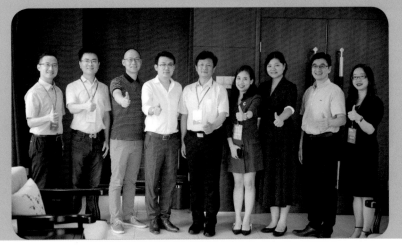

◀ 徐丹苹与吴永健教授（中）及广东心血管疾病领域青年才俊合影

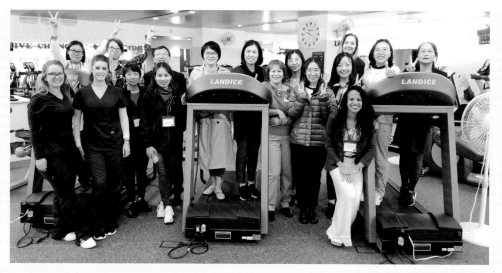

▲ 徐丹苹在美国梅奥学习，与来自
世界各地的学员和老师合影

▶
徐丹苹前往美
国梅奥医院学
习心脏康复管
理流程技术获
得认证

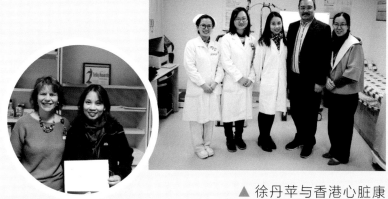

▲ 徐丹苹与香港心脏康
复同行交流学习

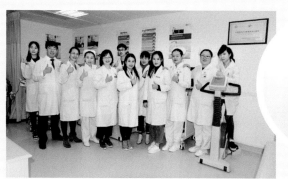

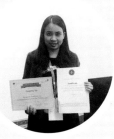

◀
徐丹苹赴欧洲
学习心脏康复
技术，获得国
际及欧洲认证

▲ 徐丹苹与心脏康复团队及进修医生合影

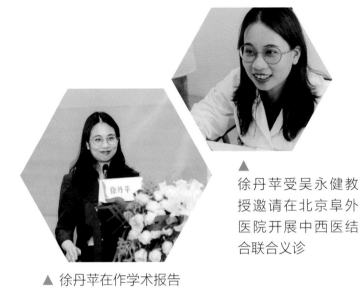

▲ 徐丹苹受吴永健教授邀请在北京阜外医院开展中西医结合联合义诊

▲ 徐丹苹在作学术报告

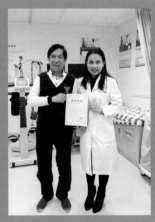

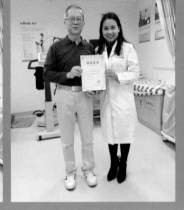

▶ 徐丹苹与心脏康复患者梁先生合影

▲ 徐丹苹与心脏康复患者刘先生合影

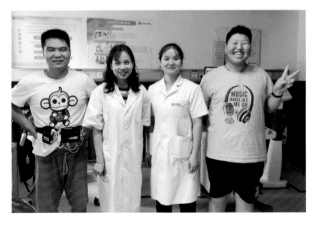

◀ 徐丹苹在武汉亚洲心脏病医院指导患者进行心脏康复并合影

● 序

　　在举国奋战新型冠状病毒肺炎的日子里，我收到了丹莘的书稿，可惜一直没来得及品读；等到国内形势见好后，才终于静下心来，在文字中共同回忆岁月的足迹，也为忙碌的生活增添了一抹色彩。

　　中医学是一门饱受质疑和抨击而屹立不倒的临床学科，翻百家书，集千人智，只为去疴除疾。辨证论治和整体观念是中医理论体系的根与魂，异病同治、同病异治是中医的法和宝，然而这些观点在现代科学技术大行其道的时代仍备受争议。其中一个重要原因，是中医师的成长曲线相对平缓。中医的理论与实践对时间、精力的投入要求较高，同时更强调个人的总结与升华，而在今天，不乏有人沉迷于日益先进的科学技术所带来的便捷与高效不自知，渐渐忽略了自身修养和能力的提升。所以，现在培养能中能西的好医生诚为不易，需要我们树立强大的中医自信和坚定的中医信念。

　　数十年前，邓铁涛教授曾刊文诠释"铁杆中医"："铁杆中医是立足于中华文化深厚的基础之上，既善于继承又勇于创新的人才。他们是有深厚的中医理论，熟练掌握辨证论治，能运用中医各种治疗方法为患者解除疾苦的医生；他们是有科学的头脑，有广博的知识，能与二十一世纪最新的科学技术相结合，以创新发展中医药学的优秀人才，乃铁杆中医也。"邓铁涛教授数十年前的话语，至今读来仍振聋发聩。

近日，习近平总书记在考察新型冠状病毒肺炎防控科研攻关工作时强调"坚持中西医结合、中西药并用"，这一重要论述为推进中西医并重的卫生健康治理现代化指明了方向。邓铁涛教授曾提出，未来医学将是西方医学与中医相结合而成为更加完美的医学，仁心仁术将作为其中的最高精神境界贯穿始终。这就是让最广大的人民群众通过最简、便、廉、验的方式从医学中获益。这里的医学，既指中医，又指西医。唯有两者全面而平等的结合，才最能带来进步和发展。

而在中西医结合治疗心血管疾病的长期实践中，从冠心病、心力衰竭到高血压、心脏康复，丹苹始终践行邓老"铁杆中医"的理念，在此基础上固本清源，博采众长，立足于疗效，不拘于中西，逐渐有了自己的事业，成为新一代的"铁杆中医"，不禁令我倍感欣喜，欣患者所得，喜丹苹所为，亦喜"铁杆中医"将越来越多，祝愿丹苹前程似锦！

吴焕林

2020年3月于北京

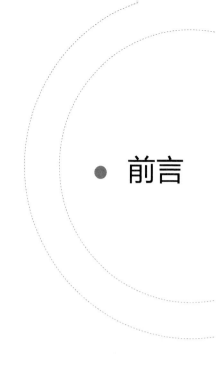

前言

不忘初心·前行

医学生，是最容易迷茫的群体，中医学的学生，更是迷茫纠结，甚至会痛哭，毕竟"想说爱你不容易"。

要想学好中医是非常辛苦的，因为中医学的学生不仅要比其他专业的学生付出更多的努力，同时还要有过人的悟性，此外，所掌握的西医技能还不能比学西医的学生差，才不会被主流医学抛弃，才不会耽误患者的治疗。

2016年，我作为一名老师，非常开心地看到我带的几个本科生，都以非常优秀的成绩走过了保送研究生的"独木桥"，她们也是我这本书的主要整理者——彭慧婷、黄晓丹和李奕诗。另外，我也开始招自己的研究生——吴炳鑫、丁懿宁、钟碧莹、林泺琪、李倩，他们都非常优秀，同时，我也带领着同门师弟和师妹林晋海、金晓、徐书君等，在我的老师们奋斗的轨迹上继续前进。我觉得我身边有中国最优秀的"90后"，他们聪明好学又不死板，有很强的创造能力和创新精神，而且做事有规律，能坚持。

更让我觉得欣慰和骄傲的是，自己的学术思维和努力在一定程度上帮助和影响了他们，让他们坚持学习和创新的精神，同时，我也是在他们的帮助和努力下，整理了这本书，在自己迈入中年之时，总结自己青年时代医学学习和工作路上的点点滴滴，以帮助和引导像他们一样优秀的中医青年。

新时代肯定赋予学中医的人新的使命，继承和创新的精神是不可缺少的。我们只有认清社会对中医药的需求，用我们的学识和才能，以创新的方式满足社会需求，才能扛起中医药这个传统的武器，支持"健康中国2030"战略，让中医药能普及和帮助更多的人。

我们不是去改变中医药的本质和核心，而是用更多创新的方式，让中医药变得更好，让更多的人愿意接受它，并惠及更多的人。

我们将不忘初心，牢记使命，敢于承担，在中医药的道路上奋勇前进！

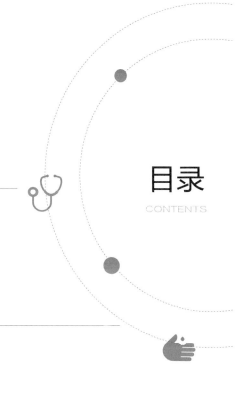

目录

CONTENTS

目录
CONTENTS

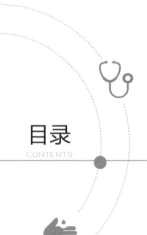

01

第一章

医 家 小 传

耳濡目染·种子
饮水思源·师恩
同舟真情·成长

耳濡目染 · 种子

我出生于人杰地灵的潮汕平原。潮汕人是中华民族中很出名的群体，因为李嘉诚，因为马化腾，也因为牛肉丸、功夫茶，还因为传统、团结、孝道等根深蒂固的文化。潮汕地区因为地理位置的关系，自古独立封闭，远离朝廷，所以很多古老的风俗、生活习惯、语言，尤其是中医等，都得到了很好的保存。也正因为中医保存完好，疗效显著，所以中医在潮汕地区很受推崇和欢迎。

我出生成长的汕头市有很多大大小小的中医诊所，坐堂中医生、青草铺（即中药铺）、凉水铺（即凉茶铺）随处可见。小时候生病，如果有点上火了，妈妈会骑摩托车带着我到卖凉水的小推车前，说："阿弟，来两碗'清燥'。"至今我仍不知道这款名叫"清燥"的凉水当中含有哪些中药，回忆起来应该是夏枯草之类的味道，有待考证。除了清燥，还有山葡萄、乌豆水、沙参玉竹水等凉水。

要是出现了湿疹一类的症状，妈妈就会带我到共和菜市场旁边的一家青草铺看病，里面的爷爷会看一眼我的疹子，然后就会拣内服和外洗的中药给我们。一般外洗用的中药都是鲜品，也许这就是店名叫"青草铺"的原因。我还记得有一家青草铺，里面一直躺着一个很老的爷爷，妈妈说这是那个抓药的年轻一点的爷爷的爸爸。要是遇到病情很重的患者，大家就会扶着行动不便的老的爷爷起来看一下患者，然后他就会指导他的儿子怎么配药。我自己也曾目睹过一次"老老爷爷"被扶起来给患者看病的情形，那种仁心仁术及薪火相传的感觉给幼小的我留下了深刻的印象。

如果我得的是内科病，妈妈就会带我去中医诊所。汕头的中医诊所基本都是直接以医生的名字命名的，其中有一个叫李中庸的医生我至今还记得。据我父亲说，他曾经是民国时期国民政府的医生。我第一次见他的时候，他已经90多岁了，但仍十分精神，面色红润，言语清晰，思维敏捷，给人以莫名的信心。他每次开的中药不多，一方两剂为一个疗程，以见效快为特点。现在再去追思以前模糊的记忆，从他的方药及谈吐来看，应该是偏于伤寒流派的医生。还有一点也让我记忆犹新：当时的中医生写中药处方都会用线条很粗的钢笔，甚至是毛笔，一番吐气凝神后，便书就一份龙飞凤舞的处方。现在想起来，我没能留下几份作为纪念及学习之用，诚为可惜。

如今，我也从当年带着懵懂和憧憬上路的求学者，慢慢成长为一位救死扶伤的医生。像从前尽心尽力传道授业解惑的前辈先贤一样，我也开始成为后来者的引路人，就像对话多年前的自己。闲暇时，我的学生也曾问我为什么学医，为什么报考中医药大学学中医。其实没有明确的触发点让我选择中医，但至少我明白，我是热爱医生这个伟大的职业的，它让我敬畏生命，兼济众生，也承载着我父母对我博爱善良、为世人解决病痛的殷切期望。

也许就是儿时在潮汕地区的耳濡目染，冥冥中在我心里埋下了中医的种子。

饮水思源 · 师恩

　　坐在飞机里看着晴空万里，一轮皎洁的明月陪伴着我回广州与家人团聚过中秋节。很幸运，今年的中秋节因为工作的临时变动，可以与家人一起度过，这对我来说是少有的。

　　"每逢佳节倍思亲"，此时，我却更想念我医学路上的几位恩师，几位响当当的医学大家。也许是前世修来的福分，也许是一直秉承着善良、努力、坚持的工作风格的福报，一路走来，我可以与大师如此亲近，得到他们在我做人、做事、从医术到学术等各方面的指引，并且在顺境时得到教育和警示，在逆境时得到鼓励和关怀。

　　首先想起的是我在就读硕士和博士期间的导师吴焕林教授。吴焕林教授是中医泰斗、国医大师邓铁涛教授的学术继承人，原广东省中医院心脏中心的大科主任及学科带头人，现在是北京中医药大学附属东直门医院副院长。他继承了邓铁涛教授"铁杆中医"的信念和普济众生的胸襟，并在他手上诞生了一个岭南中医心血管的辉煌时代。他继承发扬了邓铁涛教授的"五脏"相关理论并创立了"调脾护心"的治疗心血管疾病的系统理论，在此基础上延伸出以该理论为核心治疗冠心病、心力衰竭、心律失常等疾病的治疗思路及冠心病稳定期、急性期和围手术期等不同时期的系列理法方药，并成为临床上治疗心血管疾病的系列效方、验方，其有效性在国家"973计划""十一五""十二五"[国家科技支撑课题《名老中医临床经验（病证结合）应用研究》、国家科技部科技重大专项《参橘胶囊的临床及产业化开发研究》]等重大专项的验证中得到了证实。在当今以介入、外科治疗心血管疾病为主流的时代，中医心血管病学无疑肩负着新的使命和希望。后来，我们团队还将擅长的证候领域向内科其他领域延伸。在吴焕林教授的带领下，我们牵头制定了首份可量化的《中医痰证诊断标准》，形成又一个标志性的成果。

有时我会问自己：为什么选择中医药治疗心血管疾病作为研究方向并多年如一日，坚持到了今天？我想答案可能就在于引领我一路前行的吴焕林教授。在现在物欲横流、心浮气躁的时代，正因为他的鼓励和支持，我才能不卑不亢地面对各种困难和嘲讽。跟随他的十三载春秋，在不知道多少个迷茫和纠结的夜里，电话的那头总有他闪光的灵感、幽默的打趣和肯定的鼓励，正是这些让很多坚持成为可能。

按认识的时间顺序来算，我在医学路上的第二位恩师，是我的博士后合作导师陈可冀院士。

陈可冀院士是我国中西医结合医学的开拓者和奠基人，是中国中西医结合事业的旗帜人物。他的血瘀证与基于活血化瘀概念的研究，首次从整体、细胞、蛋白和基因表达水平阐释了血瘀证的科学内涵，其成果曾荣获2003年度国家科技进步奖一等奖。

我和陈可冀院士相识于2015年春季的北京。当时我正代表我们的项目组参加由他牵头的"十二五"项目讨论会。也许是会前做足功课的底气，又或许是初生牛犊不怕虎的精神，作为当时较为年轻的参会人员，我对方案提出了自己的很多看法，从此与陈可冀院士建立起了亦师亦友的珍贵情谊。时隔多年，我依然感谢我当时的勇敢和真实。

此后，陈可冀院士开始指导我们团队开展中医痰证标准的建立工作，指导我对化痰中药抗血小板的基础研究，指导我的中西医结合心脏康复思路的构建，指导我对宽胸气雾剂的临床探索……每走一步，我都得到他的支持和帮助。

闲暇时，他也会给我讲他从前的故事：他如何在困难中坚持学习和工作，如何在舆论一片倒的逆境中坚持自己的中西医结合之路，如何心无旁骛地坚持自己认为正确的事情。

2016年，他在学术传承会上做报告，主题是"我的中西医结合六十年"。在台下听他做报告的时候，我也感同身受，不知不觉间眼眶都湿润了。当时我在想，到底是什么样的信念，才能让一个人热爱并坚持医学事业六十年？2019年，在以"与新中国同行，不忘初心再出发"为主题的"陈可冀院士从医七十周年"学术座谈会上，90岁的他慨然发言："我愿意继续跟大家一起，为中医药事业，为中西医结合事业做出新的努力和贡献，生老病死谁也不例外，所以我们一定要珍惜我们还活着，下次你路过，人生已经没有我。"我又再次泪流满面。这就是伟大而令人尊敬的陈可冀院士。

第三位老师，是我见过最热爱中医的现代医学中心血管领域的大家——来自国家心血管病中心、北京阜外医院的吴永健教授。吴永健教授是中国心血管介入治疗领域的领军人物。由他主刀的介入手术，不仅数量上在国内遥遥领先，而且质量高、难度大。他不仅连续几年蝉联中国介入手术量的榜首，还曾多次代表我国在世界的学术舞台及建交国家完成高难度的介入手术。就是这样的一位西医手术的大家，与中医、中西医结合心脏康复结下了不解之缘。因为他发现，他费尽心思把手术做得尽可能完美，但仍有40%以上的患者可能出现各种不适，在很大程度上对生活质量造成影响，即便及时、规范的用药和长期、规律的随访也无法完全解决问题。此外，很多急症、重症的患者的生命因手术治疗得以延续，但由于完善的心脏康复和序贯二级预防的缺失，这部分人群术后心血管疾病的发生率仍然居高不下，令人扼腕叹息。这对于国家和人民，无论从社会经济、生命健康、精神心理等层面而言，都是难以承受的巨大负担。心脏康复事业之所以如此重要，正是因为它的出现契合着时代发展、国家富强的需要。它可以很好地解决心血管疾病问题，从而让更多的家庭不至于因病致贫、因病返贫，让更多的患者以正常的状态和精气神回归社会，享受生活。

2016年1月1日，我与吴永健教授在陈可冀院士的引荐下在厦门第一次见面。这次见面是为了一个中西医协作的心脏康复项目，也是为了实现中医和西医共同的愿望和目标。

项目最终顺利申报并获批。这一切，也得益于我跟随吴焕林教授十多年，学习和研究防治心血管病的中医药特色疗法。

2016年，在几位老师的鼓励和支持下，我又前往欧洲进修学习当时西方医学最前沿和最先进的心脏康复理念和技术，回国后，将其与中医结合起来，让患者通过心脏康复有更多的获益。

最近这4年，我跟随着吴永健教授筹建学会，举办会议，办培训班，开展临床研究，为这个伟大的事业在全国各地奔走，每次跟他用电话讨论问题，他几乎都是在机场或在去机场的路上。就像创业一样，我与吴永健教授所走的中西医结合心脏康复的道路是艰辛的，但只要是正确的，就值得坚持下去！

同舟真情·成长

在学医的道路上，我一直在成长。或者说，我和患者共成长。当学生问我为什么选择心脏康复这条路时，许多朋友的脸庞和笑容在我脑海中一一浮现。在成为知交好友之前，他们都是我门诊的常客。

思绪中总有这么一幅画面挥之不去，让我不知不觉间湿了眼眶，那就是肖姨孩子般的笑容。

那是2009年，我正在攻读硕博，为了提升临床诊治能力，我选择到高强度的西医院一线进行临床培训，在中国人民解放军南部战区总医院（原广州军区总医院，又称陆总医院）心内科实习。

肖姨是当时病房的一位患者。她总是胸闷，半夜发作得厉害，实在受不了了，就由家人带过来看急诊，被急诊收到了心内科病房治疗。住进来后，她接受了冠状动脉造影检查，但结果显示，冠状动脉没有明显的病变，并且胸闷的情况经过现代医学的种种药物治疗后也没有明显的缓解。在一次查房后，主任要求我给她开中药治疗。之后，让人欣喜的一幕出现了：肖姨吃了几天中药后，觉得症状明显缓解，她本人和家人都非常开心。这次的成功案例也在很大程度上增强了我对中医的信心，也让我深信，起码在心血管领域，中医能解决西医所不能解决的问题。

那时，在值班的时候，有空的话，我会在肖姨床边陪她聊天。拥有一头卷发的她，乐观爽朗，还悄悄地告诉我，她的病历卡上70多岁的年龄是错的，因为在办身份证的时候信息登记出错了，其实她已经80岁了。说完，她脸上一副骄傲的样子。

这份独特的情谊一直延续在我在陆总医院的学习生涯中。有时候她半夜来住院，第二天查房的时候会像孩子一样给我"惊喜"："徐医生，我又来了！快给我开中药！"

博士毕业前，我结束了在陆总医院的培训，毕业后回到了广东省中医院工作。此时，肖姨已经很少住院了，但还是会间断吃我给她开的中药。她偶尔会给我打电话，我一开口说："喂，肖姨啊！"她就会回答："徐医生，你还记得我啊，真是开心。"我每次见她，她都会从口袋里掏出包裹得严实且磨得烂边的中药处方，像宝贝一样珍惜。2013年她听说我生小孩了，八十几岁的她自己按地址找到了我家，提着一大箱牛奶，嘴里念叨着："徐医生生小孩子了！"她一脸愉快，那一瞬间，我心里装满了说不出的感动。

2015年的春天，我接到她的电话，她说她身体不舒服想住院，但我那时候在广东省中医院二沙岛分院，离她家很远，但我仍坚持要在我工作的地方住院，于是我又在病房见到了日渐消瘦的她。和以前不同，这次住院，她查出了全身多发的肿瘤病灶，原发灶不明确。我早上查房时，她迷茫地望着我，问我怎么办，我也哽咽着，不知如何回答。从她的病房出来，我独自在走廊的角落里流泪。

后来她家人带着她转去肿瘤专科医院，仍不能明确原发灶。于是家属决定不让她折腾了，跟我商量后决定以中药治疗为主。

大约一年后的一天夜里，我收到了她儿子的信息："徐医生，我母亲离开了，走的时候很安详，没有痛苦，感谢你这么多年来对她的照顾。"

这就是我和肖姨的故事。直到后来，有出版社想要我跟肖姨的合照，我才突然发现我们有着多年的交情，却忘了留下一张合照作为纪念，但是我仍坚持把我们的故事写下来，因为信任，因为思念。

之后，我一直在心血管领域坚持着中西医结合的诊治和研究，我每次出门诊总要比别人晚下班约一个半小时，这是因为我坚持中西医结合治疗，坚持给每位患者开中药，从来不用系统的中药处方模板，而是辨证琢磨，和每一味药"死磕"到底。同时，我积极学习西医先进知识，希望尽一切可能为患者提供完整有效的治疗方案。我认为，无论中医还是西医，无论运动还是饮食，无论情志还是精神，只要有用、有效，就能为我所用。

两年前，我开始系统学习西方以运动为核心的心脏康复理论和治疗体系，并将它与我原来的中西医结合心血管治疗理念有机结合，形成了自己的中西医结合心脏康复治疗模式，更好地帮患者解决问题。

梁叔是我的一位特殊患者，曾经历过急性心肌梗死、心源性休克、多器官功能衰竭。他找到我们的团队，希望我们为他治疗。他的心愿是能有力气抱抱孙子，回归家庭的正常生活。这是一份多么简单又实际的爱！为了这份爱，我们义无反顾。在我们的帮助下，他现在活动能力日渐恢复，可以抱孙子，可以和家人外出旅行。

其实，我在医学的路上坚持下来不容易，坚持中西医结合需要比别人付出更多。夜深人静，我在电脑前累趴，突然醒来的时候，只要想起肖姨爽朗的笑声，想起那句"徐医生，你还记得我啊，真是开心"，以及梁叔与家人在一起的幸福笑容，我就觉得，为了这些珍贵的笑容而坚持，值得！

第二章

疾病之我见

高血压的认识与治疗

冠心病的认识与治疗

高血压的认识与治疗

国医大师邓铁涛教授认为高血压的发生，主要源于中医理论中五脏之肝的病变，同时与其他脏器密切相关。其病理多为饮食不节或劳倦过度，伤及心脾，脾失健运，聚湿生痰，痰浊壅遏，肝失疏泄，脉络失于条达，为维持气机运行，主于血脉的心不得不消耗营气推动血行，从而表现为血压升高。这一认识与现代医学对高血压的认识可谓异曲同工。

在现代医学的认识中，现代社会工作强度大，生活节奏快，人们经常熬夜加班，心理压力大，这就导致了中医所认为的肝失疏泄，功能异常，进而造成了早期的血压异常。年轻人的新发高血压，多属于这种类型。

而在生活方式上，以美味、快捷及经济为特点的现代快餐饮食已逐渐偏离了健康的正轨，由此导致的肥胖、血脂升高、动脉硬化等"饮食综合征"已成为高血压的重要发病因素。另外，潜在的心理压力，夜以继日、日夜颠倒的不良作息习惯及不规律的饮食习惯，也是劳伤心脾的重要原因。与之相应的是，被诊断为高血压的人群中，气虚痰浊证型的人群比例正不断增多。临床上，这类患者多为中老年人，或者已处于高血压的中后期。这类人脾肾虚弱，气血不足，这是发病的基础。一方面，他们由于脾虚，或者肝旺克脾，都可致脾失健运，水湿内停，聚而成痰；另一方面，岭南地区气候炎热，潮湿多雨，人们易受湿邪侵袭，贪凉阴冷，人们又普遍喜欢进食冷饮、甜食，导致脾胃受损，湿从内生，聚湿生痰，痰浊上扰，也就构成了重要的病理因素。

高血压本是现代医学的病名，其实质为持续的血压异常升高导致全身脏器在结构和功能上出现不同程度损害，并呈现出一系列不同的症状。从这一角度来说，高血压应叫"高血压综合征"：一方面突显其系统性、全身性的危害；另一方面亦说明其"病机"暂未明确，尚有待研究。

得益于现代医学的迅猛发展，人们正从器官、组织到细胞甚至基因酶学的角度一步步探索人体血流动力学的知识边际，但其形成机制仍未完全明确。对于原发性高血压，目前的药物治疗仍以对症降压为主，因此对于刚刚确诊原发性高血压的患者，我们总是需要推心置腹地反复介绍高血压的危害，使患者能够坦然接受与配合，做到终生服药。

尽管如此，高血压的治疗方案、强度需要随患者的实际情况随时调整，这是一场漫长而曲折的"拉锯战"。比如，一年有四季，天热时血压会相对降低，因此有时需要下调降压力度；饮食、作息紊乱而不规律者，血压容易偏高且不稳定，需要依据24小时内血压的峰值与谷值，调整服药时间；近期出现失眠、便秘等情况导致血压明显升高者，大多数需要暂时加量用药，等等。

另外，临床上有时会遇到有高血压病史多年、长期接受规律降压治疗的患者，其血压竟逐渐降低，甚至恢复正常，不用服药，血压也能处于正常状态。这样的情况为个例，从目前的病理学与生理学的角度是难以阐释的，其中的机制有待我们去探讨、思考。

根据现代生理学的研究，血液由血细胞和血浆组成。血细胞悬浮于血浆中，分为红细胞、白细胞和血小板；血浆为浅黄色液体，其中除含有大量的水（占比90%～91%）外，尚有无机盐、纤维蛋白原、白蛋白、球蛋白、酶、激素、各种营养物质、代谢产物等。血液在心脏的泵作用下，在人体的血管中永不停歇地沿着"心—动脉—毛细血管—静脉—心"的路径进行闭合循环，犹如水出高原，健运不息，最终汇聚成海，又回到源头。在这样的循环中，各大器官、组织从血液中摄取自身所需的营养成分，同时释放自己产生的代谢产物到血液中，从而完成新陈代谢。

至于血压，是血流施加给血管壁的压力，也是新陈代谢循环的原动力。这就好比生产中的工厂。试想这样一个场景：河水在地心引力的作用下携带着水能流入工地，其中的能量被提取、转化以供生产之用，工人又借用水流将部分废物带出流水线。在人体中，这一过程无时无刻不在发生，只不过河水变成了血液，地心引力变成了血压，工地变成了细胞，利用的能量由无机盐、蛋白、酶等替代，产生的废物变成了二氧化碳、尿酸、肌酐，等等。明白了这一原理，我们再从中医的角度来看待高血压，就显得清楚多了。

首先谈血的生成与运行。在中医的理论体系中，心主血脉，指心气推动和调控血液在脉道中运行，流注全身，起到输送营养和滋润作用，其中又分心主血与心主脉。其中，心主血指的是心气推动血液运行，输送营养濡润全身，另一内涵则为心能生血，即"奉心化赤"。（注意，此处不可将心、血的概念与现代医学的相应字眼混为一谈。）心主脉，则是心气推动与调控血脉循行，如心之搏动，脉之舒缩，使脉道通利，血行通畅。而血为循行于脉中富有营养的红色液态物质，为构成和维持人体生命活动的基础之一，其生成与五脏均相关联。《灵枢·决气》："……中焦受气取汁，变化而赤，是谓血……壅遏营气，令无所避，是谓脉……"血之生成来源有二：一是水谷之精化生，即中焦脾胃受纳运化水谷精微，其中脾升清输于心肺，与肺吸入的清气相合，贯注血脉，化而为血，这也是血的主要来源；二是肾精化生，《张氏医通·诸血门》："精不泄，归精于肝而化清血。"由此可见，心、血、脉密切相连。

其次谈血的功能。血的功能以濡养和化神为主。濡养，指血液化生自水谷精微，其中含有人体所需的精微物质，用于濡润和滋养一身脏腑，从而使后者发挥各自不同的功用。《难经·二十二难》："血主濡之。"这里指的正是血的濡养功能。《素问·五藏生成》亦指出："肝受血而能视，足受血而能步，掌受血而能握，指受血而能摄。"那么什么是化神呢？在中医学的领域，"神"，指人体之神，是人体生命活动的主宰及其外在总体表现的统称。"血脉和利，精神乃居。"这说明人体"神"的活动依赖于血脉平和流利。

最后谈高血压。其实，中医的体系中并不存在血压的概念，更不存在高血压这一疾病或现象，但我们可以从脏腑、精气、血、津液、神等角度阐释。

从上面的叙述中，我们知道，血压的本质为血脉通行的动力，血压的持续升高即意味着血脉失和，通利不足。一方面，血脉循行的动力减小或阻力增大；另一方面，脏腑感受六淫、七情等病邪，致使气机失调，从而影响气血流动。究其原因，大抵可根据主要矛盾分虚实、标本、阴阳两端。

虚者为本虚，即脏腑虚衰，无力推动和调摄血脉运行，则见血行不畅或血行不节，甚或离经，其中尤以心虚、脾虚为多见；实者为标实，主要指内生"五邪"，即"内风""内寒""内湿""内燥""内火"等脏腑机能异常而导致病理变化。

内风，指体内阳气亢逆而致风动，表现为以动摇、眩晕、震颤为代表的一系列征象，临床上高血压患者多以眩晕就诊，大多由阳亢风扰所致。内风的出现，或因阳盛无制，或因阴虚不能制阳，主要包括肝阳化风、热极生风、阴虚风动、血虚生风等。

内寒，则指阳气虚衰，温煦不足，阳不制阴，寒从中生。其成因则可从先天、后天分说：或由先天禀赋不足，阳气虚损，或为后天起居、饮食不慎，寒邪外感，致使阳气虚衰。《素问·生气通天论》："……阳气者，若天与日，失其所，则折寿而不彰。故天运当以日光明……阳气者，大怒则形气绝，而血菀于上，使人薄厥……阳气者，精则养神，柔则养筋……"可见，当阳气的温煦作用无法发挥，体内的血脉就有如冰雪覆盖下的冻土，气血运行凝滞，需要更强的动力血液方可流动，血压也就高了。此外，"薄厥"指的是因大怒迫使气血上逆于心胸或头部所致的突然昏厥之证，细细一想，这与高血压的并发症——脑出血是否十分相似？

内湿，则为体内水液输布、排泄障碍致使湿浊停滞。或因过食肥甘厚腻，恣食生冷，嗜食烟酒，损伤脾胃；或因思虑过度，情志不调，以致脾失运化，津液输布停滞，停聚化生痰湿。此外，脾之运化亦有赖于肾阳之温煦，故内湿总体责之于脾肾虚损。痰湿随气血流行，外至筋骨、经络、肌肤、腠理，内而脏腑，无处不至，由此导致不同的病变。如痰湿阻滞四末，则见肢体麻木、疼痛；蕴结中焦，则见头身困重、纳减；上扰清窍，则见神昏谵语，等等。值得一提的是，临床上时有单纯因体检发现血脂异常前来就诊而无明显不适者，西医诊断为"高脂血症"自然无疑，中医诊断多以"血浊"替代。"血浊"有血液浑而不清之义，首见于《灵枢·逆顺肥瘦》："……刺壮士真骨，坚肉缓节，监监然，此人重则气涩血浊……血浊气涩，疾泻之，则经可通也……"血浊，描述的是体内之血在各种致病因素的作用下失却其原本的性质，既往往来不息、健运不止的状态及濡养、化神的功用，有如自然界中原本清澈的江河被污染后变得秽浊。临床上血浊的病因亦以湿浊、瘀血为主。假如分别抽取、分离一正常人及一高脂血症患者的血样，可见后者确实更显浑浊。

内燥，即津伤化燥，指津液耗损，形体官窍失于濡润而干燥枯涩的病理变化，多因久病伤津耗气，或热邪耗伤津液。气血循行，供应一身上下，亦犹树木将营养自下部之根往上运输，先是树干，其次是树枝，再到末梢，最后是树叶，越高、越远者，分出的枝干越细，运输所需的"动力"越强。在土壤肥沃、降水充足的情况下，树木恰可将营养输布至一身，但当连日干旱导致水分不足时，树根汲取到的养分不足以供应全身，只能一方面往更深的土壤扎根，另一方面加倍努力输布营养以濡润末梢。这就是内燥时发生于机体内的病理改变。因此，有医家认为，血压升高意味着机体代偿性地需要更强的动力将血中养分供应给脑、四末等人体"末梢"，此时阴津不足以灌溉全身，故其形成当责之于阴虚内燥，治则以滋阴润燥为法。

内火则分实火与虚火：实者责之于阳气过盛化火，外感六淫，郁而化火等；虚者责之于阴虚无以制阳等。其实质则为火热之邪灼伤血络，迫血妄行，血行虽未离经，但其循行已失去原有的规律。平人脉象的特点为胃、神、根：脉有胃气，表现为徐和、从容、软滑，提示脾胃健运，营养良好；脉有神，表现为脉搏有力，指下柔和而整齐；脉有根，则为尺脉有力，沉取不绝，提示肾气充盛。内热煎灼，最典型的表现大抵为盛怒。成语"大动肝火"指大怒。肝在志为怒，说的是"怒"这种情志由人在情绪激动时出现，由肝气、肝血所化。此时肝气亢逆，疏泄太过，表现为暴躁易怒、头痛、失眠，甚者吐血、晕厥等。此时若测量血压，想必也都是升高的。

综上可做一小结：论高血压的治疗，中医的理论体系与现代医学的观点存在较明显的不同。中医看高血压，多从其背后的病理及生理变化出发，将之与自然界的现象相联系，上合于天，下合于地，同时将血压升高作为"证"，和其他症状共同构成"病"，由此推知其病机、治法。在病机上，可根据主要矛盾分虚实、标本、阴阳两端：虚者为本虚，尤以心虚、脾虚为多见；实者为标实，主要指内生"五邪"。

关于高血压的治疗，需要强调的是，一方面，尽管目前中医药治疗高血压的手段层出不穷，但从疗效来看，尚无放之四海而皆准的治疗方案，许多权威的文件在提到中医药治疗时往往只用"目前中医药治疗高血压尚缺乏高质量的临床研究证据"一笔带过。出现这种情况，其一与中医辨证论治的特点相关，其二则归因于当前中医药在相关领域上的大规模、前瞻性、多中心、随机、双盲临床试验具有局限性。另一方面，西药降压虽然有着各种各样的不良反应，但其降压的效果是经过大规模检验的。因此，目前中医药降压尚未能和西药降压一样成为主流，其更多的是起到辅助作用，或者说是作为部分患者的替代治疗方案。

可能有人会问：既然只用西药也能降压，且无须煎煮，服药方便，不用望闻问切四诊合参，十分简便，再加上如果有门诊慢性病医保，药物价格更是便宜，那中医药治疗高血压还有什么看头？

一方面中医药治疗高血压可以减毒，起相畏相杀等配伍效果。不同的西药降压的效果是较为确切的，然而其亦有着明确的适应证、禁忌证及不良反应。只要知道患者的用药方案，也就不难预见其潜在的不良反应。比如，钙离子通道拮抗剂（calcium channel blockers，CCB）主要通过阻断血管平滑肌细胞上的钙离子通道发挥扩张血管以降低血压的作用，尤其适用于老年高血压、单纯收缩期高血压、稳定型心绞痛、冠状动脉或颈动脉粥样硬化及周围血管病患者，其不良反应包括反射性交感神经激活导致心跳加快、面部潮红、脚踝部水肿、牙龈增生等。需要说明的是，不是每个人用了这样的药，就一定会有这样的不良反应。另外，通过联合使用其他类别的降压药或换用同一类别的其他药物，部分不良反应可以减轻甚至消失，但这就涉及重新滴定的问题，即通过重新监测血压、心率及排查不良反应调整用药方案。这无论对医生还是患者而言，都是一个比较漫长的过程。除此之外，从血流动力学的层面来看，忽高忽低的血压对器官灌注的负面效应有时甚至不亚于持续的高血压。

另一方面是增效。最直观的例子即难治性高血压。根据《中国高血压防治指南（2018年修订版）》，难治性高血压的定义为：在改善生活方式的基础上应用了可耐受的足够剂量且合理的3种降压药物（包括一种噻嗪类利尿剂）至少治疗4周后，诊室和诊室外（包括家庭血压或动态血压监测）血压值仍在目标水平之上，或至少需要4种药物才能使血压达标时，称为难治性高血压。难治性高血压的最大特点就是"难治"，从机制上分类，目前常用的降压药只有5类，而治疗这种高血压则需要用到其中至少4类药，真可谓难治了。

难治性高血压目前尚无明确的发病率等流行病学资料，而从发病机制上看主要包含：患者依从性差、用药方案不当、患者同时服用具有拮抗效应的药物及个体因素（如生活方式、肥胖及肾功能不全）等。临床上对于经调整降压方案后降压疗效仍不理想而无急性并发症的患者，在维持治疗的基础上根据辨证予以汤剂、针灸及沐足等治疗，多可取得良好的降压效果。

此外，高血压患者就诊时除了血压升高，部分还伴有头晕、胸闷等不适症状，经过降压治疗后，这些症状多可缓解，但仍有一些顽固的症状并没有随着血压的下降而消失。从现代医学的角度看，这可能是异常升高的血压引起的血流动力学的改变未能完全恢复，如对微循环平衡的冲击、对血管的损伤等，这些也许是药物所无法改变的，机体需要一定的时间进行修复。目前尚无证据表明中医药可以促进修复的过程，但确实可以在一定程度上缓解症状。

这里介绍一下天麻钩藤饮。

从经验上看，在高血压患者中，辨为"肝阳上亢"者偏多，临床上辨证施用天麻钩藤饮往往能取得不错的疗效。

据考证，天麻钩藤饮出自《中医内科杂病证治新义》，原书载："治高血压头痛、眩晕、失眠。"本方主治肝阳偏亢，风火上扰证。症见头痛，眩晕，失眠，舌红苔黄，脉弦。从方剂学的角度来看，本方组成如下：

君药：天麻——息肝风，平肝阳，定眩晕；

　　　钩藤——清肝热，平肝阳。

臣药：石决明——咸寒清热，质重潜阳；

　　　栀子、黄芩——清热泻火，使肝经之热得清而不致上扰。

佐药：川牛膝——引血下行，直折亢阳，活血祛瘀；

　　　益母草——活血利水，利肝阳之平降；

杜仲、桑寄生——补益肝肾；

夜交藤、茯神——安神定志。

"君臣佐使"是中药配伍的重要原则。这一概念最早见于《素问·至真要大论》："主病之谓君，佐君之谓臣，应臣之谓使。"方剂的本质是通过药的偏性纠正人的偏性，从而达到治病的目的。药物根据不同的作用，可分为君药、臣药、佐药、使药四类，称为"君""臣""佐""使"。其中，"君"指方剂中针对主证起主要治疗作用的药物。"臣"的含义有二：一是指辅助君药治疗主证，二是主要治疗兼证。"佐"可分为佐助药、佐制药及反佐药三种：佐助药用于治疗次要兼证，佐制药用以减灭君药、臣药之毒性或烈性，反佐药则与君药药性相反而起相成作用。"使"亦分两端：一是引经，引方中诸药直达病所；二是调和，即调和诸药的作用，使其合力祛邪。一方之中，君药必不可缺，犹如一国之中不可一日无君，而臣药、佐药、使药则可酌情加减。

《中医内科杂病证治新义》载天麻钩藤饮"为平肝降逆之剂。以天麻、钩藤、生决明平肝祛风降逆为主，辅以清降之山栀、黄芩，活血之牛膝，滋补肝肾之桑寄生、杜仲等，滋肾平肝之逆；并辅以夜交藤、朱茯神以镇静安神，缓其失眠，故为用于肝厥头痛、眩晕、失眠之良剂。若以高血压而论，本方所用之黄芩、杜仲、益母草、桑寄生等，均经研究有降低血压之作用，故有镇静安神、降压缓痛之功"。

天麻钩藤饮的方药配伍，尚具有标本兼治、治标为主的特点，对于患者出现虚实夹杂、本虚标实等证，本方可平抑肝阳，清降肝热，随后再随证增删。此外，湿、瘀、热为高血压患者在辨证中常见的病理因素，表现为舌苔腻浊、舌边瘀斑或齿痕、头昏、胸闷、腹胀等，而天麻钩藤饮的组方为平肝息风（天麻、钩藤）、清降肝热（黄芩、栀子）及活血利水（川牛膝、益母草）的组合，恰与之环环相扣，十分便于调整。

冠心病的认识与治疗

冠心病临床症状以胸痛为主，因此多以"胸痹"论治。胸痹，是指以胸部闷痛，甚则胸痛彻背，喘息不得卧为主症的一种疾病，轻者仅感胸闷隐痛，呼吸欠畅，重者则有胸痛，严重者心痛彻背，背痛彻心。

胸痹的病因主要有寒邪内侵、饮食失调、情志失调、劳倦内伤、年迈体虚，日久导致五脏功能失调，心脉痹阻，发为本病。

在病机上，本病主要为各种原因所致心脉痹阻，病位在心，涉及肝、肺、脾、肾等其余四脏，临床主要表现为虚实夹杂。本虚标实：本虚主要有气虚、气阴两虚及阳虚；标实有血瘀、寒凝、痰浊、气滞等，且可兼夹致病，如气虚血瘀、痰瘀阻络等。因此，临证上尤须仔细辨证，再随证处方用药。

至于辨证，首先当辨病情轻重：疼痛持续短暂，转瞬即逝者，多轻；持续日久，反复发作者，多重；遇劳发作，休息缓解者，多轻；发作不定时，服药后无明显缓解者，多重。其次辨病性标本虚实。本虚者，胸部隐隐作痛，由劳累诱发，伴胸闷心慌，神疲乏力，少气懒言，舌淡胖嫩，脉细者，多属心气不足；若兼见胸闷气短，肢冷自汗，脉沉细者，则为心阳不振；隐痛时作时休，缠绵不断，动则多发，伴口干，盗汗，舌淡而少苔，脉细数者，为气阴两虚之表现。标实者，闷重而痛轻，兼见胸胁胀痛，善太息，憋气，苔薄白，脉弦者，多属气滞；胸部窒闷而痛，伴唾吐痰涎，苔腻，脉弦滑或兼数者，多属痰浊；胸痛如绞，遇寒而发或遇寒加重，伴恶寒肢冷，舌淡苔薄白，脉细或沉者，为寒凝心脉；胸部刺痛，痛处固定不移，夜间多发，舌紫暗而有瘀斑，脉涩或结者，属血瘀。

治疗上，考虑胸痹患者就诊时多有明显不适，或自觉胸闷胸痛，或是心悸心慌，故当以"急则治其标"为要领，先祛邪后扶正，必要时根据病机、病势及病情标本同治。标实者当着重攻伐，如气滞者行气，血瘀者活血，寒凝者温阳散寒，痰浊者豁痰泄浊，其中以活血为主；本虚者亦当着眼补益，先权衡心之气血阴阳何者不足，再从一身其余四脏的角度纠正偏衰，其中以补益心气为重。

《医原》说："湿微则物受其滋，甚则物被其腐，物如此，人可知矣。"我们知道，水被誉为生命之源。水液是万物生存的必要条件，但水液过多，成为泛滥的水湿，则会在不知不觉中侵袭人体，戕伐正气，从而致病，这就是我们所说的湿邪。湿邪为湿、痰、瘀之源头，当湿邪为患时可引起机体气机不畅及津液输布、转运、排泄等功能障碍，进而津液积聚，化湿为痰，痰浊凝聚，气血运行不畅，津液涩渗，遂发血瘀。血瘀对心血管系统疾病，尤其是冠心病危害甚广。湿邪致病治疗向来棘手，邓铁涛教授在这方面积累了极为丰富的临床经验和理论总结，特别是痰瘀相关理论更是独树一帜，临床运用于各种疑难顽症，屡获佳效。

邓铁涛教授通过早年临床生涯对成百上千例确诊为冠心病的患者进行观察，发现大多数患者无论病情是否稳定，都有心悸气短、胸闷、神疲、舌质胖嫩、舌边见齿痕、脉弱等气虚症状，同时兼有舌苔浊腻、肢体困倦等痰浊的外候。结合岭南本土的地域特点，邓铁涛教授提出，广东人体质较北方人略有不同，岭南土卑地薄，气候潮湿，因此本地冠心病患者以气虚痰浊型多见。这与岭南的地理环境相关，也与现代社会的饮食作息习惯有着密切的联系。随着生活水平提高，现代人的膳食结构、生活方式与过去相比发生了翻天覆地的变化，其中比较明显的一点就是快餐、膨化食品及来自不同地区的饮食交叉汇聚，过食肥甘、抽烟饮酒的现象堪称随处可见。长此以往，脾胃损伤，运化失司，日久则气血生化有亏；湿邪痰浊内蕴，复因心脏正虚不能自护而上犯于心，则法为胸痹。故治疗时吴焕林教授首次提出了"调脾护心，益气除痰"的理论。

在"调脾护心，益气除痰"的理论中，冠心病发病以脾虚为始动环节，脾虚而失于运化，湿聚而痰生，痰阻而瘀成；以痰为先，痰瘀互结，阻塞血脉而发为胸痹（冠心病）。心脾相关的理念表现在气血津液方面，即心脾气虚、痰瘀阻络。就邓铁涛教授临证所见，岭南本地的冠心病患者，多兼有脾胃不足、痰湿内阻之象，如面色多黄或白而无华，形体丰盛而气短，为外有余而内不足；舌多胖大有齿痕，苔多腻浊，也昭示脾虚而湿聚、虚实夹杂。此外，该类患者多有闷痛症状及舌底络脉迂曲的表现，总体为心脾气虚、痰瘀阻络所致。

纵观冠心病患者病程的各个阶段，心脾气虚、痰瘀阻络的本质贯穿始终，但随疾病的发生、发展，主要矛盾则由气虚到痰瘀再到阳虚，呈现为"虚—实—虚"的变化。在心脾气虚、痰瘀阻络证中，邓铁涛教授认为痰瘀相关，以痰为先。痰和瘀相比，瘀为血分，痰多属气分，因痰随气升降，无处不到，而瘀血则相对固定。冠心病患者痰浊往往出现较早，其后影响及血，方成痰瘀互结之局。从二者因果关系来看：常常痰浊在前，为因；瘀血在后，为果。

另外，邓铁涛教授认为冠心病是本虚标实之证，本虚（心气虚和心阴虚）是本病的内因，痰与瘀是本病的继发因素。气虚、阴虚、痰浊、血瘀构成了冠心病病机的四个主要环节。一般的冠心病以气虚（阳虚）兼痰浊者多见，当疾病到了中后期，或急性发病，表现为心肌梗死的患者，则以心阳（阴）虚兼血瘀或兼痰瘀多见。故治疗本病，特别是早期、中期，邓铁涛教授多着重益气除痰。

邓铁涛教授强调补益心气重在健脾。脾胃健运，水湿不聚，痰浊难成，以此作为除痰基础。除痰法是冠心病治疗中的一种通法，针对标实而设。而痰为水湿聚集而成，属阴，因此通过除痰可以通阳，有利于心阳的恢复，有寓补于通之意。

治疗冠心病、心绞痛且属气虚痰瘀者，邓铁涛教授喜用温胆汤加参，名为"邓氏温胆汤"，又名"邓铁涛教授冠心方"。其基本方组成为：橘红、枳壳各6 g，半夏、竹茹、豨莶草各10 g，茯苓、丹参各12 g，甘草5 g，党参15 g。方中，党参补气扶正，丹参活血化瘀，温胆汤除痰利气，条达气机。本方反映了邓铁涛教授治疗冠心病的基本思路，在临床实践中曾多次取得喜人的效果。

在加减上：如脾气虚弱者，合四君子汤；气虚明显则加黄芪、五爪龙；兼阴虚不足合生脉散；痛症明显可酌加失笑散或三七末冲服；兼高血压加决明子、珍珠母，前者功在平肝、清肝，后者效为重镇沉降；兼高脂血症者加山楂、何首乌、麦芽；兼肾虚加淫羊藿；兼血虚加黄精、桑寄生、鸡血藤。

早在20世纪70年代，我国学者就对活血化瘀中药影响血小板的功能调节机制做了初步探索。陈可冀院士等认为血栓性疾病、血瘀证与血小板功能状态三者之间存在密切的关联。大量研究表明，很多传统的活血化瘀中药具有显著的抗血小板作用，其中比较有代表性的是三七、丹参、红花、川芎、赤芍等。围绕传统活血化瘀中药的抗血小板聚集研究一直是抗血小板中药研究中活跃的领域之一。

冠心病属于血栓性疾病的一种。大多数学者在治疗冠心病时多重视瘀血，而对痰浊这一病理因素关注不多。而邓铁涛教授针对冠心病的病因及病机特点，结合临床治疗，提出"冠心三论"的观点。他认为，痰为先导，由痰致瘀，以痰为主，因此治疗方面强调化痰为主，化痰为先。而继承邓铁涛教授学术思想的吴焕林教授也认为，脾虚生痰是冠心病发展的始动环节，津液停聚为痰，血液滞涩则成瘀，津血同源，瘀血是痰浊的进一步发展，在临床治疗过程中，他将"化痰法"贯穿冠心病治疗的全过程，并取得满意的临床疗效。

正是由于两大医家的核心学术理论在临床应用取得显著效果，近年痰瘀互结理论成为中医冠心病防治的重要理论，得到学者的广泛认可。

既往化痰法和化痰中药治疗冠心病的研究主要是围绕脂质代谢进行的，而有关化痰法对血小板功能调节的研究鲜有报道。血小板活化在冠状动脉粥样硬化血栓形成的过程中发挥着关键的作用，贯穿着冠心病发生、发展的始终。那么，以化痰法为代表的冠心病中药方剂和药物是否作用于血小板，是否能通过抑制血小板聚集和降低血小板活性来发挥治疗冠心病的作用呢？作用靶点是哪些呢？化痰中药在血栓和血小板上的作用如果明确，正好可以从另一个层面很好地诠释中医冠心病防治体系中的痰瘀互结理论。由此出发，我在国家自然科学基金项目等的资助下，开展了一系列研究，取得了一定的成果。

我们的前期研究证明，传统化痰类中药化橘红的有效成分柚皮素（naringenin）具有抑制二磷酸腺苷（adenosine diphosphate，ADP）诱导的血小板聚集的活性。P2Y12受体仅在血小板、血管平滑肌细胞和神经胶质细胞上大量表达，具有一定的特异性及信号放大作用。而在研究中，我们正是利用这一特性通过ADP诱导的血小板聚集来筛选潜在的与P2Y12受体结合起效的有效成分。出人意料的是，最终筛选到的成分并非来自传统认为的活血化瘀类中药，而是以化痰为主的化橘红。这在一定程度上颠覆了过去大家对中医的痰、瘀与现代医学中的血栓性疾病关联的认识。

化橘红为岭南道地药材，具有理气宽中，燥湿化痰的功效。《药品化义》记载"橘红，辛能横行散结，苦能直行下降，为利气要药。盖治痰须理气，气利痰自愈，故用入肺脾，主一切痰病，功居诸痰药之上"。化橘红在临床上多用于治疗湿痰或寒痰咳嗽，食积呕恶，胸闷等，其治疗肺系疾病的疗效亦被许多基础研究证实。研究表明，总黄酮是化橘红"化痰"作用的主成分，其中，二氢黄酮（包括柚皮苷、柚皮素、橙皮苷、橙皮素等）的含量最为丰富。然而，目前关于化橘红在血栓及血小板方面的应用仍较少。我的研究团队发现，柚皮素naringenin可有效抑制ADP诱导的血小板聚集。进一步研究表明，这一过程与抑制磷脂酰肌醇-3激酶（phosphatidylinositol 3-kinase，PI3K）通路和通过升高血小板内环鸟苷酸（cyclic guanosine monophosphate，cGMP）水平及蛋白激酶A（protein kinase A，PKA）依赖的信号通路来介导血管扩张剂诱导的激磷酸化蛋白（vasodilator-stimulated phosphoprotein，VASP）的磷酸化相关，而这些均为P2Y12受体中下游的靶点和通路。由此，柚皮素具有显著的抗血小板、抗动脉血栓作用，且没有明显的出血副作用，对其抗血小板具体作用机制的进一步研究具有广泛的引用前景和价值。

03

第三章

用 药 小 结

延胡索主润　　　　天麻定风

丹参非"参"　　　　钩藤通络

牛膝之和　　　　　桑寄生补血

杜仲补虚　　　　　半夏润下

黄芪双向　　　　　陈皮理气

党参平补　　　　　橘红化痰

人参大补　　　　　决明治肝

当归主血　　　　　龙骨收敛

附子回阳　　　　　牡蛎养阴

菖蒲开心　　　　　合欢皮养心

延胡索主润

延胡索又名"玄胡""元胡"，为临床常用的活血止痛之品。其取材于罂粟科多年生草本延胡索的干燥块茎，性味辛苦而温，主入肝、脾、心经，具有活血、行气及止痛等功效，多用于气滞血瘀所致之痛症。

《本草正义》载延胡索"古人必以酒为导引，助其运行，其本性之不同于峻厉，亦可想见"。《本草求真》则谓之"不论是血是气，积而不散者，服此力能通达，以其性温，则于气血能行能畅，味辛则于气血能润能散，所以理一身上下诸痛，往往独行功多"。其药力较为温和，很能体现道家"冲气以为和"的理念，尤其适用于瘀血内存而素体虚弱者；又因其主归于肝、脾、心经，因此对于胸腹诸痛均有不错的疗效。

临床上，延胡索的用量以10～15 g居多，大量则无益，因其精髓主要在于润。具体而言，血瘀即血行不畅，此时患者体内多有脉道艰涩，可以通俗理解为摩擦力过大；而延胡索则好比润滑油，其作用以润泽、疏导为主，而不在于推动气血。因此，单用延胡索活血则效力不足，故一般须配伍如当归、枳壳等行气活血之品；又因其纯泻无补，如用于虚人则必搭配补虚之物（如党参、白术等）。

根据现代药理学研究，延胡索的有效成分为延胡索生物碱，其对人体多个系统均有特殊的效应，尤其是循环系统、中枢神经系统及消化系统。比如，近年来，有学者开展的动物实验表明，延胡索提取物可缩小大鼠心肌梗死面积，改善心肌缺血，同时还有减少心律失常的发生频率及抑制动脉和静脉血栓形成的作用。此外，延胡索还对乳腺癌、胃癌及肝癌细胞的增殖均有不同程度的抑制效应。

丹参非"参"

丹参苦而微寒，主归心、肝经，具有活血祛瘀、凉血消痈、清心安神的功效。古代医家对丹参功用的记载，大体可根据其归经分为两类。一类为肝。女子以肝为先天，女科病以经、带、胎、产为主，而丹参为调经要药，又常用于产后调养。另一类为心。从性味、五行等角度来看，丹参与心有着密切的联系。丹参有个"丹"字，与"红"同类，在五色应于火；丹参味苦，而心在五行与火相应，火曰炎上，"炎上作苦"（《尚书·洪范》），苦能泄、能燥、能坚，可简单理解为泄热、燥湿、坚阴，而丹参则有清心凉血之功及祛瘀安神之效。《重庆堂随笔》："……丹参，降而行血，血热而有滞者宜之……真能补心之虚者，以心藏神而主血，心火太动则神不安，丹参清血中之火，故能安神定志；神志安，则心得其益矣……"可见丹参药性凉寒而药力下趋，主清营血等在里之热，其余的安神、消痈等功效均由此衍生。

临床上，我应用丹参的适应证主要有三个：心悸、失眠和痛。当然，临床应用需要建立在辨证和配伍的基础上。辨证以心火上炎、肝阳上亢等阳类证为主，而配伍则视兼夹和目的而异，如配当归活血调经、配黄连清心泻火、配白芍活血养血等。另外，丹参重在行血、清火，偏于下行，过轻则药力不足以压制心火，过重则药性不达病灶，因此临证用量多在20 g上下。

本文以"丹参非'参'"为题，是什么意思呢？在很多人的眼中，凡是带"参"字的，就是补品，可以多炖多喝以进补，如人参、西洋参、红参、太子参、党参……且不说这种不辨证而盲目进补的观念是错误的，以貌取人不好，以名辨药也不对。丹参、拳参、苦参、玄参等"参"都是以清、泻为主的，为攻伐之药，有病者病受之，无病者人受之，因此需要谨慎用之。

现代医学对丹参的药理研究多集中于其对心血管系统的多种作用机制及保护效应。比如，丹参的有效成分提取物可显著延长兔的心室的相对不应期、有效不应期、室颤阈，通过提高心律的稳定性，减少心律失常的发生。又如，有报道称，丹参酮ⅡA可通过抑制血管紧张素受体，以延缓甚至逆转高血压模型大鼠的心肌肥厚，这从机制上与当前的血管紧张素Ⅱ受体拮抗剂（angiotensin receptor blocker，ARB）类降压药物（沙坦英降压药）是一致的。此外，丹参广受瞩目的还有其类似他汀类药物的调脂稳斑作用及与抗凝药物相似的促进纤维蛋白降解、抑制血栓形成的作用等。

牛膝之和

牛膝性平，苦甘而酸，主入肝肾，有活血祛瘀、补肝肾、强筋骨、引火（血）下行、利水通淋等功效。中药学中的牛膝为怀牛膝或川牛膝的干燥根，为四大怀药之一。四大怀药属于道地药材，指古怀庆府（现河南焦作）所产的山药、牛膝、地黄、菊花这四种品质优良的中药。

植物牛膝茎上长有棱节，在外形上与牛的膝骨十分相似，相传"牛膝"一名由此而来。膝之于下肢有如肘之于上肢、腰之于一身，从应象的角度来看，有补肾强腰、蠲痹通络的效用。《神农本草经》称其"主寒湿痿痹，四肢拘挛，膝痛不可屈，逐血气，伤热火烂，堕胎"；《本经续疏》则载牛膝通用于筋病："痿与痹皆筋节间病，而寒湿有已化未化，未化则浸淫筋节为病，已化则熏灼筋节为病。"《素问》："论痹多病于浸淫，论痿多病于熏灼。牛膝之治此，妙在不必问其已化未化，但执定其病在筋节间痛而不可屈伸者皆能已之。"

就临证所见，牛膝主要有如下特点：一是通达四末，通络祛瘀，如肢体、关节疼痛或乏力，此时多配参、芪等益气推动血行，或同鸡血藤、络石藤等共奏通络之功。二是取其下行之势，引药力或上部火热下趋，如治疗由心肾不交所致的眩晕、心悸。又如，我在门诊中经常可见患者因心悸、心烦、头部发胀来诊，且自诉下肢发凉，睡觉时盖多层被子，穿袜子后脚也是冰凉的，部分患者还有腿脚乏力的症状，这也是上热下寒的表现，尤其适宜重用牛膝。

值得一提的是，我们说"气有余便是火"，但与旨在祛邪外出的"清"

法清热不同，引热下行更接近于"和"法，即将上部"多余"的气化成的火输送到下部，就像南水北调一样，完成元气的再分配，实现脏腑阴阳的平衡。

现代医学对牛膝的药理研究主要集中于抗骨质疏松，调控血压、血脂，抗动脉粥样硬化等。此外，尚有研究报道牛膝提取物具有一定的增强心肌收缩力的效应。

杜仲补虚

说到杜仲，大家很自然就会想到补肾，这确实是杜仲的重要功用。肾主封藏，还有的人会认为杜仲入药的部位应为根茎、种仁或果实之属，其实不然。杜仲以杜仲树的干燥树皮入药，其性甘温，归于肝、肾经，具有补肝肾、强筋骨及安胎的功效。

临床上，杜仲多用于腰膝酸软、肢体乏力及虚喘等以肾气亏虚见症者，多可取得不错的疗效，但杜仲补益肝经的功效则相对少为人知。《本草纲目》载："杜仲，古方只知滋肾，惟王好古言是肝经气分药，润肝燥，补肝虚，发昔人所未发也。盖肝主筋，肾主骨，肾充则骨强，肝充则筋健，屈伸利用，皆属于筋。杜仲色紫而润，味甘微辛，其气温平，甘温能补，微辛能润，故能入肝而补肾，子能令母实也。"

中医有肝肾同源的说法，意在强调肝肾两者关系密切，一荣俱荣，一损俱损，但两者仍有较多的不同之处，值得审思。肝藏血而肾藏精，血循行于筋脉，精则流通于脏腑，筋脉与脏腑在表里层次上存在差异，血与精的生理意义也各不相同。肝藏血的功能好比水库储水，负责调控一身之血循行不息，不多不少，不快不慢；肾藏精则更像是金匮藏书，以其珍重异常，轻易不示于人。《素问》中有一篇名为"金匮真言论"的文章，主要阐述四时阴阳五行对人体的影响。古代医家认为该篇所论珍贵非凡，字字珠玑，应当藏到用黄金打造的柜子里，该文因此得名。由此，补肾每每与填精益髓相联系，而补肝则可润燥、行血。因此，临床上，杜仲除了补肾强骨外，尚可用于口干、皮肤枯槁等以"燥"见证者，或血瘀、血虚等血证者。

说到肝与肾，我们知道，在中医理论体系中，并无"高血压"这一病名，依据近代医家的认识与总结，高血压多属于肝的病变，其中又以肝阳上亢多见。而近年来，又有医家提出肾虚引起高血压的观点。从发病的角度来看，随着年岁增长，脏腑精气渐减，各项功能减退，肾气渐衰，而高血压的发病人群正是以中老年人为主；症状方面，血压升高并无固定的表现，但临床以头部昏沉、眩晕居多，亦为肾精亏虚，髓海空虚，清窍失荣所致。再者，在最根本的治疗方面，补肾降压的治法确有良好的收效。因此，以杜仲为代表的补肾之品也可用于补"心"降压。

近年来的药理研究同样对杜仲降压的效果表示支持。有学者认为，这一作用可能与其促进一氧化氮释放（具有扩张血管的效果）、抑制血管紧张素［与当前的血管紧张素转化酶抑制剂（angiotensin converting enzyme inhibition，ACEI）类、ARB类降压药物如贝那普利、缬沙坦等相似］相关。此外，有研究提出杜仲具有调脂、降糖、抗癌、消炎、保护肝肾、抗骨质疏松等作用。

黄芪双向

黄芪饮片取材于植物黄芪的干燥根，性味甘温，归肺、脾经，有补气升阳、益卫固表、利水消肿、托毒生肌等多种功效，是临床常用的益气之品。

假如我们翻开药典，不难发现，具有补气功效的中药在归经上以肺、脾经为主，除黄芪外，还有人参、党参、山药、蜂蜜、绞股蓝等。思其原因，肺为气之主，而脾为气血生化之源，因此益气多由此二经着手。肺主皮毛而脾主肉，因此同为补气，入肺经者以益卫固表为主，药力偏行于表，而入脾经者则多有健运中焦之效，偏于里；兼入肺、脾经如黄芪者，则表里兼而有之。

除归经外，炮制方法对中药的性情也有明显的影响。性味、归经好比先天出身，而炮制加工则有如后天境遇，都是非常重要的。比如，《药性歌括四百味》谈生甘草和炙甘草的不同："……甘草甘温，调和诸药。炙则温中，生则泻火……"黄芪饮片常见的有生黄芪和炙黄芪，前者偏于固表、托疮、利水；炙黄芪又称蜜炙黄芪，为生黄芪切片后加蜂蜜炒制而成，长于补养气血，顾护上焦、中焦，适用于里虚明显者，如肺气虚衰所致气短乏力、虚人便秘等。

除上述功用外，黄芪的最大特点在于其双向性（双向调节作用）。一是治疗汗证，无汗者发汗，多汗者止汗。这一点在清代医家汪昂所著《本草备要》中已有介绍："……（黄芪）甘温。生用固表，无汗能发，有汗能止……温分肉，实腠理，泻阴火，解肌热……"每到冬夏季节，就有许多患者因容易出汗前来就诊，具体表现为动则遍身汗出如水，甚者每天洗好几次澡，余无明显不适。这种情况多为腠理开阖失司所致，根结在于阳气亏虚、主皮毛之肺脏受损。那么，为什么会以出汗为首发症状呢？这主要是因为肺为娇脏，为脏腑中唯一与外界直接相通者，因此外感病邪多先伤于肺。本证投以黄芪则多可缓解。还有一种情况和前面的相反，就是出不了汗。这类患者多因常年畏寒就诊，即便在炎热的岭南夏季也要穿着长袖。此为表虚兼有外感，以黄芪益卫固表则能渐渐汗出。二是用于调整气机的升降，其中最具代表性的当属调节血压。黄芪虽然有补气升阳、益卫固表等功效，药性整体偏于上升，但同时也受用量的影响，如轻用则以升为主，重用则有降之效，这可以用药达病所的角度理解。邓铁涛教授的体会为：黄芪轻用则升压，重用则降压。具体而言，轻用即每次用量不多于15 g，重用则必超过30 g。这在现代药理学研究中也得到了证实。

　　近年来的药理学研究提出，黄芪对心血管系统的作用主要有如下几点：一是呈剂量依赖性，可双向调节血压；二是通过延长有效不应期发挥抗心律失常的效果；三是增强心肌细胞对缺血、缺氧、缺血再灌注损伤的耐受性；四是增强心肌收缩力；等等。

党参平补

中药饮片党参为桔梗科植物党参的干燥根，以生用为主，其性甘平，归脾、肺经，有健脾益肺、补血生津之效，临床多用于脾肺气虚、气血两虚等证。

说到党参，相信很多人都会有这样的疑惑：党参是不是人参？两者有什么不同？其实，党参又名"辽参"，因其原产于上党，又名"上党人参"。有医家认为，党参即古代医书记载的人参，只是当时并无"党参"这一名称，暂以"人参"的叫法代替；又有一说，在古时，人们尚未认识到党参与人参的区别，因此两者时而混用。从今天的认识看来，党参和人参是不同的。党参与人参均为补气之品，以健脾补肺为主，但党参药力薄弱而中正平和，堪称平补；人参药力则较强。《本草正义》曰："党参力能补脾养胃，润肺生津，健运中气，本与人参不甚相远。其尤可贵者，则健脾运而不燥，滋胃阴而不湿，润肺而不犯寒凉，养血而不偏滋腻，鼓舞清阳，振动中气，而无刚燥之弊。"此外，党参药效较缓，而人参为峻补之药，用于虚脱、厥证，每有奇效，人参也因此成为名贵药材的代表。归纳起来，党参平补，相对适合虚者久服；人参峻补，大补元气，更适用于气虚欲脱、脉微欲绝等危重证候。

前面说到党参为平补之品，因此临床上应用党参，除益气之外，尚有居中调和不同药性的效果，好比有"国老"之称的甘草。比如，党参配黄芪则一表一里，共奏益气之功；配当归则气血双补，有益气活血之效；配黄芩则一补一泻，清泻肺热之余补益肺气；配麦冬则气阴并补，为生脉散之主药。

此外，党参药力稍显薄弱，因此临床经验用量多偏大，15 g～30 g不等，如仍不足者，则须加用白术、红芪、黄芪等。

现代中医药对党参在心血管系统中的药理作用的研究提示，党参与黄芪相似，具有双向调节血压的效果。此外，党参提取物可改善心肌代谢，对于心肌缺血再灌注损伤具有显著的保护作用，并且有研究认为党参醚提取液可显著降低血小板聚集率，起到抗栓的作用。

人参大补

　　人参甘而微苦，性平，入肺、脾、心经，主大补元气、补脾益肺、生津、安神，为较常见的名贵药材。其中，生长于不同环境或经不同炮制法炮制的制品，名称各有不同：栽培者称为"园参"，野生者称为"山参"。园参经晒干或烘干制成的，称为"生晒参"。山参经晒干的，称为"生晒山参"；经水烫、浸糖后干燥的，称为"白糖参"；经蒸熟后晒干或烘干的，则称为"红参"。

　　人参自古以来即为广为人知的名贵药材，其大补元气、固脱救急的功效备受医家推崇。如《本草崇原》曰："补五脏，安精神，定魂魄，止惊悸，除邪气，明目，开心，益智，久服轻身延年。"而《本草便读》则载人参"性禀甘平，功资脾肺，气纯味浓，补真元而益血生津，助卫充营，安五脏而宁神益智，须则横行支络，补而下行"。

　　从功用的角度来说，在古代，人参多用于久病、重病之脉微欲绝、气虚欲脱者，重在应急，典型的如独参汤，以单味人参入药，说明当时病情之危急，已不容迟疑，亟待补气固脱。而在现代医学蓬勃发展的今天，我们有了更完备的中西医结合的技术与手段应对急危重症，单纯的中医药治疗逐渐淡出，但仍不时焕发令人惊喜的生机。如今在门诊中，人参多用于久病虚象明显或经其他补虚之品施用未果者，表现为纯虚无实，如疲乏、气短、大汗、心悸等，少量使用并配合其余益气温阳的药物，每有不错的效果。

　　如今应用人参主要有两点值得考量。一是获益。是否确为元气大亏？如为虚实夹杂或真实假虚，妄投则有虚虚实实（即对虚者用泻法，使虚者更虚；对实证用补法，使实证更实）的过失。"人参杀人无过，大黄救人无功"，说的就是这个道理。简单地说，应用得当，攻伐泻下的大黄就是救命的好药；滥用妄用，人参也可能置患者于死地。二是经济。人参本就是名贵药材，加上当今社会普遍夸大人参功效，片面宣传，导致很多人争相求购、收藏，使救命用的人参愈发珍稀、昂贵。其实这种做法大可不必。在今天，还有许多药物和手段可达到类似的效果，在疗效相差不大的前提下选用更为经济的方法还能有效减轻患者的负担。

现代医学的研究结果提示，人参提取物具有如下作用：改善认知功能，增加"工作"记忆（即暂时存储信息并与其他复杂任务联合运作的能力）；通过消除自由基延缓机体衰老；以小量兴奋、大量抑制的双向调节作用，调控血管的收缩舒张及血压的升降；减少暴露于射线下的心肌细胞凋亡，同时抑制凋亡相关基因的表达；等等。

当归主血

古今入药的当归饮片为伞形科多年生草本当归的干燥根，性味辛甘而温，入肝、脾、心经，具有补血活血、调经止痛、润肠通便等功效。

从古今记载及临床经验来看，当归可谓血分之药，堪称通用于血证，因此本篇名为"当归主血"。这主要从入药部位、归经及性味等角度来解释。

首先是入药部位。当归入药，主要分为全当归、当归头、当归身、当归尾（梢）四部分。这样区分，主要是因为不同的部位药性不同。李东垣曾说："当归头，止血而上行；身养血而中守；梢破血而下流；全活血而不走。"清代医家张山雷也提出了相似的观点，认为"归身主守，补固有功，归尾主通，逐瘀自验，而归头秉上行之性，便血溺血，崩中淋带等之阴随阳陷者，升之固宜"。概括而言，当归头性主上行，主升发气机，因此有升提、止血等效用；当归身最为平和，主补血、养心、润燥，如补中益气汤、天王补心丹中的当归，原著中均指明须以当归身入药；当归尾最为"灵活"，性善通行，有活血破血之功，比如益气通络的补阳还五汤则专以当归尾入药，取其活血祛瘀之效。至于全当归，则以活血为主，但不及单用当归尾破血。被称为"血家要方"的四物汤即以当归为臣药，依据实际需要，可分别选用当归的不同部位入药。

其次是归经。当归所归之经均与血的生成、运行有着密切的联系。心主血脉，心气推动、调节血液循行脉中。脾为气血生化之源，具有生血的功能；脾亦主统血，使血不逸出脉外。肝藏血，主调控血量，最具代表性的便为月经。《汤液本草》："当归，入手少阴，以其心主血也；入足太阴，以其脾裹血也；入足厥阴，以其肝藏血也。"

再从性味的角度来看。当归主血，血属阴，而中药四气五味中，温、热属阳，寒、凉属阴；辛甘发散为阳，酸苦涌泄为阴。按理来说，当归似乎应为寒凉、酸苦之品，但其辛甘而温，属于阳中之阳。这是因为真正的补血活血，不在于一味以外物滋阴养血，而是抓住气与血相生相成的本质，以益气而生血，使气血相得益彰，达成内源性的良性循环。张景岳云："善补阳者，必于阴中求阳，则阳得阴助而生化无穷；善补阴者，必于阳中求阴，则阴得阳升而泉源不竭。"用今天的话来说，就是通过调整脏腑阴阳，使阴阳相生，实现自我"造血"。

值得一提的是，当归主血，不单指血虚、血瘀及出血等常见的血证，还包括"血分"，而病入血分的一个特点即为夜间病情加重。《主治秘诀》云："当归，其用有三：心经本药一也，和血二也，治诸病夜甚三也。"例如，盗汗指的是在睡眠中汗出，醒来汗止，许多人将之等同于阴虚，其实热入营血亦可引起此等现象。又如，部分患者的心悸表现为夜间静息时多发，此时加用少量当归，每每可使症状明显缓解。同理，有的冠心病患者心绞痛在安静时发作频繁，称为自发性心绞痛，在辨证的基础上加用当归，多能取得很好的效果。

现代医学针对当归开展的药理研究证实，当归的有效成分具有多种心血管保护作用。比如，当归提取物阿魏酸可通过保护线粒体增强心肌抗缺氧能力，同时通过改善灌注保护心肌；另一提取物藁本内酯则具有抑制血管收缩、降压的效果；而以中药汤剂当归芍药散提取的药液则具有保护血管内皮细胞、延缓动脉粥样硬化进展的作用。

附子回阳

附子为毛茛科草本乌头的子根，其附生于母根乌头，有如子附于母，故名"附子"。乌头在初生时形态如乌鸟之头，因此得名。乌头的母根即以"乌头"为名，又可分为川乌、草乌，后者在药呼上与川乌相似而毒性更强。

很多人会有这样的疑惑：同出一源，乌头和附子功用有什么不同？同为补阳之药，乌头偏守，主补中焦；附子偏行，以补益命门为主，药力更强。如《本草蒙筌》曰："……附子，其气亲下，补下焦阳虚；乌头，守而不移，居乎中者也……"出于安全性的考虑，如今附子以内服为主，用量偏少；乌头则因其毒性较强，多限于外用。

附子性味辛甘而大热，有毒，归心、肾、脾经，有回阳救逆、补火助阳、散寒止痛之效。其药性辛烈而行散，因此多用于厥证、脱证之阳虚明显者。《本草正义》曰："附子，本是辛温大热，其性善走，故为通行十二经纯阳之要药，外则达皮毛而除表寒，里则达下元而温痼冷，彻内彻外，凡三焦经络，诸脏诸腑，果有真寒，无不可治。"明代医家虞抟则谓"附子禀雄壮之质，有斩关夺将之气，能引补气药行十二经，以追复散失之元阳；引补血药入血分，以滋养不足之真阴。引发散药开腠理，以驱逐在表之风寒。引温暖药达下焦，以祛除在里之冷湿"。

附子最大的功用其实在于回阳。为什么回阳这么重要呢？我们知道，中医的"证"是疾病进程中某一阶段的本质反映，如高血压常见的辨证为肝阳上亢、气虚痰浊。这些证给我们的感觉似乎只是将患者的表现进行了提炼总结以便指导治疗，因不能预测其发展趋势，并不显得凶险。这一点和现代医学大不相同。比如，人们对癌闻之色变，畏之如虎；又如，据统计，心力衰竭患者5年生存率与部分恶性肿瘤相当，这意味着当我们说一个人得了心力衰竭时，从预后效果来说，其与部分癌症并无差异。而在中医众多温和的辨证中，偏偏有一种预后凶险，称为"脱证"。脱证由气血阴阳亏虚明显所致，症见大汗淋漓、手足厥冷、目合口开、手撒尿遗、脉微欲绝，为常见的急危重症。脱证进一步恶化，则"阴阳离决，精气乃绝"。而附子具有回阳之效，如此时予以附子急服，则或能保存阳气，遏制其离散，为治疗争取时间。

此外，附子尚可用于散寒止痛。对于阴寒痼结所致的心痛彻背、背痛彻心，常见的如冠心病患者的心绞痛症状，如伴有形寒肢冷、舌淡苔白腻等证时，少量附子可起到"益火之源，以消阴翳"的效果。又如，附子入于肾经，《汤液本草》称其为"入手少阳三焦、命门之剂，浮中沉，无所不至，味辛大热，为阳中之阳"。对于命门火衰，表现为精神委顿、腰酸腿软、肢体冰凉、阳痿滑精、小便清长、五更泄泻者，附子配干姜则有补火助阳之妙。

现代药理学多认为附子回阳救逆的功效来源于其对 β 受体的激动效应（与肾上腺素相似），而近年来的研究则表明附子提取物主要通过松弛平滑肌、保护心肌细胞等发挥强心作用。另外，尚有学者提出附子具有拮抗心肌细胞凋亡和心肌梗死诱导的缺血再灌注损伤的观点。

菖蒲开心

菖蒲一般指的是石菖蒲，其性味辛苦而温，入心、胃经，有开窍醒神、宁心安神、化湿和胃等功效。石菖蒲在现在的中药学中属于开窍药，"窍"指的是什么？什么是开窍呢？

我们平常说的"开窍"，是指思维通畅，简单地说就是想通、弄明白了。而中医理论体系中的开窍，有两层含义：其一是脏腑与官窍存在生理、病理联系，如心开窍于舌，肺开窍于鼻等；其二是指病邪蒙蔽心窍所致的窍闭证，也就是使用开窍药的缘由。因此，开窍的"窍"，指心窍，代指心神，即思维、思想等。所谓"开窍"，本质上是以辛香走窜的菖蒲、麝香、冰片等药治疗闭证。闭证多以牙关紧闭、两手紧握或昏迷为特征。《证治汇补》："闭者，邪气闭塞于外，元气犹然在内，但与开关利气，则邪自散。"因此，开窍药具有两大特点：一是必有辛味，以辛能散能行，有行气行血之功；二是必入于心经，药力可达病所。此外，根据病邪的不同，亦须相应选取不同的开窍之品。以瘀血为主的，选用麝香；热象明显的，可用冰片；兼有里寒的，则用苏合香；痰浊为甚者，则用菖蒲。因现代医学中心血管疾病患者的中医辨证多兼夹痰浊，故临床上开窍之品的应用以菖蒲为主。

这里还有一个值得和大家探讨的问题："开窍"的说法是针对闭证而言的，而闭证多伴有昏迷或神志不清，与现代医学中的脑血管意外（如缺血性脑卒中、脑出血等）相近，这样的患者病情危急，只会出现在急诊或住院部，是断然不会在门诊等着看病的，那是不是必须有闭证才能开窍呢？或许也不尽然。从神志的角度来看，正常人意识清醒，称为"神清"；闭证者陷入昏迷，为"神昏"；介于两者之间，如谵语（神志不清，语无伦次，声高有力）、郑声（神志不清，语言重复，时断时续，语声低微）、独语（自言自语，喃喃不休，见人语止）及错语（神志清楚而语言时有错乱，语后自知言错），或许还没到邪闭心窍的程度，但必有邪阻心窍了。此时以开窍的思路治疗，亦属于药证相合。这就好比心脏的冠状动脉完全闭塞与部分狭窄的区别：出现急性完全闭塞者应当争分夺秒接受介入治疗，而严重狭窄伴有症状的情况也是介入治疗的适应证。即便如此，临床上谵语、独语的情况毕竟少见，用到菖蒲的时候也不多，但将神志不清的概念进一步延伸则不同——许多中老年患者就诊时常诉变得健忘、烦躁、孤僻等，更有甚者觉得自己像是变成了陌生人，这些也属于神志层面的改变，归结于神明之心的异常。对于此种情形，加用菖蒲每每可取得开心醒神的效果。

现代医学近年来对菖蒲的药理作用进行研究，提示菖蒲提取物具有多种作用，如兴奋、抗抑郁与镇静、抗惊厥的双向调节作用，保护血管内皮细胞，抗心律失常及通过抑制血小板聚集抗栓，等等。

天麻定风

天麻，取材于兰科植物天麻的干燥块茎，味甘，性平，归于肝经，有息风止痉、平肝潜阳、祛风通络之效。

天麻有众多别名，大多与其形态、功用相关，值得玩味。比如，植物天麻初生时像一支红色的箭，故名"赤箭"。据载，天麻无风自动，好像无形的鬼怪在摇动，因此人们称之为"鬼独摇草（独摇）"。天麻主归肝经，而肝藏魂，那么在中医理论体系中什么是魂呢？《灵枢·本神》："随神往来者谓之魂。"因此，肝病多伴有神志的改变。而天麻平肝而有安魂之效，人们认为其"专主鬼病，犹司鬼之督邮"，故天麻又有"鬼督邮"的别称。另外，肝主风，"风气通于肝""诸风掉眩，皆属于肝"，因此表现为风病者，如畏风、眩晕、风痹（肢体麻木、半身不遂）等，亦可以天麻治之，所以天麻又有"定风"的称谓。元代医家罗天益曾言："天麻乃定风草，故为治风之神药。今有久服天麻药，遍身发出红丹者，是其祛风之验也。"《本草正义》："……盖天麻之质，厚重坚实，而明净光润，富于脂肪，故能平静镇定，养液以息内风，故有定风草之名……"

临床上应用天麻，亦以风证为主。乍一看，风证只是一种不太常见的证型，适应证似乎很"窄"，具体到现代医学中的心血管疾病的患者身上就更少了。其实不然。风为中医理论中的六淫之一，有几大重要特点。

一是风为阳邪，因此致病多偏于上、表等阳位，如肌表、头面及胸背，典型的如头晕头痛、鼻塞、口眼歪斜、瘙痒、畏风、胸部不适等。说到这里，大家的第一反应可能是感冒，其实这些症状在心血管疾病中也不少见。比如，高血压患者并无固定的症状，甚至大部分患者从发现高血压到就诊再到用药全程均无任何不适，但假如列举高血压人群最常见的症状，眩晕和胸闷想必榜上有名，而这种"晕"和"闷"在很多时候正是肝阳上亢、引动风邪为病所致。另外，常见症状还有冠心病患者的心绞痛。很多人看到心绞痛里有个"痛"字，就下意识地想象出该病发作后有被锐器划伤的痛感，这是片面的。其实心绞痛应理解为胸前区不适（部分患者甚至仅表现为牙疼、腹痛），"痛"包括但不限于痛、闷、胀、麻等几种感觉，一小部分患者则主诉"胸部发凉"。这里的闷、胀、发凉的感觉，也与风相关。

二是风无形，因此致病有病位不固定、病情变化迅速的特点，常见的有皮肤瘙痒、关节游走性疼痛。另外，很多症状发作、缓解均不定，没有明显的诱发、缓解因素，也没有明确的发作时间，令人捉摸不定，在中医看来这也是风邪作祟。例如，很多高血压患者每天测量血压时会发现，自己的血压总有几天无端偏高或偏低，而当时并无明显不适。又如，现代医学有一种名为"冠状动脉痉挛"的疾病，其机制主要为冠状动脉一过性收缩引起血管部分或完全闭塞，部分患者的胸痛发作亦无规律，可早可晚，可轻可重，和我们说的风邪善行而数变的特点十分相符。再如，很多人会遭遇突发突止的心悸、心慌的感觉，做了检查可能也没有阳性的结果，可谓"来无影，去无踪"。而从心律失常的角度来说，这可能是出现了阵发性室上性心动过速——后者大多由折返引起，突发突止正是其一大特点。

三是作为百病之长，风邪多与其他病邪兼夹致病，如痰、火、瘀等。这一点广泛见于各科疾病、辨证，如风痰上扰、风痰入络、热盛动风等，在此不再赘述。

综上可见，风邪为病广泛，而天麻有定风之效，因此天麻应用亦较广。

除了中医领域外，天麻在现代药理学研究中亦有广阔的前景。例如，现有的研究提出，天麻具有益智、脑保护、镇痛、镇静催眠、抗癫痫、抗晕眩、降压、降血脂、抗氧化、保肝、抗肿瘤、增强免疫力等多种药理作用，其进一步的探究值得期待。

钩藤通络

钩藤，为茜草科植物钩藤的干燥带钩茎枝，性味甘凉，入肝、心包经，具有息风止痉、清肝热、平肝阳等功效。

临床上，钩藤主要以清肝平肝的功效著称。如天麻钩藤饮以钩藤配天麻治疗肝阳偏亢之头痛、眩晕、失眠，常用于高血压患者；羚角钩藤汤则以钩藤配羚羊角，亦共为君药，增强凉肝息风、清热止痉之力，善治肝热生风之高热不退、烦闷躁扰、手足抽搐者；阿胶鸡子黄汤则以钩藤为佐药，引血下行，直折亢阳。

此外，钩藤尚有一个相对少为人知的功效——舒筋。首先，钩藤属于藤类，藤类多以蔓延、攀附的形式生长，由此人们认为藤类具有通经走络的功效。比如，《本草便读》曰："凡藤蔓之属，皆可通经入络。"《本草征要》曰："（钩藤）舒筋除眩，下气宽中。"其次，钩藤归肝经，肝主筋，而《杂病源流犀烛·筋骨皮肉毛发病源流》提出"筋也者，所以束节络骨，绊肉绷皮，为一身之关纽，利全体之运动者也，其主则属于肝"，因此入肝经的钩藤具有濡养疏通筋骨的功效。《本草述》在介绍钩藤的用处时也说："（钩藤）治中风瘫痪，口眼歪斜，及一切手足走注疼痛，肢节挛急。又治远年痛风瘫痪，筋脉拘急作痛不已者。"临床上，对于存在肢体活动功能减退、麻木、痹痛、红肿、发凉或感觉障碍者，在方药中加入疏散经络的钩藤常常可使症状得到缓解。

值得一提的是，上述肢体的症状在高血压、冠心病等心血管疾病患者中并不少见。从中医的角度来说，这些症状多由心脾气虚，气血运行不畅，日久化生痰、瘀，脉络瘀阻所致，可用益气化痰、祛瘀通络的方法徐徐图之；而根据现代医学的认识，这主要与血管内皮受损、斑块形成、管腔狭窄及血管硬化等因素相关，变窄的血管、瘀滞的血流，使机体远端的组织逐渐失去充足的营养供给，因此会有肢体麻木、疼痛的症状。这与心脏冠状动脉的病变在本质上是一致的，因此在日常生活中我们需要做好体检与保养工作。

在现代医学方面，近年来的药理学研究提示，钩藤对心血管系统主要具有三种效应：降压、抗心律失常和逆转心肌重构。动物实验表明，钩藤生物碱具有明显降低高血压模型的平均血压的效应：主要途径为扩张外周血管、降低心排血量和抑制外源钙离子内流；通过阻滞钙离子通道，从而减少快速型心律失常的发生频率。

桑寄生补血

桑寄生饮片为灌木桑寄生的干燥带叶茎枝，其性苦甘而平，归肝、肾经，具有祛风湿、补肝肾、强筋骨、安胎的功效。

桑寄生补益肝肾、强壮筋骨的功效可谓广为人知，如独活寄生汤取桑寄生为佐药，以补肝肾、壮筋骨、止腰腿疼痛。又如，邓铁涛教授创制了肝肾双补汤以治疗高血压后期之阴阳两虚，表现为头晕、耳鸣、腰酸、夜尿频多、自汗盗汗者，原方中桑寄生的用量为30 g，意在以重剂引药力下达肝肾，滋补阴阳。在现代中药学的记载中，桑寄生的应用亦以风湿痹证及月经不调为主，同样与其补益肝肾、强壮筋骨的功效密切相关。

和现代医学不同，中医知识底蕴的积累仍以经验总结为主，如前人编撰的医案专著和个人临床的所见所悟，其本质是在实践—理论—实践的过程中不断总结、升华。有人说"中医越老越值钱"，虽不尽然，但也反映出中医的成长需要漫长的时间与丰富的阅历。通过对古代文献的挖掘，我们发现桑寄生还有一个特点：补血。《神农本草经疏》曰："……腰痛及小儿背强，皆血不足之候……肌肤不充，由于血虚。齿者，骨之余也，发者，血之余也，益血则发华，肾气足则齿坚而发眉长。血盛则胎自安。女子崩中及内伤不足，皆血虚内热之故。产后余疾，皆由血分，乳汁不下，亦由血虚。金疮则全伤于血。上来种种疾病，莫不悉由血虚有热所发，此药（桑寄生）性能益血，故并主之也……"《日华子本草》载桑寄生"助筋骨，益血脉"，《本草求真》则称其为"补肾补血要剂"。

从生理学的角度看，桑寄生补血与补肝肾颇有相近之处。我们知道，血最重要的来源为水谷精微，后者经由脾胃运化而成血，所以说"中焦受气取汁，变化而赤，是谓血"。而除此之外，精髓也是血的来源。如《景岳全书·血证》曰："血即精之属也。"《诸病源候论·虚劳病诸候下》中载"肾藏精，精者，血之所成也"，可见肾所藏之精髓也与血的化生相关。另外，血的作用为滋养全身，"血主濡之"，而肾为水脏，主津液，由此补血亦有濡润肾脏的效果。

桑寄生的特点为补肾兼有补血之效，因此更适用于兼有肾虚、血虚表现者。现代药理学研究提示，桑寄生具有抗炎镇痛，抑制肿瘤细胞增殖，降低血糖、血脂，调控血压及保护神经功能等多种作用。此外，相比起其他药物，桑寄生具有低毒性、来源丰富、廉价及疗效明显等特点，其效用有待进一步的研究、开发。

半夏润下

半夏饮片取材于天南星科多年生草本半夏的干燥块茎，据传因"五月半夏生，盖当夏之半"得名。半夏味辛，性温而有毒，因此生品以外用为主，内服多炮制后用，主入脾、胃、肺经，有燥湿化痰、降逆止呕、消痞散结等功效。

半夏具有毒性，所以现今内服的半夏有多种炮制品，每种的性质各有差异。生半夏更为温燥，毒性较强，多外用以消肿止痛；姜半夏毒性较生品减轻，长于降逆止呕；法半夏为生品与甘草、石灰炮制而成，毒性、温性均较弱，以燥湿为主，最为常见；半夏曲则温燥，毒性大减，多用于化痰消食；竹沥半夏则偏凉，主清热化痰。

现今使用半夏者大多取其燥湿化痰之效，以至于半夏燥湿化痰的观点在今天几乎成为共识，但自古至今关于半夏功用的争论从未真正停息，这也是中医理论进步的重要动力。《本草衍义》提出半夏之功不在祛痰而在利水分清的观点："半夏，今人惟知去痰，不言益脾，盖能分水故也。脾恶湿，湿则濡而困，困则不能制水。"《汤液本草》则谓半夏止呕属阳明，祛痰归太阴，其药性总属两者之间，应归于表里之间，半夏之名取义"表里各半"。《本草纲目》则认为半夏功在润滑痰涎，使湿从下而去，湿去则痰饮无化生之来源，脾土自然干燥。《名医别录》则载"（半夏）消心腹胸膈痰热满结，咳嗽上气，心下急痛坚痞，时气呕逆；消痈肿，堕胎，疗痿黄，悦泽面目。生令人吐，熟令人下"。

上述争论孰是孰非暂无定论，但就临床所见，半夏确有利水、泻下之效。从应用来看，包含半夏的方剂亦不乏症见二便不通（如小便短赤、尿少、便秘）者，如大柴胡汤用治少阳、阳明合病，多有大便秘结或协热下利。又如，《霍乱论》的连朴饮用治湿热霍乱之上吐下泻者，以半夏祛湿外出，通因通用。枳实消痞丸则用治脾虚气滞、寒热互结者，同样有大便不畅的表现。类似的还有藿朴夏苓汤、中满分消丸、清瘴汤等。此外，半夏兼有降逆与化痰的功效，两者其实可由一元论的角度进行统一，即半夏之降逆表现为润滑肠道，驱痰湿下行而出，就有了燥湿化痰的效果，而湿为阴邪，其性下趋，因此推测燥湿之品药力须下行才能药达病所，因此具有降逆之效。再者，《和剂局方》有一用治老者便秘的方剂，名为"半硫丸"，即由半夏、硫黄组成，具有润肠、泻浊、祛痰的功效，同样提示半夏具有润下的作用。由此推论，半夏的功效并不只有燥湿化痰那么简单。

现代药理学研究提示，半夏对心血管系统具有多种作用，其中较为明显的为拮抗快速型心律失常的效果。动物实验结果提示，半夏提取物可有效使由肾上腺素诱发的室性心动过速转复为窦性心律，同时使氯化钡所致的室性期前收缩迅速消失。在血压方面，半夏具有一过性降低血压的效果，但反复给药容易产生耐药性。

陈皮理气

橘是橘树的果实，既是餐桌上常见的一种酸甜美味的水果，也是由内到外功用丰富的药材。以橘入药的中药主要有橘核和橘皮，橘皮依据部位、性质等不同又有青皮、陈皮、橘红和橘络之分。橘核为橘的干燥成熟种子，功效以散结止痛为主，多用治疝气、睾丸肿痛等。青皮取材于橘的干燥幼果或未成熟果实的果皮，其行气之力较其他几种更强，具有疏肝破气、消积化滞等功效，据文献记载主要用于胸胁胀痛、疝气、乳核、食积腹痛等，行气之效速而力强；橘红为橘皮的外层红色部分，《医林纂要》载其"专入于肺，兼以发表。去皮内之白，更轻虚上浮，亦去肺邪耳"。橘络则为橘皮内层的白色筋络，从整体的走行上看，与人体心脏上星罗棋布的大小血管颇为相似，据《本草纲目拾遗》载，橘络具有"通经络滞气、脉胀，驱皮里膜外积痰，活血"等功效。

陈皮为橘的干燥成熟果皮，辛苦而温，入脾、肺经，有理气健脾、燥湿化痰的功效。其实，在古代的医书中很少能看到"陈皮"这一词语，绝大多数都是写"橘皮"。陈皮的"陈"，为陈旧之义，因其以陈旧者为良，经年者辛温之性更强，理气燥湿的效果更好。

同出一源，橘皮、橘核等均有理气的功效，其中以陈皮较为常用。理气，可简单理解为梳理气机，主要用于气滞、气逆等气病的实证。人体的气是一个较为笼统的概念，可谓"数之可十，推之可百"，而单就脏腑、理气的层面来分，主要有肺气、脾气、肝气、胃气等。气滞症结所在不同，表现也各有差异。肺气不通，则有鼻塞、气喘、胸闷、语声低微等症状；肝气郁结，则见情志不舒、胸胁闷痛、喜太息等症状；胃气上逆，则见不思饮食、腹胀、呃逆、嗳气反酸、呕吐等症状；脾虚气滞，可见纳减痞满、便溏、神疲乏力、气短、恶心等症状。症结不同，治法、用药自然也要因症而变，分别用宣肺、健脾、疏肝、降逆等法。而陈皮梳理的气主要有两种，一是脾气，二是药气。

陈皮健脾燥湿的功效可见于历代医家的记载。如《神农本草经疏》中载"脾为运动磨物主脏，气滞则不能消化水谷，为吐逆、霍乱、泄泻等证，（陈皮）苦温能燥脾家之湿，使滞气运行"，《本草便读》则将这一功效归功于其辛温的性味："（橘皮）入脾胃以和中，燥可消痰理气滞，味苦辛而散逆，温能快膈逐寒凝。"临床上，陈皮多用治以脾病为主的寒痰、湿痰，症见纳减、咳嗽、咳痰、畏寒喜温等。

此外，陈皮还有一个重要的功效——理药气。《本草纲目》载之"同补药则补，同泻药则泻，同升药则升，同降药则降。脾乃元气之母，肺乃摄气之龠，故橘皮为二经气分之药，但随所配而补泻升降也"，说的正是这个道理。那么问题来了：什么是药气？为什么药气需要理呢？药气指的是不同药物各自的性质、药效：如痛泻要方中白术苦温，白芍酸凉，辛主散而酸主收，温属阳而凉属阴；又如柴胡疏肝散中柴胡疏肝解郁，白芍功在柔肝养血，疏肝重在行气，柔肝旨在缓急；等等。这时陈皮的作用并不只是健脾燥湿，更重要的是居中调和，搁置内部药效冲突、药性不合的矛盾，将寒热温凉、收散上下的药力统一对外。陈皮每次的用量不必过大，一般在5 g左右。

现代药理学研究提示，陈皮的有效成分具有一定的扩张冠状动脉的作用，可作为潜在的抗心肌缺血的治疗用药。此外，陈皮尚具有改善血脂代谢、延缓动脉粥样硬化进程的作用。进一步的研究表明，陈皮提取物具有双向调节人体凝血功能及抑制血小板聚集的作用。

橘红化痰

提到橘红，想必大家都会有这样的疑惑：陈皮、橘红和橘皮有什么不同？橘红和化橘红是同一味药吗？前面已经提到，陈皮即橘皮之经年存放者，而橘红和橘皮其实都是橘的果皮，却不是一回事。橘红由新鲜橘皮去掉内部的白色部分并晒干制成，功效方面，橘红更偏入肺经，轻灵上行。《医林纂要》曰："橘红专入于肺，兼以发表。去皮内之白，更轻虚上浮，亦去肺邪耳。"李东垣则认为橘皮主入中焦，健脾补胃的效果更好："留白（橘皮/陈皮）则补脾胃，去白（橘红）则理肺气。"

橘红和化橘红也不是一样的概念。从来源上说，橘红为化州桔或橘及其栽培变种的干燥外层果皮，而化橘红则是化州柚的未成熟或接近成熟的外层果皮，即橘红是橘的一部分，化橘红却是柚的果皮。

化橘红又名"化皮""化州橘红""柚皮橘红"，是产自岭南的道地药材，其中尤以化州者著名，位列"十大广药"之一。化橘红辛苦而温，主归肺、脾经，有理气宽中、燥湿化痰的功效，临床上多用于湿痰或寒痰咳嗽、食积呕恶、胸闷等证。《本草从新》称化橘红"消痰甚灵"，《本草纲目拾遗》则载化州橘红"治痰症如神，消油腻谷食积"。

化橘红所化之痰，在归经上以肺、脾经为主，在性质上以湿痰为多。在中医理论中，脾为生痰之源，肺为储痰之器，即痰邪的生成主要责之于脾，停留则在于肺。痰饮停于肺，则见咳喘、胸闷、痰多；痰浊中阻，则以腹胀纳呆、头重昏蒙、舌苔白腻、脉濡滑等多见。实际上，当今人们的生活方式较之以往已天差地别，在高脂高糖饮食、缺乏锻炼、不规律的作息时间及较大的生活压力等种种因素的影响下，很多人都会有气短疲乏、头晕目眩、胸闷、腻苔、"将军肚""水桶腰""拜拜肉"等与痰湿联系密切的表现，亟须改变。而临床上，如从中医的角度解读心血管疾病中动脉粥样硬化的病理改变，则多责之于气虚、痰浊、血瘀等，因此化橘红同样普遍适用于冠心病、高血压、高脂血症等伴见痰浊者。

在现代研究方面，近年来我们的团队通过实验发现，化橘红含有的柚皮素，在机制上与氯吡格雷有相似的抑制血小板聚集的效果，由此可发挥延缓动脉粥样硬化、抗炎的作用。

决明治肝

　　以"决明"为名的中药有两种：石决明和决明子。两者功效相近，但性质则大不相同。通俗地说，石决明为鲍鱼的贝壳，性味咸寒，归于肝经，具有平肝、清肝之效，临床上多用于肝阳上亢、头痛眩晕及目赤翳障、视物昏花等症。决明子又名"决明子"，为豆科植物决明的干燥成熟种子，味甘苦咸，性微寒，主入肝、肾、大肠经，具有清肝明目、平抑肝阳、润肠通便等功效，多用治目疾、头痛眩晕及肠燥便秘等。石决明属介类，质沉而偏于重镇，寒性更甚，药力集中于肝经。相比之下，属于草部的决明子则更有柔肝、润燥之效。前面提到，岭南地区的中医证型分布以气虚、痰浊等多见，应用重镇咸寒的石决明则有重伤阳气、闭门留寇之虞，因此多以决明子代替。此处重点介绍决明子。

　　和石决明相似，决明子最突出的作用为治肝，由此可延伸出几处功用。

　　首先是平抑肝阳。高血压患者中最多见的几种症状为头痛、眩晕、失眠，如伴见黄苔、弦脉者多属肝阳上亢，此时可用天麻钩藤饮。天麻钩藤饮原方中以石决明18 g先煎，取其咸寒清热，质重潜阳，改用决明子时则以30 g代替，在潜阳之余不伤阳气。

　　其次是清肝明目。肝开窍于目，目受血能视，肝在液为泪。由此可见，目疾、泪症可通过清肝、柔肝、疏肝等从肝论治，而决明子具有明显的明目之效，尤其适用于生活中并不少见的眼干、眼红、眼涩、迎风流泪等情况。《本草求真》载决明子为治目收泪要药："……（决明子）苦能泄热，咸能软坚，甘能补血，力薄气浮，又能升散风邪……谓之决明，即是此意。"另外，人们常说眼睛是心灵的窗户，从医学的角度来看也不无道理——眼底血管可反映全身血管的总体情况，对高血压、高脂血症等全身性的疾病的严重程度有一定的指示意义。要了解全身血管的基本情况，眼底检查不失为一种简单、便捷的好方法。同理，正是由于眼底病变与高血压密切相关，许多高血压患者都会出现不同程度的眼部不适，这点需要引起大家的重视。

最后是调肝活血。决明子属于种仁类中药，从成分上说，其油脂含量较高，润滑的效果较好。从理论上看，《医林纂要》曰："凡用子用仁，皆有润意。"至于临床方面，种仁类中药多具有行气、润下、补虚等效，如麻子仁丸即以麻仁为君药滋脾润燥、滑肠通便，酸枣仁汤则以酸枣仁养血补肝，三仁汤以杏仁、蔻仁及薏苡仁宣上畅中渗下以疏导气机，等等。因此，决明子亦有润泽脉络、调肝活血的功效。如《名医别录》载其"主治唇口青"，广州部队后勤部卫生部的《常用中草药手册》则载决明子可用治肝硬化腹水、高血压、习惯性便秘等以瘀、燥见证较多者。尽管如此，决明子药力偏弱，功在调肝活血而不在疏肝行气，因此使用时多作为佐使且用量较大。

在现代研究方面，药理学动物实验证实，决明子提取物具有一定的降压效果。决明子并不明显影响血清总胆固醇水平，但能明显升高血清高密度脂蛋白胆固醇（好胆固醇），有助于延缓动脉粥样硬化的进程。此外，决明子尚有一定的抗聚及保肝等作用。

龙骨收敛

龙骨，为古代多种大型哺乳动物的骨骼化石，甘涩而平，归心、肝、肾经，主要有镇惊安神、平肝潜阳、收敛固涩等功效。

说到龙骨，就不得不提一提另一味与其同出一源的药物——龙齿。龙齿为古代大型哺乳动物的牙齿化石，可以说是龙骨的特殊类型，性凉而主入心、肝经，其镇惊安神的功效较为显著，对于惊痫癫狂、心悸怔忡及失眠多梦等症具有很好的疗效。由于龙齿来源少，数量一般较少，目前大多以龙骨取代。

龙骨在中药学中一般被归为重镇安神之品，其性平而质沉，用于治疗气机上逆的心悸、失眠及神志异常等屡有奇效，但就实践总结，其特点或许更偏于收敛，这一点亦可见于历代医家的记述。如《注解伤寒论》曰："龙骨、牡蛎、铅丹，收敛神气而镇惊。"《本草经百种录》载："龙骨最粘涩，能收敛正气，凡心神耗散，肠胃滑脱之疾，皆能已之。且敛正气而不敛邪气，所以仲景于伤寒之邪气未尽者亦用之。"重镇与收敛其实都有由阳入阴的含义，但重镇主要相对于上下而言，指以金石、贝壳类药物下沉上逆之火，从而治疗惊狂易怒、烦躁不安等症状；收敛则偏于表里，一般指将浮越离散的阳气回纳入体，用治心神散乱、脉微欲绝、汗出如脱等症状。收敛还往往与固涩相提并论，而后者一般指涩脱止遗，用治体虚失于固摄所致的气血精液耗散滑脱。

概括而言，龙骨兼有镇、收、涩等功效。从广义的角度来说，镇、涩也可视为收的延伸，因重镇为降上逆之火，有从上而下的趋势，偏于泻实；涩脱为回纳下陷之正气，有升提之义，属于补虚，但两者的治法都是由外向里"收"的。《本草述》将龙骨的适应证概括为阴阳乖离之病，和其主收的特性颇有相通："……龙骨可以疗阴阳乖离之病。如阴之不能守其阳，或为惊悸，为狂痫，为谵妄，为自汗盗汗。如阳之不能固其阴，或为久泄，为淋，为便数，为齿衄、溺血、便血，为赤白浊，为女子崩中带下，为脱肛……"这里的阳不固阴则用涩法，阴不守阳则用镇法，但都可以归纳为阴阳乖离，从而统一到"收"的内涵中。因此，临床上，龙骨可用于烦躁、心悸、失眠、头晕等偏于阳者，也可用于泄泻、夜尿频多、多汗气短等偏于阴者。另外，上述症状虽然可分别归属于阴类证和阳类证，但两者兼见的情况在临床上并不少见，尤其是痰湿明显的患者。这主要有两个原因：一是阴阳相对而生，互相对立制约，而人体本身就是复杂的，并不存在单纯的阴或阳；二是痰湿虽为阴邪，但其由蓄积体内的水饮在脾阳的温煦作用下"浓缩"而成，可谓阴中有阳。因此，痰证的治疗需要阴阳兼顾，既需要祛痰外出，又需要顾护阴津；既要用半夏、竹茹，也要加麦冬、沙参等。《本草经读》曰："龙骨能敛火安神，逐痰降逆，故为惊痫颠痉之圣药。痰，水也，随火而生，龙骨能引逆上之火、泛滥之水，而归其宅，若与牡蛎同用，为治痰之神品。"正是因此，龙骨这种固阴守阳的收敛之性尤其适用于痰证者，而不是单纯用于涩肠止脱或重镇潜阳。

牡蛎养阴

牡蛎饮片取材于牡蛎的贝壳，多生用或煅用，其性咸而微寒，入肝、胆、肾经，有潜阳息风、镇惊安神、软坚散结及收敛固涩等功效。牡蛎与龙骨同为重镇之品，均归肝、肾经，同样具有镇惊安神、收敛固涩的功效，因此临床上两者多相须为用以治疗肝阳上亢、痰湿内蕴，表现为烦躁、心悸、失眠多梦、胸胁胀闷等。而至于龙骨、牡蛎的区别，龙骨偏于入肝，主收敛，本品则以入肾为主，功效偏于收涩。《本草求真》载："牡蛎咸涩入肾，有软坚化痰清热之功，此属甘涩入肝，有收敛止脱、镇惊安魄之妙，如徐之才所谓涩可止脱。"

此外，牡蛎尚有养阴除热的功效，如《药性论》载牡蛎"止盗汗，除风热，止痛"，临床多用于止盗汗、清虚热、息肝风。如牡蛎散中以煅牡蛎为君药敛阴潜阳、固涩止汗，治疗体虚之自汗、盗汗，在收敛止汗之余又起养阴益气之效；大定风珠则以牡蛎为佐药滋阴息风。张元素提出"壮水之主，以制阳光，则渴饮不思，故蛤蛎之类能止渴也"，可见养阴除热的思路也适用于治疗与阴虚相关的渴不欲饮。口渴是生活中十分常见的感觉，一般提示体内的津液不足以上承、运化。而正常情况下，口渴的时候我们会想喝水，偏偏有的患者虽然口渴，但不想喝水，或者只想用水漱一下口，其中后者多由血瘀所致，又叫"但欲漱水不欲咽"，而前者多由阴虚、痰饮、湿热等引起。为什么阴虚口渴会出现渴不欲饮的情况呢？一个重要的原因是口渴和饮水有着不同的形成机制。前面提到，渴感源于上承津液的不足，而饮食更取决于脾胃的运化能力：如脾胃阴阳气血充盛平衡，则饮食如常；反之，如脾失健运，即便摄入水谷也可能蓄积体内，无以化为精微，甚至引起食积，这时人体自然没有饮食的心情。这也是阴虚者兼有饥不欲食或进食后出现胃脘不适的原因。

在现代医学方面，由于与牡蛎配伍使用的龙骨来源于古代动物的骨骼化石，数量稀少，因此近年来的部分研究集中于寻找龙骨替代品。另外，有研究提出，龙骨与牡蛎具有相近的钙含量水平，而在微量元素的种类和含量上差距较大，但两者均具有镇静、催眠、抗抑郁的药理作用，提示牡蛎具有替代龙骨作为中药材的潜在可能。

合欢皮养心

合欢皮为豆科植物合欢的树皮，性味甘平，归心、肝、肺经，具有解郁安神、活血消肿等功效。

据传，合欢树具有昼开夜合的特性，其树叶会在夜间缓缓闭合，有如夫妻团聚，故名"合欢"。合欢皮最著名的功效当属解郁安神。《神农本草经》载合欢皮"安五脏，和心志，令人欢乐无忧"，古人称其"有开达五神，消除五志之妙应也"。从性味、归经来说，合欢味甘，而甘属阳，能补、能和、能缓，有补虚、调和、缓急的功效；平则无寒热偏颇，可知其药性偏于温和，药力平缓，故能疏导解郁。

或许大家会觉得奇怪：药物怎么能影响一个人的心情呢？而且，为什么心情不好也是病，也要吃药？首先，这里的"郁"，指的是由情志不舒引起的不适，常见的如胸胁胀满、眩晕、失眠及纳减等，而不是单指一时的情绪不畅。换言之，所谓解郁，经解的主要是由情志失调引起的不适。另外，药物确实可对情志造成一定的影响。一方面，药物可调和气血，促使过激的情绪平定。《素问·举痛论》曰："……百病生于气也，怒则气上，喜则气缓，悲则气消，恐则气下，寒则气收，炅则气泄，惊则气乱，劳则气耗，思则气结……"即我们的各种情志会对人体气机施加不同的影响：如生气时气逆上行，气血聚于头面，所以大家说"怒发冲冠"；受到惊吓时我们会"大惊失色"，这是因为惊恐时气陷向下，气血下行而头面失荣。这时通过调和气机，如陷者升提，升者降逆，虚者补益，实者疏导，可使气血恢复平和，情绪自然平定。另一方面，在中医理论中，过极的情志即为内伤七情，属于致病因素之一。药物之偏性可纠正人体之偏性，从而涵养正气，提高对异常情志的抵抗力。这就是所谓的"正气存内，邪不可干"。

从上面的分析中我们知道，不同的郁证病因各异，所用的药也几乎不同。那么，合欢皮在什么时候用比较合适？合欢皮兼有活血、缓急、补虚之效，因此在临床上主要用于以气滞、气急及气虚为特点的急躁易怒、心虚胆怯、忧思多虑等症状。《本草汇言》曰："……（合欢皮）味甘气平，主和缓心气，心气和缓，则神明自畅而欢乐无忧。如俗语云，萱草忘忧，合欢蠲忿……"也正是因合欢皮药力醇和，重用久服才能徐徐补益，故在临床上一般以20~30 g施用。

现代药理学研究报道，合欢皮具有一定的镇静安神作用，尤其适用于由精神刺激所致的失眠。有报道认为，一般剂量（10~15 g）的合欢皮以镇静为主，如用大剂量则起兴奋作用。此外，合欢皮尚有一定的抗肿瘤及增强细胞免疫的效果。目前尚无合欢皮抗抑郁的研究报道。

04

第四章

临 证 经 验

高血压临床诊治医案

💠 高血压概述

 │高血压的认知历程│

血压，指的是血管内血流对血管壁的压力。正常的血压是血液循环流动的前提。根据血管的不同，血压又可分为动脉血压、静脉血压及毛细血管血压等。通常我们说的血压指的是动脉血压。

高血压是一种以体循环动脉血压持续升高为特征的心血管综合征，动脉血压的持续升高可导致靶器官如心脏、肾脏、脑和血管的损害。

1896年，意大利医生希皮奥内·里瓦罗奇（Scipione Riva-Rocci）发明了无创袖带式血压计，使动脉血压的无创监测成为可能。在此之前，血压的测量多为有创操作且只适用于动物实验。

早在很多年前人们就发现，人体动脉血压水平随着年龄的增长而升高，于是有学者提出："高血压可能是一种重要的代偿机制，我们不应该干预它。"在这样的认识下，当时高血压并不是一种病，而是一种与年龄相关的现象。

此后，有感于血压异常升高的特殊性及其所带来的巨大危险，人们在世界各地开展了一系列心脏病流行病学研究，逐渐证实高血压是引起严重心脑血管疾病（如脑卒中、冠心病、心力衰竭、肾衰竭等）最主要的危险因素。自此，高血压不再被认为是正常的生理现象，而必须得到足够的重视与管理。

根据目前的认识，血压水平与心血管风险呈连续、独立、直接的正相关关系。脑卒中仍是目前我国高血压人群最主要的并发症，冠心病患者也明显增多。其他并发症还包括心力衰竭、左心室肥厚、心房颤动、终末期肾病。

在今天，人们对高血压的认识已不可与数十年前同日而语，但必须承认的现状是，对于绝大多数高血压，我们目前尚未能做到治愈，而只有治疗。从病因上看，高血压可分为原发性高血压和继发性高血压。原发性高血压占高血压的95%以上，是一种以血压升高为主要表现，病因尚未明确的独立疾病，目前只能用药调控血压水平，因此基本需要终生服药；继发性高血压（症状性高血压）为由某些确定的疾病和原因引起的血压升高，随着原发疾病的缓解，血压多可恢复正常。

那么，高血压的流行病学数据是什么样的呢？据统计，近年来，我国高血压患者的患病率仍居高不下，知晓率、治疗率和控制率有明显提高，但总体仍处于较低的水平。

在患病率方面，2012—2015年我国18岁及以上居民高血压患病率约为27.9%，与既往我国开展的5次全国范围内的高血压抽样调查相比，患病率总体呈升高趋势。

在知晓率、治疗率和控制率方面，2015年在我国全国范围内的调查显示，18岁以上人群高血压的知晓率、治疗率和控制率分别为51.6%，45.8%和16.8%，较1991年和2002年明显增高，但总体仍处于较低水平。

高血压的定义与分类

一、高血压的定义

在不同情况下，高血压的定义有所不同。

1. 诊室血压

在未使用降压药物的情况下，非同日3次测量诊室血压，收缩压
（systolic blood pressure，SBP）≥140 mmHg和（或）舒张压
（diastolic blood pressure，DBP）≥90 mmHg，即为高血压。既往高血
压史，目前正在使用降压药物者，即便收缩压/舒张压＜140/90 mmHg，仍
应诊断为高血压。

2. 诊室外血压

诊室外血压，顾名思义，为在诊室外监测、诊断的高血压。根据检查条
件的不同，分为动态血压监测（ambulatory blood pressure monitoring，
ABPM）和家庭血压监测（home blood pressure monitoring，HBPM）。

动态血压监测的高血压诊断标准为24 h内平均收缩压/舒张压≥
130/80 mmHg；白天收缩压/舒张压≥135/85 mmHg；夜间收缩压/舒张压
≥120/70 mmHg。

家庭血压监测的高血压诊断标准为收缩压/舒张压≥135/85 mmHg，与
诊室血压的收缩压/舒张压140/90 mmHg相对应。

二、高血压的分类

根据血压升高水平，高血压简单可分为1级、2级和3级（表4.1）。

表4.1 血压的分类

分类	收缩压/mmHg		舒张压/mmHg
正常血压	＜120	和	＜80
正常高值	120~139	和（或）	80~89
高血压	≥140	和（或）	≥90
1级高血压（轻度）	140~159	和（或）	90~99
2级高血压（中度）	160~179	和（或）	100~109

（续表）

分类	收缩压/mmHg		舒张压/mmHg
3级高血压（重度）	≥180	和（或）	≥110
单纯收缩期高血压	≥140	和	<90

注：当收缩压和舒张压分属于不同级别时，以较高的级别为准。

三、高血压的分层

高血压根据血压水平、心血管危险因素、靶器官损害、临床并发症和糖尿病等因素，进行心血管风险分层，分为低危、中危、高危和很高危4个层次（表4.2）。

表4.2　高血压的分层

其他心血管危险因素和疾病史	血压/mmHg			
	SBP130~139 和（或）DBP85~89	SBP140~159 和（或）DBP90~99	SBP160~179 和（或）DBP100~109	SBP≥180 和（或）DBP≥110
无		低危	中危	高危
1~2个其他危险因素	低危	中危	中/高危	很高危
≥3个其他危险因素，靶器官损害，或CKD3期，无并发症的糖尿病	中/高危	高危	高危	很高危
临床并发症，或CKD≥4期，有并发症的糖尿病	高/很高危	很高危	很高危	很高危

注：SBP，收缩压；DBP，舒张压；CKD，慢性肾脏病。

｜影响高血压患者心血管疾病预后的重要因素｜

影响高血压患者心血管疾病预后的重要因素主要包括心血管危险因素、靶器官损害及伴发临床疾病3个方面（表4.3）。

表4.3　高血压患者心血管疾病预后的重要影响因素

心血管危险因素	靶器官损害	伴发临床疾病
1.高血压（1～3级） 2.年龄：男性＞55岁，女性＞65岁 3.吸烟史：吸烟或被动吸烟 4.糖耐量受损：餐后2小时血糖7.8～11.0 mmol/L和（或）空腹血糖6.1～6.9 mmol/L 5.血脂异常：TC≥5.7 mmol/L或LDL-C≥3.3 mmol/L或HDL-C≤1.0 mmol/L 6.早发心血管病家族史 7.腹型肥胖：男性腰围＞90 cm，女性腰围＞85 cm；或BMI≥28 kg/m^2	1.心脏：左心室肥厚（心电图表现或心脏彩超提示LVMI男性≥115 g/m^2，女性≥95 g/m^2） 2.血管：颈动脉彩超提示内膜中层厚度≥0.9 mm或动脉粥样斑块 3.肾脏： （1）eGFR降低［30～59 mL/（min·1.73m^2）］或血清肌酐水平轻度升高：男性115～133μmol/L，女性107～124μmol/L （2）微量白蛋白尿：30～300 mg/24 h或尿白蛋白/肌酐比≥30 mg/g	1.脑血管病：脑出血，缺血性卒中，短暂性脑缺血发作 2.心脏疾病：心肌梗死，心绞痛，冠状动脉血运重建，慢性心力衰竭，心房颤动 3.肾脏疾病： （1）糖尿病肾病 （2）肾功能受损：包括eGFR＜30 mL/（min·1.73m^2）；血肌酐升高，男性＞133μmol/L，女性＞124μmol/L；蛋白尿（≥300 mg/24 h） 4.外周血管疾病 5.视网膜病变：出血或渗出，视盘水肿 6.糖尿病： （1）新诊断：空腹血糖≥7.0 mmol/L或餐后2小时血糖≥11.1 mmol/L （2）已治疗但未控制：糖化血红蛋白≥6.5%

注：TC，总胆固醇；LDL-C，低密度脂蛋白胆固醇；HDL-C，高密度脂蛋白胆固醇；BMI，体重指数；LVMI，左心室重量指数；eGFR，估算的肾小球滤过率。

高血压的危险因素

高血压的危险因素包括遗传因素、年龄及不良生活方式等多方面。随着危险因素数量的增加与严重程度的加剧，血压水平呈现升高的趋势，患高血压的风险增大。以下仅做简单介绍。

1. 遗传因素

曾有研究报道与血压水平或高血压相关的基因位点，但该领域的研究尚较少，临床应用明显不足。

2. 高钠、低钾膳食

这是我国人群重要的高血压发病危险因素。中国人普遍对钠敏感。2012年我国18岁及以上居民的平均烹调盐摄入量为10.5 g，虽低于1992年的12.9 g和2002年的12.0 g，但较推荐的盐摄入量水平（<6 g/d）依旧高75.0%。20世纪90年代开展的INTERSALT研究[①]对24小时尿钠盐浓度与群体血压的关系进行了探索。这项纳入了来自32个国家近10 000人的研究指出，研究人群24小时尿钠排泄量中位数每增加2.3 g，收缩压/舒张压中位数平均升高5~7/2~4 mmHg。

3. 超重和肥胖

超重和肥胖会显著增加全因死亡的风险，同时也是引起高血压的重要危险因素。我国35~64岁中年人的超重率为38.8%，肥胖率为20.2%，其中女性高于男性，城市人群高于农村人群，北方居民高于南方居民。

4. 过量饮酒

过量饮酒包括危险饮酒（每日饮酒量：男性41~60 g，女性21~40 g）和有害饮酒（每日饮酒量：男性>60 g，女性>40 g）。限制饮酒与血压下降显著相关，酒精摄入量平均减少67%，收缩压下降3.31 mmHg，舒张压下降2.04 mmHg。目前有关少量饮酒有利于心血管健康的说法，尚未有足够证据证实。

---

① ELLIOTT P, STAMLER J, NICHOLS R, et al. Intersalt revisited: further analyses of 24 hour sodium excretion and blood pressure within and across populations. Intersalt Cooperative Research Group [J]. BMJ, 1996, 312: 1249-53.

5. 长期精神紧张

长期精神紧张是引起高血压的重要危险因素。精神紧张可激活交感神经，从而使血压升高。

6. 其他危险因素

其他危险因素包括年龄、高血压家族史、缺乏锻炼，以及糖尿病、血脂异常等。近年来大气污染也备受关注，认为其也可能是引发高血压的危险因素。

🫀 高血压相关医案

📋 |医案一|

患者 黎某，女，72岁。

一诊

时间：2017年3月6日。

主诉：头晕、心悸10余日。

门诊血压及心率：血压为164/81 mmHg；心率为73 次/min。

基本情况：患者有高血压病史多年，未规律服用降压药物及监测血压、心率；平素时有胸闷，服用复方丹参滴丸后胸闷稍缓解，自诉曾发作一过性意识丧失。现头晕，头胀，胸闷，心悸，眠差，甚或彻夜不眠，纳欠佳，二便正常。舌淡红，苔黄腻，脉沉。

中医辨证：痰热交阻。

西医诊断：高血压2级（中危组）；短暂性脑缺血发作。

处方：

法半夏10 g	竹茹10 g	石菖蒲10 g	牡丹皮10 g
化橘红20 g	黄连3 g	柏子仁15 g（打碎）	天冬10 g
藿香10 g（后下）	瓜蒌皮25 g	丹参25 g	天麻10 g
钩藤15 g（后下）	决明子30 g	夜交藤30 g	

降压方案：每日服用富马酸比索洛尔片2.5 mg＋苯磺酸氨氯地平片5 mg。嘱坚持使用降压药物治疗。

另嘱定期监测血压、心率，不适随诊。

分析：本案中，患者为老年女性，因头晕、头胀来诊，伴有胸闷、心悸，舌苔黄腻，为痰湿内蕴夹热之象。《素问·评热病论》曰："邪之所凑，其气必虚。"从气机的角度来看，肺主气、司呼吸，是气机运行的主体；肝主疏泄，是气机运行的助力；脾主升清降浊，为气机运转的枢纽。如气机不畅，清气不升，则头晕、头胀，浊气不降，故见胸闷、心悸；而脾尚主运化水湿，如脾失健运，则水湿内阻，留着不去，化生水、湿、痰、饮乃至诸般证候，但究其原因，仍离不开痰湿，离不开气机。如痰湿久聚，则血脉凝泣，血瘀内生，由此构成了生理上从脾到心、病理上从痰到瘀的联系。

对于此类疾病，临证上应先分轻重缓急：轻则以补益为主，重则以攻伐为主；急则治标，缓则治本。具体到本案，可予温胆汤加减予服。方中，法半夏、化橘红燥湿化痰，竹茹、黄连清化痰热；藿香、石菖蒲化中焦之湿；瓜蒌皮宽胸行气；柏子仁有养心安神之效，另取其种子入药，亦有润燥调和之功；考虑患者痰湿久留，脉象沉着，为气虚血瘀之证，当兼顾行气化瘀，俾痰瘀化解，再徐徐补益，故加丹参、牡丹皮活血，加夜交藤养心、安神、通络；另予天冬滋阴润燥，以助血行。此外，尚可酌加天麻钩藤饮化裁。在原方中决明本为石决明，但其质重性寒，易伤脾胃，岭南土卑地薄，有过投伤正之虞，故处方中多予决明子代之。

在现代医学方面，结合病史，患者高血压的诊断明确，已知危险因素为高龄，平素未系统用药，血压控制情况不详，考虑患者门诊血压较高，故予低剂量β受体阻滞剂+二氢吡啶类钙离子通道拮抗剂二联开启降压治疗，并嘱开始用药，需注意监测血压、心率等，不适随诊。

二诊

时间：2017年3月13日。

家庭血压及心率：血压为117～139/52～75 mmHg；心率为61～69次/min。

基本情况：复诊时患者头晕、头胀、胸闷、心悸症状均已缓解，胃纳好转，唯睡眠仍差。舌淡红，苔白浊，脉沉。

分析：患者浊苔较前减轻，症状亦有缓解，考虑湿热已去大半，此时若一味以化湿、祛湿、燥湿等攻伐，则不免伤正，有过用之虞，故在前方基础上，去藿香、石菖蒲，化橘红用量减至15 g，另加麦冬滋阴润燥。考虑到祛瘀非一时之功，故加当归、灯盏花、合欢皮活血；患者血压控制尚可，未见明显不良反应，嘱维持用药，继续监测血压、心率。

三诊

时间：2017年3月27日。

家庭血压：120～133/56～75 mmHg。

基本情况：复诊时患者自诉纳眠较前转佳，无特殊不适，但舌苔由上一诊的白浊复转黄腻，脉象仍为沉脉。

分析：考虑此时痰热较盛为主要矛盾，当前的重点应为祛痰清热，如面面兼顾反而不易集中药力，故去天麻、钩藤、决明子与夜交藤，加胆南星、远志、黄芩各10 g，以清热化湿。其中，胆南星主入肝、胆经，有清化痰热祛风之效；远志则奏祛痰开窍之功；黄芩则主清上焦痰热。

｜医案二｜

患者 黄某，女，72岁。

一诊

时间：2017年7月10日。

基本情况：患者现时有头晕、头痛、乏力等症状，无明显胸闷、胸痛、气促等症状，无伴天旋地转感，无耳鸣、听力下降，无上肢麻木等，纳一般，眠可，二便调。舌淡红，苔微黄，脉滑。

高血压病史20年余，最高收缩压＞180 mmHg，舒张压不详。

长期服用氯沙坦钾氢氯噻嗪片，用量为1片/天。

家庭血压及心率：近期家庭血压为145～150/78～81 mmHg；心率为55～62次/min。

中医辨证：肝阳偏亢，痰浊内阻。

西医诊断：高血压3级（很高危组）。

处方：

天麻10 g	钩藤30 g（后下）	决明子30 g	丹参20 g
法半夏15 g	竹茹10 g	化橘红15 g	盐杜仲20 g
盐牛膝20 g	瓜蒌皮20 g	夏天无10 g	陈皮10 g

降压方案：每日服用缬沙坦氨氯地平片1片。

分析：在这里我们重温一下高血压的概念。高血压是一种以体循环动脉血压持续升高为特征的心血管综合征，动脉血压的持续升高可导致靶器官如心脏、肾脏、脑和血管的损害。首先，高血压是现代医学定义的一种"病理状态"，在导致明显的并发症之前，单纯高血压可以不表现出除血压升高外的任何症状或体征。而在早期，升高的血压只能通过血压计测量发现。不同的人对血压变化的敏感程度各有差异：有的人在血压轻度升高时即自觉心悸、头晕或血管有搏动感等；有的人则长期处于十分危险的高血压水平而不自知，甚至采取降压治疗后反而出现眩晕等不适。其次，传统中医辨病辨证的手段仍以望、闻、问、切四诊为主，这自然不包括血压测量，即在中医的理论体系中是没有高血压这样的病的。即便如此，通过望、闻、问、切四诊，中医亦可见微知著，早期针对体内因阴阳失调出现的各种症状进行治疗。具体至高血压的患者，临证以头晕、头痛、头胀、颈项发紧、视物模糊、鼻出血、失眠健忘及耳鸣等多见，甚至由前后舌脉的变化或非特异性的改变而推知正邪关系的转化，这就有了相对应的诊断与治疗。

本案患者以头晕、头痛为主症来诊，伴乏力，头晕较头痛明显，故辨病为"眩晕"。其中，"眩"指眼花或眼前发黑，"晕"则是头晕甚或感觉自身或外界景物旋转。二者常同时并见，故现多统称"眩晕"。轻者闭目可缓解，重者如坐车船，旋转不定，不能站立，或伴有恶心、呕吐、汗出，甚至晕倒等现象。在病因上，眩晕多考虑与情志不遂、年高肾亏、病后体虚、饮食不节、跌扑损伤及瘀血内阻等相关，其病机多变，但总体以脑髓空虚，清窍失养，或痰火上逆，扰动清窍为纲领。这里可以用取象比类的思维去理解，即在研究事物的相互联系及相互作用时，先从研究对象中提取出自身状态、运动变化的性质，即"象"，然后将事物按自身性质分别归属到原来取出的性质所在的项目，来研究它们的相互联系及相互作用，此为"比类"。我们说，眩晕的病机纲领分为虚实两端，虚则为髓海空虚失养，实则为痰火扰动清窍。我相信许多人都有过眩晕的体验，那是一种如坐车船的、摇摆不定的感觉，似乎在大风中艰难前行。由此，我们不妨将眩晕与平时乘坐车船的体验联系起来。什么时候我们坐车、坐船会感到不适呢？如果道路崎岖，或者地面坑坑洼洼，或者车船经常需要变道拐弯，乘坐时那肯定是十分煎熬的。而当人体内的气机运行因感受外邪变得不通畅时，自然也会有如坐车船的眩晕体验了。此外，假如我们坐的车船年久失修、欠缺保养，那么搭乘时也是十分难受的。

乍一看，这样将眩晕的发病机制与乘坐车船的体验联系起来，似乎无迹可寻。其实不然。辨证论治和整体观念是中医理论体系的基本特点，然而，许多时候我们在提及中医时往往只想到辨证论治，或是将整体观念僵硬地理解为"人体是一个有机的整体""人与自然为一个统一的整体"这样宽泛的概念，而没有进一步挖掘探索其内涵，并将之与临床、生活"无缝对接"。

再做一个常见的比喻：脱发与落叶。在当今时代，脱发已经不再是老年人的"特权"，而成了困扰着各年龄阶层的问题。人好比一棵树，躯干为树干，头与上肢就像树枝，而头发、眉毛、指甲等是树叶。在这里，人脱发好比树掉叶，怎么治疗？此处需辨证看待。如果是秋天落叶，则为正常现象，不必过度干预。《素问·上古天真论》中载"……女子七岁肾气盛，齿更发长……五七阳明脉衰，面始焦，发始堕……六七三阳脉衰于上，面皆焦，发始白……""……丈夫八岁肾气实，发长齿更……五八肾气衰，发堕齿槁……八八则齿发去……"。如果考虑是天干物燥，欠缺滋养所致，就要浇水，即滋阴养血，即以旱莲草、熟地黄及当归等辨证使用；浇水要浇到根上，还可以加牛膝、王不留行引药下行。此外还有一个问题：为什么有的树叶即便枯萎了，还能挂在枝头，而有的叶子即便还泛着嫩绿，却已经"落叶归根"？这说明叶落还有可能是外力（风）造成的，因此还可酌加防风、荆芥等。若考虑土壤贫瘠，还可加入龟甲、阿胶等。

患者以头晕、头痛为主症，细问得知头部症状每因情绪激动而加重，休息后则稍缓解。患者形体偏瘦，舌苔微黄，考虑为肝阳偏盛，上扰清窍所致；另外，患者肢体乏力，无伴疼痛，自觉肢体沉重，难以上举，故辨为气虚而痰浊内阻，治以益气平肝、化痰通络为法，予天麻钩藤饮加减。此时注意因人制宜，根据患者的实际情况进行加减：加半夏、竹茹、瓜蒌皮及陈皮清化痰热，加丹参、夏天无、化橘红通络活血。

在现代医学方面，患者有高血压病史多年，结合分级标准，属于高血压3级，目前已知的危险因素为高龄，属于很高危组的范畴。这一类患者发生心血管事件（如脑卒中、出血等）的概率较常人高，因此需要提高警惕。值得一提的是，目前医学界关于不同高血压程度、危险分层在心血管事件的发生率或预期生活质量方面的研究、声明等较少，对广大人民群众尤其是已确诊患有高血压人群的宣教力度、深度仍显不足，但这一情况正在逐渐得到改变。

患者长期服用氯沙坦钾氢氯噻嗪片控制血压，但近期家庭血压水平稍高，此外亦有不除外与血压控制不佳相关的头晕、乏力等症状，因此建议患者调整降压方案。此时有的患者会提出：原来的降压药我坚持用了好久了，一直以来血压也控制得不错，能不能不换药？有的患者则相反，觉得同种降压药不能长期使用，即便血压控制得当，仍然每隔一段时间就主动要求或自行调整降压药物。这样的想法都与真理背道而驰。

这里有两点需要强调。第一，当今上市、投入市场的降压药物都经过从实验室到医疗机构、从动物实验到临床研究等重重考验，能够在市场上流通本身就证明其安全性。并不是越新上市的就越好，也不是越贵的就越安全。有人可能会问：那为什么我吃的药是这种不是另一种呢？因为每种降压药各有其特点，需要按照个人情况进行选择。退一步来说，如果实在担心药物的安全性，患者需要做的应该是咨询医生或药师，而不是贸然停药或改药。第二，术业有专攻，请接诊医生而不是自己评估治疗方案并进行调整。联合降压并不是将任意两种药物联合服用，搭配得当则能起到"1+1＞2"的协同降压作用，就像中药七情中的相须、相使；反之，两种药物如在机制上相互拮抗，则成了"彼之蜜糖，我之砒霜"。刚刚调整降压方案后的一段人与药物"磨合"的过程是烦琐而折磨的，在此期间随时可能出现种种不良反应，但这在一定程度上是无法避免的。也是出于这样的原因，对于长期应用某类降压药物并获得满意疗效的患者，临床上大多不会轻易变更方案，但这亦并不绝对。

出于上述考虑，建议患者调整降压方案：缬沙坦氨氯地平片，用量为每天1片，并嘱加强监测血压、心率，不适随诊。经沟通考虑后患者表示同意。

二诊

时间：2017年7月17日。

基本情况：患者头晕、头痛、乏力现象好转，时有腹胀，大便次数增加，胃纳欠佳，眠可，小便调。舌淡红，苔白浊，脉滑。

分析：经过前面的治疗，患者的头部不适已得到缓解，但又出现了腹胀、大便次数增加及纳减等症状，考虑为前方用药偏于行气散气，加之患者年老，故有中焦气虚见证。予加党参、白术、茯苓，取其健脾益气扶正之意；另加黄芪益气实卫，黄精滋阴养精，益智仁温脾止泻。

三诊

时间：2017年7月24日。

基本情况：患者现无头晕、头痛，乏力好转，仍有腹胀，大便调。舌淡红，苔白浊，脉弦滑。

分析：患者本次复诊时大便已恢复正常，但仍有腹胀，考虑为脾虚气机失运，与目前用药的方向一致，故嘱守方续服。

┃医案三┃

患者 黄某，女，65岁。

一诊

时间：2017年4月17日。

主诉：难以入睡10天。

基本情况：患者现眠差，难以入睡，精神焦虑，口干，咽痛，纳可，二便调。舌红，少苔，脉沉。

既往心悸、高血压病史，平素每日服用氯沙坦钾片0.1 g+富马酸比索洛尔片2.5 mg降压，间断监测血压，具体不详。

家庭血压及心率：血压为140～150/78～85 mmHg；心率为60～70次/min。

中医辨证：阴虚火旺，肝气郁滞。

西医诊断：高血压2级（中危）、睡眠障碍。

处方：

麦冬10 g	知母10 g	关黄檗10 g	牡丹皮10 g
龙骨30 g（先煎）	牡蛎30 g（先煎）	珍珠母30 g（先煎）	龙齿30 g（先煎）
黄连3 g	灯芯草1 g	泽泻10 g	法半夏10 g
太子参30 g	白术10 g	柴胡10 g	白芍10 g

降压方案：每日服用富马酸比索洛尔片5 mg。

分析：本案中，患者以睡眠障碍——难以入睡来诊，当属中医学中的不寐范畴。

不寐主要表现为睡眠时间或深度的不足，自轻至重，可表现为入睡困难，或自觉睡眠较浅，或多梦、易醒，或醒后难以再次入睡，甚至彻夜不眠，等等。在病因上，不寐多以内因为主，主要有饮食不节、情志失常、劳倦、思虑、病后未瘥、年老体虚等。在病位上以心为主，与肝、脾、肾相关。在病机上，不寐总属阴虚阳亢，虚证多属阴血不足，心失所养，证见面色少华、神疲乏力、少气懒言、心悸等；实证则以邪热扰心为多见，表现为心烦易怒、口苦咽干等。因此，在治法上多以滋阴潜阳为法，但须注意滋阴与潜阳的力度因人而异。

《素问·阴阳应象大论》曰："年四十，而阴气自半也，起居衰矣。年五十，体重，耳目不聪明矣。年六十，阴痿，气大衰，九窍不利，下虚上实，涕泣俱出矣。"四十岁，在儒家的角度，是不惑之年，但从生理的角度看，却已然是在下坡路上了。本案中，患者年逾六旬，肝肾之阴渐亏，肾阴不足，阴不制阳，致使心肾不交，虚阳浮越于上，故口干、咽痛。心火偏亢，阴虚阳亢，阳不入阴，则见入睡困难。患者处于焦虑状态，精神紧张，为肝失所养，失于疏泄之象。《金匮要略》曰："见肝之病，知肝传脾，当先实脾。"肝失疏泄，日久肝气郁滞，脾胃气机不畅，则脾失健运，久后痰湿内生，表现在舌苔上则呈白浊苔。浊苔与腻苔相比，浊苔颗粒更大，刮之可去，病情更轻，而腻苔表示病进。故辨证为阴虚火旺，肝气郁滞。治宜滋阴潜阳，疏肝健脾。

用药上主要分为几种组合：首先，从肝阳、肝阴论治，则以平肝潜阳、养心安神为宜；其次，从心肾相交的角度，则要注意引心火下行，温煦肾脏，引肾水上行凉润心脏；最后，患者痰湿之象明显，需要兼顾健脾、化痰、祛湿。故予龙骨、牡蛎、珍珠母和龙齿四味镇潜药，平肝潜阳、镇心安神。用柴胡、白芍疏肝解郁，养肝柔肝。患者肝肾之阴渐亏，用知母和关黄檗滋养肾水，清降下焦虚火。用味苦性寒之黄连合味甘、淡，性微寒之灯芯草清心火，利小便，引上之浮火从小便走。同时用麦冬养阴生津，润肺清心，缓解口干、咽痛症状。用太子参、白术健脾益气，用法半夏燥湿化痰，泽泻利水渗湿，共奏健脾运湿之功。

从现代医学的角度来看，患者高血压病史的诊断明确，既往使用ARB联合β受体阻滞剂方案降压，但血压水平尚未达标。此时首先需要考虑以下几个问题。

（1）患者是否确认为原发性高血压？目前的心血管危险因素有哪些？是否存在靶器官损害或临床并发症？结合既往病史及患者口述，暂予确认。已知的心血管危险因素为高龄，靶器官损害、临床并发症待排查。

（2）目前的降压组合是否适合患者？氯沙坦钾片在多个经典医学研究中被证实具有24小时强效降压、长期平稳降压、改善血压昼夜节律，以及保护心血管及肾脏的作用，安全性高，故选用氯沙坦钾片。患者心率控制在60~70次/min，尚未达标，因有焦虑状态，故心率控制目标在55次/min左右，选用富马酸比索洛尔片控制心率。

（3）患者血压为什么降不下来？此时主要有几种可能。首先，不排除患者对用药的依从性较差的可能。临床上可见许多高血压患者因认为自己没有明显不适，在坚持服药几天后渐渐停药，也没有规律监测血压，往往是出现其他症状甚或并发症时复诊。对于这种情况需仔细询问并做好沟通工作。其次，需要考虑是否为降压的方案不合适或力度不足。患者自诉既往高血压病史多年，长期服用氯沙坦钾片联合富马酸比索洛尔片，既往监测血压、心率均属正常范围，因此不大愿意调整降压药物。考虑患者一般情况尚可，暂予同意。最后，需要考虑血压居高不下是否与一般情况相关。经询问后，患者自诉近来因家庭原因多有情绪激动，晚上睡得也不深，但平时也和现在差不多。

到这里，诊疗的思路基本已经明确了。故嘱患者暂时将富马酸比索洛尔片用量加至5 mg/天，待血压、心率等指标控制下来后再行加减，另外辅以中药汤剂配合治疗。患者满意离去，诊结。

二诊

时间：2017年4月24日。

家庭血压及心率：血压为114～123/72～83 mmHg；心率为60～70次/min。

基本情况：患者睡眠质量得到改善，入睡较前容易，但近来多梦，口干欲饮。舌淡红，苔白浊，脉沉。

分析：患者睡眠质量得到改善，望诊面色较前好转，虽仍为浊苔，但较前变浅，考虑治疗有效。现患者以睡眠多梦为主症，《灵枢·淫邪发梦》曰："正邪从外袭内，而未有定舍，反淫于脏，不得定处，与营卫俱行，而与魂魄飞扬，使人卧不得安而喜梦；气淫于腑，则有余于外，不足于内；气淫于脏，则有余于内，不足于外。"四诊合参，考虑患者此时仍属虚实夹杂证，用药方面应注意加强滋阴。或问：八纲辨证中，虚证舌质淡嫩，苔少或无苔，脉无力，实证舌老，苔厚腻，脉有力，而患者舌苔白浊，脉沉，乃实证的表现，为什么不加用祛湿类药，如黄芩、藿香、厚朴等？其实，舌与一身脏腑密切联系，如舌为心之苗，手少阴心经别系舌本；舌为脾之外候，足太阴脾经连舌本，散舌下；舌苔禀胃气而生，与脾胃运化功能相对应，而脾胃为后天之本、气血生化之源，故舌象又是一身营养和代谢功能的反映，从中可见气血津液的盛衰。另外，舌头好比地面，厚腻的苔有如地上的污垢，健脾燥湿、芳香化湿等总以去湿为主的中药就是拿扫把大扫除，对于新近的"垃圾"，清除效果自然明显，但假如是陈旧的污垢，则需要加水湿润一下，再来清扫了。滋阴的药物就是这样的"水"。故于前方化裁加天冬滋阴润燥，清肺降火；加北沙参养阴清肺，益胃生津。

血压方面，患者近期血压控制达标，嘱暂予维持目前用药方案。

此后患者因故外出无法前来复诊，仍维持目前用药。

三诊

时间：2017年9月4日。

家庭血压及心率：血压为120～133/73～76mmHg；心率为62～70次/min。

基本情况：现入睡时间较前缩短，但易醒、梦多，口干明显缓解。舌淡红，苔白微腻，脉弦滑。

处方：

麦冬15g	牡丹皮10g	龙骨30g（先煎）	牡蛎30g（先煎）
珍珠母30g（先煎）	龙齿30g（先煎）	灯芯草1g	泽泻10g
法半夏10g	太子参30g	白术10g	石菖蒲10g
丹参20g	茯神20g	夜交藤30g	天冬10g
柏子仁10g			

分析：患者与之前相比，睡眠和口干现象明显改善，苔白微腻，脉弦滑，辨证为肝肾阴虚、肝郁脾虚型。方用天王补心丹合四君子汤加减。因患者一直有睡眠障碍，虽经中药调理睡眠已经有明显改善，但睡眠质量一般，能入睡，容易醒，故继续用龙骨、牡蛎、珍珠母和龙齿平肝潜阳、镇心安神，合天冬、麦冬、茯神、柏子仁、夜交藤滋阴清热，养心安神，改善睡眠。患者睡眠质量一般且容易醒，长久睡眠障碍致心中烦躁，故用灯芯草清心除烦。肾阴亏虚，下焦相火妄动，故用牡丹皮清泻相火。患者苔白浊，脾胃水液运化失常，故用太子参、白术和茯神健脾运湿，辅以益气宁心。用泽泻合茯神渗湿利水，用法半夏燥湿化痰，石菖蒲理气豁痰，痰浊一去，则脾胃得运。

在血压方面，患者血压控制尚可，嘱继续坚持目前用药，同时注意改善生活方式辅助降压。

|医案四|

患者 梁某，女，78岁。

一诊

时间：2013年9月26日。

基本情况：患者有高血压病史约13年，未常规服用降压药物及监测血压、心率。近1周开始出现头晕、失眠、畏寒等症状，自觉浑身不适。晨起自测收缩压，波动于160～180 mmHg。舌红，苔白厚，脉弦。

中医辨证：气虚痰瘀阻络。

西医诊断：高血压3级。

处方：

天麻10 g	钩藤15 g（后下）	决明子30 g	盐杜仲10 g
怀牛膝10 g	桑寄生15 g	夜交藤30 g	姜竹茹10 g
石菖蒲10 g	远志10 g	干姜5 g	法半夏10 g
珍珠母30 g（先煎）	柏子仁10 g	制川芎10 g	鸡血藤15 g

三七粉2袋

降压方案：每日服用厄贝沙坦氢氯噻嗪片0.15 g降压。嘱每日监测血压、心率。

分析：患者为老年女性，因头晕、失眠及畏寒等不适来诊，既往高血压病史。畏寒为阳虚的表现，同是畏寒，同是阳虚，出现在不同的人身上则须有多种考虑，而对于老年女性，则以脏腑精气渐衰，肾阳不足所致为多见。其失眠又应当有何考虑？失眠与阳虚并无明显的关联。失眠属于中医学"不寐"的范畴，其成因多属阳盛阴衰，阴阳失交，与前面的阳虚明显不同。这时可从其他症状着手进一步辨证：患者舌苔白厚，提示脾胃失于运化，气机阻滞，痰浊内生；脉象为弦，亦与之相符，这是否能解决阳虚、阳盛的矛盾呢？

我们知道，湿邪易阻气机。在很多时候，我们说的"气机"，指的是中焦脾胃的运化，用以解释脾胃的功能状态；或指气的升降，用以诠释如气逆、气陷等机制。实际上，气的运行无处不至，在形式上可分为升、降、出、入四种。其中"出"，指气由内向外运行；"入"，指气自外向内运行。《素问·六微旨大论》这样形容气的升、降、出、入的重要性："出入废，则神机化灭；升降息，则气立孤危。"说到气的出入，最典型的莫过于呼吸——呼为出，吸为入。而事实上，腠理的开阖、汗液的疏泄也是气的出入的一种形式。因此，由痰浊所致的气机受阻，同样也可导致腠理开阖失司，阳气不达外表。这样，就会出现阳虚与阳盛"并存"的情况了，因为阳气的循行被痰浊所阻隔。从这里我们也能看到，同样是痰浊，其致病因素却变化多端，因此在中医理论中也有"百病皆由痰作祟""诸般怪病皆属于痰"的说法。

在阳虚与阳盛共存的情况下，两者孰轻孰重？我们还是从其他表现入手：患者苔白而厚，提示整体更偏于阳虚。在阳气方面，肾阳宜藏，如土壤孕育生机；肝阳宜降，不致太过；心阳宜上，维持神明；脾阳宜升，促进气机运化。因此，在治疗上应注意温化痰浊，兼顾和解化瘀。在选方上，予天麻钩藤饮合温胆汤加减。另加珍珠母重镇安神；鸡血藤活血通络，以助疏通气机。据《玉楸药解》载，桑寄生有通达经络、驱逐湿痹、壮骨荣筋的功效，故取桑寄生补益肝肾，固本培元。夜交藤得名于其夜间自动相互交合，具有补养肝肾、安神助眠之功。柏子仁则安定五脏，益气除痹，且其以"仁"为名，具有滋润皮肤的良效。

到这里我们会发现，头晕是促使高血压患者前来就诊的一大原因。实际上，头部不适（如头晕、头痛）几乎是门诊的高血压患者中最常见的症状了。当然，无明显不适，单纯因发现血压异常升高前来就诊的也不在少数。看起来，两者的处理手段似乎是相似的——都是降低血压。然而，从预防的角度看，我们更希望患者是在无症状的情况下发现高血压而就诊，而不是在各种症状的困扰下前来就诊。降压从来不是治疗的终点，而是过程。越早开展必要的干预，越早开启血压的管理，越有可能取得更大的获益。本例的患者发现自己血压升高已有十余年，现在再开启降压治疗无疑也可以把血压降下来，甚至强化管理后也能维持在一个比较理想的水平，但这十几年里升高的血压对血管内皮的损害，对心、脑、肾等重要脏器的负面影响，较高的出血风险及危害，是无法逆转的。假如患者在这段时间中因血压控制不好而突发脑卒中或心肌梗死，从医生的立场来看，那将是一件十分令人惋惜的事情。然而可怕的是，这样的事情每天必定都会发生——这一点从我国高血压的知晓率、治疗率及控制率便可看出。

考虑到患者近期血压水平不明确，暂予厄贝沙坦氢氯噻嗪片口服降压，并叮嘱患者密切监测血压、心率，不适随诊。

二诊

时间：2013年10月28日。

基本情况：患者头晕现象较前缓解，现已无畏寒症状，时有胸闷不适，活动后明显胸闷，可自行缓解，失眠基本同前。舌淡红，苔白腻，脉弦。

家庭血压及心率：血压约150/80 mmHg；心率约70 次/min。

分析：患者本次复诊，头晕、畏寒等症状已缓解，但辨证看待，患者舌脉基本同前（厚苔稍减），症状变化不大，考虑患者高龄久病，素体亏虚，宜徐徐图之，暂予原方续服，继续观察疗效；在血压方面，患者现血压水平较前明显下降，且无特殊不适，再次告知血压管理的重要性并嘱坚持服药，不适随诊。

三诊

时间：2013年11月4日。

基本情况：患者胸闷较前稍缓解，睡眠改善，夜间睡眠时有汗出，口干。舌红，苔白，脉弦。

家庭血压及心率：血压为132~140/80 mmHg；心率为65~70次/min。

分析：患者本次新出现了盗汗的症状，兼有口干，考虑为前方利湿之余损耗阴津，阴液亏虚。我们说汗的形成是"阳加于阴"，夜梦中阳入阴分，阴虚无以制阳，则阳气化为内热，强加于阴，煎灼阴津外出，则为盗汗，因此应补养阴分。胸闷则考虑为痰浊郁阻气机所致，因此在前方的基础上加大法半夏用量至15 g，以增强燥湿化痰之力；加麦冬、沙参滋阴；浮小麦为小麦的颖果，《本经逢原》载之"能敛盗汗，取其散皮腠之热"，用之治疗盗汗，对症处理。另为集中药力，予去桑寄生、干姜、柏子仁、制川芎及三七粉。

┃医案五┃

患者 廖某，女，60岁。

一诊

时间：2017年9月11日。

门诊血压：140/81 mmHg。

基本情况：患者现神疲，乏力明显，反应迟钝，双下肢反复浮肿，胸闷，胸痛不适，偶有头痛，大便后时有鲜血点滴而出。舌红，有裂纹，少苔，脉沉。

既往高血压病史近5年，最高血压约160/110 mmHg，现服用苯磺酸氨氯地平片5 mg/天，以控制血压。糖尿病近10年，平素服用盐酸二甲双胍片1 g/次，每天两次，以控制血糖。既往风湿病史、痔疮史，具体不详。

家庭血压及心率： 血压为95～129/65～82 mmHg；心率为72～81 次/min。

空腹血糖： 9.24 mmol/L。

糖化血红蛋白： 7.1%。

辅助检查：

（1）2017年9月在广东省中医院检查血脂。

① 低密度脂蛋白胆固醇：4.3 mmol/L。

② 甘油三酯：3.22 mmol/L。

③ 总胆固醇：6.27 mmol/L。

④ 癌胚抗原：25.62 μg/L。

（2）2017年7月在广东省中医院检查心电图。

① 窦性心律。

② Ⅲ导联异常Q波。

中医辨证： 气虚痰湿夹瘀。

西医诊断： 高血压3级，胸痛（查因），水肿（查因），2型糖尿病，高脂血症。

处方：

天麻10 g	钩藤15 g（后下）	决明子30 g	盐杜仲10 g
盐牛膝10 g	麦冬10 g	黄芪15 g	熟党参30 g
车前草10 g	夜交藤30 g	合欢皮30 g	丹参20 g
玉米须30 g	生地黄10 g	牡丹皮10 g	黄芩10 g

降压方案： 每日服用氯沙坦钾氢氯噻嗪片1片。嘱坚持测量血压、心率。

分析： 患者为老年女性，因胸闷胸痛、反复肢体浮肿来诊，这也是患者的主要症状，不妨从此着手分析。首先是水肿。在中医的理论体系中，水肿多归于肾系病证，其在病机上总以肺失通调、脾失转输、肾失开阖、三焦气化不利、水液潴留多见。需要注意，上述病变不都伴有胸闷、胸痛的症状，这也提示患者的病机并不是单纯或虚或实，也无法从单纯的水肿得到完整的解释。胸闷、胸痛的症状，则属于胸痹的范畴，其病机则以心脉痹阻为主。当然，胸闷、胸痛其实是十分常见的症状，临床上各类病症、病机变化多端，胃痛、悬饮等也可能出现类似的症状，这时则需要通过伴随症状、四诊合参以资鉴别。患者胸闷、胸痛的出现与情绪、饮食无明显关联，休息可缓解，无伴咳嗽、咳痰等，故考虑为胸痹。

以上是关于患者胸闷、胸痛及水肿的考虑。再看患者的整体情况。患者为老年女性，就诊时精神疲倦、乏力明显，为明显的虚象，提示气虚；再加上反应迟钝，有非喘促引起的言语迟缓，则提示精气不足，机能减退；舌面可见裂纹，少苔，则为胃阴亏虚，无以上承的征象。综合考虑，病机当分虚实两端：虚指气阴两虚，以气虚为主；实指湿瘀互结，以湿为重。患者头痛则为湿邪上扰清窍，神明失养所致。

那便后出血如何考虑呢？患者大便后时有鲜血点滴而出，这一描述与大家熟知的痔疮所致出血十分相近。很多痔疮出血多由湿热下注引起，但从患者的舌脉等整体状态来看，明显不属于这一分型。这时应注意，患者气虚明显，而脾主统血，指五脏之脾具有统摄血液在经脉之中流行，防止其逸出脉外的功能。"逸出脉外"其实可以理解为任意形式的出血，如齿衄（牙龈出血）、皮下瘀斑、吐血等，这当中自然也包含痔疮所致的出血。本案的出血应理解为脾虚气陷，无力统摄营血，致使血出脉外。

因此，在治疗上，予天麻钩藤饮加减。方中，取天麻、钩藤上行癫顶治疗头痛；决明子润肠燥，取其凉润之意；盐杜仲、盐牛膝补益肝肾；参类、芪类健脾益气；藤类多具有通络止痛之效，故加夜交藤通络化瘀，配合合欢皮奏安神之功；患者阴液不足，脾虚，不宜妄投滋腻之品，故不予熟地黄，改为生地黄；玉米须、车前草则利水化湿，引湿从下而出。

在现代医学方面，从心血管系统的角度来看，患者有高血压病史，目前已知的危险因素包括糖尿病（且血糖控制欠佳）、高脂血症等。现症以胸闷、胸痛、反复肢体浮肿为主。

在用药方面，患者长期服用苯磺酸氨氯地平片，这是一种钙离子通道拮抗剂，常见的不良反应包括水肿、头晕、潮红及心悸，与患者的症状较为符合，不排除两者间存在因果关系。患者伴有糖尿病，因此建议患者暂予调整降压方案为氯沙坦钾氢氯噻嗪片。氯沙坦钾氢氯噻嗪片为氯沙坦钾及氢氯噻嗪组成的复方制剂，其中氯沙坦钾为血管紧张素Ⅱ受体拮抗剂，研究表明其可减少高血压患者心血管事件的发生风险，同时减少糖尿病或肾病患者的蛋白尿及微量白蛋白尿，可用于高血压合并糖尿病的患者；氢氯噻嗪则为噻嗪类利尿剂，具有一定的利尿效果，有助于消除水肿。

在血糖方面，患者目前的血糖水平距离目标（糖化血红蛋白<7%；空腹血糖4.4~7 mmol/L）尚有一段距离，需要加强饮食调整。

在血脂方面，患者低密度脂蛋白胆固醇（low density lipoprotein cholesterol，LDL-C）水平明显升高，建议加服他汀类药物降脂。

二诊

时间：2017年9月18日。

门诊血压：139/83 mmHg。

基本情况：患者胸闷较前缓解，精神好转，现无下肢浮肿，胃纳可，睡眠一般，小便调，便后出血减少。舌红，少苔，脉沉。

家庭血压及心率：血压为98~142/65~95 mmHg；心率为68~75次/min。

分析：患者的症状较前均有不同程度的缓解，提示治疗有效，现已无下肢浮肿，故去车前草、玉米须，以免利湿太过；现便后出血频率降低，整体仍以虚象为主，故予加麻仁兼顾润肠补虚，另加白术健脾燥湿，配合参类、芪类补中益气。

在其他方面，更改降压方案后，患者近期血压控制良好，无明显不良反应，嘱坚持用药，继续监测血压、心率；患者既往查癌胚抗原［carcino-embryonic antigen，CEA（肿瘤标记物的一种）］偏高，其异常升高的原因较多，不完全提示患有恶性肿瘤；患者近期出现便后染血的症状，建议其到消化内科或肿瘤内科就诊，必要时进行胃肠镜排查。

| 医案六 |

患者 谭某，女，67岁。

一诊

时间：2017年9月28日。

基本情况： 患者神清，精神一般，头晕、头痛，口干，时有足底发冷，左上肢麻木，眠差，睡眠不佳的几天在家自测血糖波动较大。舌淡，苔薄黄，齿痕明显，脉滑。

发现血压升高1年余，血压最高约160/100 mmHg，现每日服用厄贝沙坦氢氯噻嗪片150 mg以降压，自诉血压控制尚可（具体资料未见）。既往糖尿病病史，血糖控制尚可，自诉在专科医生指导下已停用降糖药，定时复查空腹血糖和糖化血红蛋白。

辅助检查：

2017年7月28日在广东省中医院进行检查。

糖化血红蛋白：5.0%。

空腹血糖：6.2 mmol/L。

餐后2小时血糖：8.1 mmol/L。

尿酸：369 mmol/L。

总胆固醇：5.46 mmol/L。

低密度脂蛋白胆固醇：3.7 mmol/L。

尿白蛋白：10.6 mg/L。

中医辨证：虚实夹杂。

西医诊断：高血压2级（很高危组），糖尿病，高脂血症，右肾切除术后。

处方：

法半夏10 g	泽泻10 g	酸枣仁20 g	夜交藤30 g
黄连3 g	灯芯草1 g	天麻15 g	钩藤30 g（后下）
北沙参15 g	麦冬10 g	天冬10 g	柏子仁10 g
生地黄30 g	制远志10 g	当归5 g	合欢皮30 g
郁金10 g	丹参20 g		

分析：患者为老年女性，主诉症状较多，且不同的症状之间在辨证上各有出入。先从中焦来看，患者舌质偏淡，伴有齿印，为脾胃运化失常，水湿输布不畅，痰湿内蕴的表现，脉象亦与之相符。从上焦来看，患者苔象微黄，伴口干，则提示热象；眠差多为阳盛阴衰，阴阳失交所致。头晕、头痛则为肝阳上扰，清窍失养引起，以热证多见。那么下焦呢？足底发冷、肢体麻木，提示阳虚或经络不通，气血无以濡养四末，为虚、瘀的表现。三者综合看待，则其发病应为脾胃运化无力，津液停聚化生痰饮，阻隔了气血循行的通道，上焦之火无以下行，下焦之水不能上承，导致痰湿中阻，上热下寒；经络阻滞日久，血行不畅，则有血瘀。从目前的主要病机来看，暂辨为上热下寒。在治疗方面，从三焦的角度看，则着眼清上焦、畅中焦、行下

焦，分别以清热、化湿、活血为主。在治疗上可化裁选用多方：以天麻、钩藤平抑肝阳，加入少量黄连以清利上焦，法半夏配泽泻增强祛湿之力，制远志、夜交藤、酸枣仁、钩藤及灯芯草则宁心安神，当归、丹参活血祛瘀，北沙参、麦冬及天冬养阴以防祛湿太过。

从现代医学的角度来看，这又是另外一种情境。首先是心血管系统方面，患者目前存在的危险因素较多，主要包括高龄（年龄≥65岁）、高血压、糖尿病、高脂血症，近期血压、心率及血糖水平不详。结合病史及经验，患者现有的头晕、头痛等症状与血压控制不佳关系较大。在内分泌方面，患者既往糖尿病史，自诉因血糖水平正常，已遵专科意见停用降糖药物，曾于2个月前复查糖化血红蛋白、空腹血糖等指标，均属正常范围，而患者口干、肢体麻木，不排除是长期糖尿病引起的周围神经损害，同时需要警惕脑卒中的可能——因患者同时患有高血压、糖尿病、高脂血症，加之高龄，提示血管基础情况较差，不排除亚急性、慢性闭塞的情况。此外，在泌尿系统方面，患者曾行右侧肾脏切除，现为单侧肾，目前肾功能的其他指标（如肌酐、估算的肾小球滤过率等）不详，建议患者复查，患者表示暂予拒绝。

因此，对患者的建议主要为以下几点：首先，监测血压、心率及血糖等指标，复诊时带回以便进行治疗方案的调整；其次，非药物治疗方面，一是注意低脂、低盐、低糖饮食，二是避免前往人流密集的场所，三是在症状缓解前暂时减少剧烈活动；最后，从血脂水平的分级来看，患者属于高危人群，提示动脉粥样硬化性心血管疾病发病高风险，有明显的进行药物降脂的指征，建议加服他汀类药物控制血脂（目标为：LDL-C降至2.6 mmol/L及以下）。

值得一提的是，在当今，许多老年人都有晨练的习惯，这不能说不好。锻炼身体确实有助于延缓衰老，改善机能，提高体质，同时陶冶性情，但这一切都需要在安全的前提下进行。对于血压控制欠佳、存在明显不适，又或者本身已经休息不好、极度疲倦的患者，这时要做的不是运动，而是休息与治疗。最重要的是遵循医嘱。要知道，虽然医生的建议未必都是正确的，但是其建议更接近正确的处理方式。

另外，需要警惕诸如"抽烟又喝酒，活到九十九"等没有依据的说法，这样的说法是站不住脚的。必须承认的是，由于种种因素，如禀赋、境遇、饮食等的差异，不同的人的寿命各有长短，而长寿的原因目前尚未明确。现今提出的加强锻炼、规律作息等建议，在本质上也是从循证医学、从经验总结的角度得到的结论。这意味着什么呢？

第一，这样的结论来源于对大规模人群的观察，因此从理论上也适用于广大人群。举个例子，在许多人的印象中，咖啡会"提神"，有的人喝了甚至会睡不着，因此咖啡也成了加班的标配，其中的一个原因便是咖啡具有兴奋交感神经的效应。而心房颤动（房颤）的发生，也与交感神经张力的异常升高有着潜在的联系，因此我们很容易就能得出这样的"证据链接"：喝咖啡—兴奋交感神经—促进房颤发生—房颤（甚至心血管疾病），所以患者应避免饮用咖啡。然而，事实是否如此？有学者对此专门进行研究，结果提示喝咖啡并不会导致房颤的发生，而且习惯喝咖啡的人发生房颤的可能性更低。这用上面的思路显然是无法解释的。背后的原因可能为咖啡豆具有降低LDL-C和炎症标志物的氧化的效应——而这是十分容易被忽视的。这也说明，很多时候我们会被"常识"所误导。

第二，这样的结论不总是正确的。这是因为这些结论是基于当前人们对生活的观察、对世界的认识得来的，有着无法避免的局限性。例如，"高血压"是近几十年才出现的病名，以前并没有这一说法。难道以前的人的血压都是正常的吗？显然不是。只是在以前，血压即便再高，也不被视为病态，因此没能得到足够的重视。又如，我们知道喝酒对健康并无裨益，但有人说

"喝红酒可以软化血管"。到底谁对谁错呢?或者说,是否存在这样的一条红线:越过这条线时,喝酒是弊大于利的;在一定的范围内,喝酒则无损于健康?事实是,目前的研究结论各有差异。因此,现在给出的建议是:限制饮酒。世界卫生组织提出安全饮酒限度为:男性每日不超过40 g乙醇,女性不超过20 g乙醇。中国营养学会根据中国人的饮酒习惯和体质特点提出每日乙醇摄入量是成年男性不超过25 g,成年女性不超过15 g。

二诊

时间:2017年10月12日。

基本情况:患者精神转佳,现已无头晕、头痛、口干等症状,足底发冷缓解,仍有左上肢麻木,失眠发作频率降低,但仍时好时坏。舌淡红,苔薄黄,齿痕变淡,脉沉。

处方:

党参30 g	白术20 g	茯苓15 g	炙甘草10 g
黄芪30 g	当归10 g	夜交藤10 g	合欢皮30 g
郁金10 g	鸡内金10 g	天麻10 g	钩藤15 g
决明子30 g	生地黄15 g	灯芯草1 g	路路通10 g

分析:经治疗后患者诉头晕、头痛、口干等症状已明显缓解,其他的症状也有不同程度的改善。从言语之间可以感受到,她对下一步的治疗有了更强的信心。这十分重要——临床上不时可见慢病、久病患者在疾病的长期折磨下出现心理问题,甚至需要前往精神专科就诊。令人诧异的是,出现心理问题的,往往不是那些病情危重、进展迅速或预后不良的患者,相反,在心血管疾病领域,以心房颤动、慢性心力衰竭及相对稳定的冠心病患者等为多见。这种情况下最困扰患者的症状也许只是反复发作的心悸、胸闷这样常见的"小"症状,却成了"压倒骆驼的最后一根稻草"。临床上对于这类患

者，不仅要治病，用疗效让患者看到治疗的希望，从而改善依从性，提升信心，还需要治心，适当进行疾病科普、心理疏导，必要时由相应专科介入协助诊疗。

从症状、舌脉来看，患者齿痕转淡，症状缓解，提示湿邪渐减，脉沉则为虚象之征。因此，现主要矛盾已由虚实夹杂转为以虚为主。下一步的治疗重点应放在益气健脾上，故重新拟方：以四君子汤为底调补脾胃。四君子汤由党参、白术、茯苓、炙甘草组成，四药均性味平和，性温而不燥，效补而不峻，人言"君子之交淡如水"，故名。患者气虚明显，故加黄芪补气升阳，同时配当归补血活血，路路通利水通经，鸡内金消食健胃，有助药力畅行，使气血得行而不致壅堵脉道；天麻、钩藤平肝疏肝，夜交藤、合欢皮及郁金解郁安神；灯芯草清心火，养心神；生地黄养阴润燥。

▎医案七▎

患者 谢某，男，49岁。

一诊

时间：2017年3月23日。

门诊血压及心率为：血压为196/105 mmHg；心率为98 次/min。

基本情况：心悸，心烦，纳减，眠差，难以入睡，时有口干，饮水不止，余无明显不适。舌淡红，苔薄白，脉弦滑。

发现血压升高7年，血压最高水平约160/110 mmHg，既往未常规用药，近期因心悸、眠差开始间断服用硝苯地平片30 mg/天，未常规监测血压、心率等。

家庭血压及心率：血压为160/102 mmHg；心率为80 次/min。

中医辨证： 肝阳上亢。

西医诊断： 高血压3级（很高危组）。

处方：

天麻10 g	钩藤30 g（后下）	决明子30 g	杜仲10 g
牛膝10 g	菊花10 g	豨莶草30 g	法半夏10 g
龙骨30 g（先煎）黄芩10 g		酸枣仁10 g（打碎）	泽泻10 g
夏枯草15 g	生地黄15 g	丹参20 g	珍珠母30 g（先煎）

降压方案： 每日服用氯沙坦钾片0.1 g+富马酸比索洛尔片5 mg。

分析： 患者为中年男性，主要因心悸、失眠前来就诊。患者还有一个相对少见的症状：心烦。心悸和心烦，看似是类似的表现，但其实其机理、表现各有差异。

平时我们说心悸，是指能感受到自身规律或不规律的心跳而悸动不安的主观感受。在现代医学的诊断学部分中，心悸的定义为：一种自觉心脏跳动的不适感或心慌感。而中医学对心悸的定义则为心中悸动不安甚则不能自主的一种病证，在病机上表现为气血阴阳亏虚，心失所养，或邪扰心神，心神不宁。简单来说，就是虚证及实证均可出现心悸，但从临床所见，以虚实夹杂而虚证为主者居多。

"烦"字本义为头痛发烧，从页，从火。从"页"表示与头部有关；从"火"表示发烧。现在我们说烦，想表达的其实是一种不安、躁动而无所适从的感觉，形象一点的比喻，就是热锅上的蚂蚁，像心里被火烧着一样不舒服。《说文解字》："烦，热头痛也。"从中医理论解读"烦"则多与热证相关联。如《素问·生气通天论》："烦则喘喝。"《杂病源流犀烛·烦躁健忘源流》："内热心烦曰烦。故烦者，但心中郁烦也。"

综合来看，本案患者的证型属于高血压患者中较为常见的肝阳上亢证。《血证论·脏腑病机论》曰："肝之清阳，即魂气也。故又主藏魂。血不养肝，火扰其魂，则梦遗不寐。"这一描述与患者心烦、失眠的机理甚为贴近：肝阳上亢，过则为火，烦扰心神，心神失养，则"六神无主"，故有心悸。肝郁克脾，脾失健运，则胃纳见减。故辨证属肝阳上亢，治以平肝潜阳为主。方选天麻钩藤饮加减。另加菊花、黄芩清解上焦。同求安神之效，各药机理不同：龙骨、珍珠母重镇安神，使上亢之肝阳得以平潜；丹参则清心活血，使热去而心气自定；酸枣仁甘酸而平，收敛散乱之气机，调养一身之气。而同为清热，生地黄更兼养阴生津，夏枯草辛苦而寒，主入肝、胆经，功专清肝，豨莶草则兼有强健筋骨之功。

到这里也可以看到，本章中提到的患者在选方上大多离不开天麻钩藤饮，有人可能会问：是不是高血压患者都可以用天麻钩藤饮治疗呢？其实这没有定论。处方用药对不对、好不好，最后还是要让患者来点头，让疗效来评判。临床医学最本质的目的是治病救人。国医大师邓铁涛教授曾专门撰文提出："辨证论治是中医临床医学的灵魂。"所以，判断方开得好不好，最重要的是看疗效。无数先人的经验已证明：辨证论治是中医取得良好疗效的重要法宝。因此，辨证是选方的重要因素。此外，方剂的组成、用量并非一成不变，而是因人、因时、因地而异的，可以灵活变通，这就赋予了它更广泛的适应证，即同样的方经过加减可以用于治疗不同的疾病，这就要求医生对方剂的组成及君臣佐使的配伍有着更深刻的理解。再者，在中医理论中，"病"是疾病发展过程中出现的机体阴阳失调、脏腑组织损伤、生理机能失常或心理活动障碍的一个完整的生命过程，而"症"是疾病过程中表现出的个别、孤立的现象，"证"则为疾病过程中某一阶段或某一类型的本质概括。患有同一疾病的患者往往有着类似的症状，而证型由症状构成，这就意味着同一疾病可能在很多时候有着相同的辨证。这对于某些症状相对固定、单一的疾病来说更是如此。因此，在高血压患者的治疗中，多次出现天麻钩藤饮也就不足为奇了。

从现代医学的角度来分析：患者为中年男性，既往高血压病史明确，从历史最高水平来分层，属于重度高血压，目前已知的其他危险因素为吸烟史，属于很高危组。患者的血压长期控制不佳，门诊血压甚至高达196/105 mmHg，提示患者对高血压的认识不足，治疗的依从性欠佳。其实这一类患者就诊的首要原因并非疾病，而是症状——患者清楚自己有高血压，但因没有明显的症状或觉得自己身体底子好就置之不顾，而这次就诊主要是因为持续、反复发作的症状。事实上，这是十分危险的做法，因为许多类似的高血压患者平时可能血压再高也没有不适，但一旦出事，就是脑梗死或脑出血了。到了这一步，再新的技术，再贵的药物，再好的依从，也无法使患者完全恢复正常。所谓"上医治未病"，也是这个道理。因此，对于这样的患者，在强化降压、保护靶器官的同时还需要注意宣讲治疗的重要性。故予氯沙坦钾片强化降压，富马酸比索洛尔片拮抗交感神经，下调心率。

二诊

时间：2017年4月20日。

基本情况：患者现无心烦，心悸减轻，睡眠好转，时有轻微手指麻木感。舌淡红，苔薄白，脉弦滑。

家庭血压及心率：血压为123/73 mmHg；心率为74 次/min。

分析：经过近一个月的治疗，患者在症状、血压及自我感觉等多个方面均有了一定的改善。这时的重点，中医方面应放在通和补，西医方面则注意维持血压和心率的稳定。通和补看似是两种治法，但在这里其实是一致的：通可以理解为活血化瘀的又一诠释，重点在于疏导瘀滞，经络通畅，气血流行，才能进补；而补则为疏导的过程提供了气血的来源，两者相互促进而互为补充。明悟了这一点，我们就知道接下来的治疗方向：加延胡索活血行气，加桑枝、葛根通利关节，加补骨脂补肾壮阳。

血压方面，经治疗后患者现血压、心率已降至正常范围且无明显不良反应，可予维持用药，注意继续监测血压、心率，不适随诊。

三诊

时间： 2017年5月18日。

基本情况： 患者手指麻木感较前减轻，仅晨起时稍为明显，平素无特殊不适；心悸减轻，纳眠可。舌淡红，苔薄白，脉弦滑。

近期完善颈动脉彩超提示颈动脉斑块：17 mm×1.7 mm，19.8 mm×2.3 mm，11.5 mm×2.4 mm。

心脏彩超提示左心房稍大，左心室壁增厚。射血分数（ejeetion fraction，EF）值为62%。

肾上腺彩超、腹部彩超未见异常。

家庭血压及心率： 血压为112～132/72～81 mmHg；心率为57～62次/min。

分析： 经治疗，患者症状已进一步较前缓解，脾主肉、主四末，手指麻木考虑为脾气不足，无以通达、濡养肢体所致，故前方加用太子参、黄芪益气蠲痹。

在现代医学方面，患者完善颈动脉彩超提示斑块存在。斑块的存在意味着什么，该怎么解读呢？通俗地说，颈动脉斑块是脂质沉积在颈动脉血管壁上的结果，可视为全身动脉硬化程度的反映。颈动脉斑块的检出提示患者出现脑卒中、冠心病等缺血性心脑血管病变的风险增高——斑块的存在可导致血管管腔狭窄甚至闭塞，使颅脑灌注不足，而斑块的破裂又可导致远端颅内血管栓塞。根据稳定性差异，斑块可分为稳定斑块和易损斑块。易损斑块指具有破裂倾向、易于发生血栓和（或）迅速进展导致一系列不良心脑血管事件的危险斑块。遗憾的是，目前单凭颈动脉彩超尚无法精准辨识斑块的稳定性。那么，检出之后怎么办呢？像本案的患者，则需要注意维持低脂低盐饮食，同时口服他汀类药物。这里他汀类药物的意义不仅在于调脂，还在于稳定斑块。因此，临床上评估是否需要服用他汀类药物主要看这几点：一是血脂的各项指标，其中以LDL-C为首要指标，二是患者的危险分层（很高危、高危、中危、低危），三是有无其他伴随病史，等等。因此，复查后的检验指标最大的意义还是作为参考，如需调整用药，还是需要与接诊医师进行沟通。

｜医案八｜

患者 叶某，女，65岁。

一诊

时间：2017年12月21日。

基本情况：患者头痛，面红，目赤，声高气粗，精神紧张，咽痛，牙龈肿痛，口气臭秽，口干，无下肢水肿。胃纳正常，眠差，小便调，大便一天二行。舌淡红，苔白，脉沉细。

既往发现血压升高近5年，最高血压水平约150/100 mmHg，未用药控制，间断监测血压、心率。

长期焦虑障碍、失眠史，每日服用酒石酸唑吡坦片1片、盐酸帕罗西汀肠溶缓释片12.5 mg及富马酸喹硫平片2片进行治疗，现睡眠质量欠佳，精神紧张。

既往高尿酸、糖尿病病史。

家庭血压及心率：血压为129～168/68～81 mmHg；心率为62～67次/min。

辅助检查：

2017年10月在广东省中医院进行检查：

① 糖化血红蛋白：6.1%。

② 低密度脂蛋白胆固醇：3.52 mmol/L。

③ 总胆固醇：5.49 mmol/L。

④ 甘油三酯：2.6 mmol/L。

⑤ 血尿酸：523 μmol/L。

⑥ 心脏彩超：左心室舒张功能减退，EF值为76%。

⑦ 颈动脉彩超：左侧颈总动脉分叉部斑块形成。

⑧ 心肺运动试验：静态肺功能轻度下降，无氧阈不确定。

⑨ 运动耐量及心肺功能：轻度障碍。

⑩ 动脉硬化监测：动脉轻度硬化。

中医辨证：肝阳上亢证。

西医诊断：高血压2级（很高危组），糖尿病，高尿酸血症，高脂血症，睡眠障碍。

处方：

天麻15 g	钩藤30 g（后下）	决明子30 g	夏天无10 g
龙骨30 g（先煎）	牡蛎30 g（先煎）	珍珠母30 g（先煎）	全蝎5 g
蜈蚣1条	夜交藤30 g	合欢皮30 g	郁金10 g
鸡内金10 g	延胡索10 g	麦冬15 g	生石膏30 g
生地黄30 g	升麻10 g	淡竹叶10 g	毛冬青10 g

降压方案：每日服用氯沙坦钾片1片+苯磺酸氨氯地平片5 mg。

分析：患者为老年女性，主要因头痛前来就诊。除头痛外，患者还伴有面红、目赤、牙龈肿痛及口气臭秽等表现，这样的描述与平时大家俗称的"上火"颇为相似。所谓上火，其实不是中医术语，而是民间对部分热证表现的概括。常见的症状包括头痛、目赤、口干、口疮、心烦、尿赤、便秘等。究其成因，多属饮食、起居失节，这也与岭南地区多湿、多热，现代社会高强度、快节奏的生活方式和当今大家的生活观念相关。上火多归于热证，那么，患者这样的表现算不算"上火"呢？

值得注意的是，患者还有精神紧张的症状。从现代医学的角度来看，这可能是焦虑障碍的表现，目前多认为与遗传因素、心理因素等相关。从中医的理论体系来看，又该怎么看待紧张呢？或者说，在排除非原发性的紧张（如因其他疾病所致的紧张）后，我们一般会在什么情况下感到紧张？主要是感到激动、恐惧时，如考试前夜、演讲前夕。这是十分常见的，也是正常的现象。我们也发现，总有一些人，明明大家都一样要准备考试了，他们却丝毫看不出紧张的样子，这又是为什么呢？这可能有几种原因。第一，别人其实已经准备好了，或者早已习惯了，因此不紧张。以前大家说，打仗的前一晚失眠的大多数是新兵，而久经沙场的老兵总能睡得着，就是类似的道理。第二，如果是不在乎考试的人，自然就不会紧张了。另外，紧张也是一种分人、分情况出现的情绪：有的人遇事容易紧张兮兮，有的人却能做到"泰山崩于前而色不变"，这与内心的修养、个人的阅历有着很大的关系。从中医来说，心悸的患者也多伴有紧张的症状，而其发病原因在于气血阴阳亏虚，心失所养，或邪扰心神，心神不宁，以虚为主。因此，紧张在很多时候都是心气不足的表现。

接下来回到上面的问题：患者这样算不算上火？其实患者不完全是上火。患者前面提到的症状，确实是热证的表现，但舌偏淡红，苔质薄白，脉象沉细，与上火并不相符。可见，患者的热象，应为郁而化热所致，而非单纯外感内伤引起。肝气郁结，日久则见肝阳上亢，清窍失养，则有头痛；肝火上攻，故见面红、目赤、口干等症；肝阳化热扰乱心神，心神失养，表现为精神紧张、夜卧不安。因此，主要的辨证仍为肝阳上亢，在治疗上仍以平抑肝阳为主，但须兼顾安神、活血等。

　　本例选方用天麻钩藤饮加减，在常用药物的基础上，加入活血通络之夏天无，重镇安神之龙骨、牡蛎及珍珠母，质沉而性寒之生石膏，养心安神之麦冬、生地黄，破瘀活血之蜈蚣，及透发火热之升麻，共奏平抑肝阳、活血安神之功。

　　在现代医学方面，患者确诊的疾病较多，已经患有"四高"——高血压、高血糖、高血脂及高尿酸。无论从心血管系统抑或其他系统的角度来看，其风险分层均较高。事实上，这类的多高患者并不少见，而这样的疾病在现在的认识中可归于"代谢综合征"的范畴。

　　所谓代谢综合征，顾名思义，是多种代谢成分异常聚集的病理状态，包括糖耐量减低或糖尿病、中心性肥胖（腹型肥胖）、脂代谢紊乱、高血压等。这样的命名方式，其实也揭示了人们对它的认识：很多被发现患有高血压、高血脂和糖尿病的人平时在饮食上未必都是大鱼大肉、喜盐喜甜，但这些指标就是比别人高，甚至高出不少。更值得深思的是，这种现象往往出现在中老年人（其中以绝经期后的女性多见）身上。这一点更是将背后的罪魁祸首直指代谢失常，毕竟人体就算不摄入脂肪，自身也会产生脂肪。在治疗上，除了药物治疗外，患者的生活方式也需要改变——据目前的研究，饮食和运动都有助于高血压、高血糖、高血脂等疾病的治疗。

　　从单个疾病来看，在血压方面，患者血压水平较高且波动较大，因此予氯沙坦钾片联合苯磺酸氨氯地平片降压；在血脂方面，予阿托伐他汀钙片调脂，嘱用药3个月后复查血脂、肝功能等指标；高血糖及精神方面用药由专科门诊开具。

二诊

　　时间：2017年12月28日。

　　门诊血压及心率：血压为133/64 mmHg；心率为54 次/min。

基本情况：患者头痛、失眠症状改善，现无口干、咽痛，偶有腰痛，大便一天二至三行。舌淡红，苔白，脉沉细。

家庭血压及心率：血压为138～158/68～81 mmHg；心率为62～67次/min。

分析：患者的头痛、睡眠、口干、咽痛等症状经用药后已有缓解，提示思路正确，治疗得当。此时患者热象减少，脉象沉细，提示正气亏虚，当以攻补兼施，故去生石膏等清热解毒药，加桑叶平肝清利头目，加鸡血藤以舒经活络、治疗腰痛，同时加大枣和中养血。

在现代医学方面，患者调整用药后血压较前下降，收缩压及舒张压均较前稳定，但尚未达标，考虑患者高血压病程较长，年龄偏大，伴随疾病较多，且从初诊的辅助检查看来已有轻度的动脉硬化，因此暂予维持目前用药方案，嘱继续监测血压、心率等，不适随诊。

三诊

时间：2018年1月11日。

门诊血压及心率：血压为142/72 mmHg；心率为72 次/min。

基本情况：患者睡眠改善，多梦，现无明显口干。舌淡红，苔白，脉沉细。

家庭血压及心率：血压为131～145/68～81 mmHg；心率为62～67次/min。

分析：再次复诊时，患者睡眠较前好转，且无明显口干，故减少天麻、钩藤用量。四诊合参，梦多考虑为气血阴阳失调所致，首责之肝，因肝不藏血，次责之血，为血不舍魂，故用生地黄滋阴清热，党参益气生津，茯苓安神，共奏调补阴阳、益气养血之功。

冠心病临床诊治医案

冠心病概述

| 冠心病的定义与分型 |

根据我国2016年发布的《冠心病合理用药指南》，冠状动脉粥样硬化性心脏病，是指由于冠状动脉粥样硬化使管腔狭窄、痉挛或阻塞导致心肌缺血、缺氧或坏死而引发的心脏病，统称为"冠状动脉性心脏病"或"冠状动脉疾病"，简称"冠心病"，归属为缺血性心脏病，是动脉粥样硬化导致器官病变的最常见类型。

在分型上，1979年世界卫生组织根据病变部位、范围和程度将冠心病分为5型：

（1）隐匿型或无症状性心肌缺血：无症状，但在静息、动态或负荷心电图下显示心肌缺血改变，或放射性核素心肌显像提示心肌灌注不足，无组织形态改变。

（2）心绞痛：发作性胸骨后疼痛，由一过性心肌供血不足引起。

（3）心肌梗死：缺血症状严重，为冠状动脉闭塞导致心肌急性缺血坏死。

（4）缺血性心肌病：长期慢性心肌缺血或坏死导致心肌纤维化，表现为心脏增大、心力衰竭和心律失常。

（5）猝死：突发心搏骤停引起的死亡，多为缺血心肌局部发生电生理紊乱引起的严重心律失常所致。

｜冠心病的流行病学｜

据目前现代医学的调查研究，冠心病多发于中老年人群，男性多于女性，以脑力劳动者居多，是工业发达国家的流行病，已成为欧美国家最多见的病种。近10年来，该病发病率在我国也呈明显升高趋势。冠心病发病率一般以心肌梗死发病率为代表，有明显的地区和性别差异。

根据《中国心血管病报告2017》概要，可推算我国心血管疾病现患病人数2.9亿，其中冠心病1 100万。《中国心血管病报告2017》还指出，2002—2015年急性心肌梗死（acute myocardial infarction，AMI）死亡率总体呈上升态势，农村地区急性心肌梗死死亡率不仅于2007年、2009年、2011年数次超过城市地区，而且于2012年开始，农村地区急性心肌梗死死亡率明显超过城市地区，分别为70.09/10万人与56.38/10万人。

此外，根据《中国卫生和计划生育统计年鉴（2016）》，2015年中国城市和农村居民冠心病死亡率继续2012年以来的上升趋势，农村地区冠心病死亡率明显上升，到2015年已略高于城市水平，分别是110.91/10万人与110.67/10万人。

｜冠心病的主要危险因素｜

（1）高血压。大量研究表明，高血压是冠心病的主要危险因素。现有的多项分析均显示，收缩压和舒张压异常均与冠心病发病率显著相关，而且随着血压升高，冠心病的发病率和死亡率均呈上升趋势。值得注意的是，即使血压处于正常高值（收缩压/舒张压120～139/80～89 mmHg），冠心病患者发病的危险性也高于完全正常的人群（舒张压<80 mmHg）。

（2）血脂异常。胆固醇是动脉粥样硬化的重要物质基础，这一点已经被大量的人群研究及动物实验所证实。高胆固醇血症、高甘油三酯血症与冠心病的发病均存在关联。

（3）糖尿病。糖尿病是冠心病发病的高危因素。流行病学研究显示糖尿病患者易发冠心病。据已开展数十年的Framingham研究显示，男性糖尿病患者冠心病发病率较非糖尿病患者高2倍，女性糖尿病患者冠心病发生风险则比非糖尿病患者增加4倍。此外，在糖尿病患者中，血糖水平的高低也与冠心病发生风险密切相关。1997年芝加哥开展的一项大规模临床调查显示，糖负荷1小时后的血糖水平和冠心病、脑卒中及全因死亡呈显著正相关。

（4）肥胖和超重。肥胖在冠心病危险因素中的作用是被逐步发现的。多项前瞻性研究证明，超重可增加冠心病发生风险，向心性肥胖（指体内脂肪沉积是以心脏、腹部为中心发展的一种肥胖类型）更是冠心病的高危因素。

实际上，心血管疾病发生风险的增加不仅与重度肥胖有关，在正常体重范围上限时心血管疾病的发生风险就开始增加，随着体重的增加，危险逐步增大。

（5）吸烟。吸烟是冠心病的重要危险因素之一，目前医学界已经达成基本共识。冠心病发生风险与每天吸烟量及烟龄长短有关。有研究指出，每天吸烟数量大于20支的人群，冠心病发生风险比未吸烟者提高7.25倍。每天吸烟数量为20支的人群，冠心病发生风险比未吸烟者提高2.67倍。每天吸烟数量小于20支的人群，冠心病发生风险比未吸烟者提高1.43倍。而且，吸烟者心肌梗死发生风险比未吸烟者高出1.5～2.0倍。

（6）不良饮食习惯。这主要包括过量的热量摄入导致的超重和肥胖，过多的胆固醇摄入引起血脂紊乱，过多的盐摄入导致血压不稳等。

（7）性别。冠心病发病存在性别差异。国外的研究发现，美国白人和非白人的男性冠心病发病率均高于女性，而绝经女性冠心病发病率为非绝经女性的2倍。

（8）心理社会因素。这包括环境应激源和个性特征模式两方面。暴露于应激源可以指急性的一次应激，也可以指高度紧张工作条件下的长期慢性紧张。个人应对环境紧张的行为反应包括了抑郁等心理因素，还包括了不健康的生活方式，如吸烟、不合理的饮食习惯、缺乏运动等。

（9）遗传因素。国外开展的长期随访研究显示，冠心病死亡相对危险度在单卵双生子中为双卵双生子的2倍，表明遗传因素对冠心病有较强的影响。如家族性高脂血症中载脂蛋白基因多态性对血脂水平的影响，血管紧张素转化酶基因多态性对支架术后再狭窄的反应过程等，均可能对冠心病的发病及治疗过程产生影响。

冠心病的临床表现

冠心病的主要症状为心绞痛。

典型的心绞痛具有如下特点：

（1）诱因。比如体力劳动、情绪激动、饱食、寒冷、吸烟、心动过速及休克等可诱发心绞痛。

（2）部位。心绞痛多发生在胸骨体上段或中段后方，可波及心前区，范围约手掌大小，常放射至左肩，左臂内侧达无名指及小指，或至咽、颈及下颌。

（3）性质。心绞痛常出现压迫、憋闷或紧缩感。

（4）持续时间。心绞痛历时短暂，一般为3~5分钟，很少超过15分钟。

（5）缓解方式。去除诱因和（或）舌下含服硝酸甘油，可迅速缓解心绞痛。

另外，上述典型心绞痛的5个特点中部分表现不典型。例如：胸痛的部位不在胸骨后，而在胸骨下段、上腹部、左胸或右胸、颈、下颌及牙齿等，甚至有以牙痛来就诊的急性心肌梗死；性质不典型，如表现为烧灼感、闷胀感或仅有左前胸不适等，有时甚至难以与慢性胃炎等消化系统病变相区别；持续时间仅数秒或不适感持续数日等。

冠心病相关医案

 |医案一|

患者 何某，男，70岁。

一诊

时间：2016年11月3日。

门诊血压及心率：血压为170/90 mmHg；心率为83 次/min。

基本情况：患者反复头晕5天，伴天旋地转感，活动后较明显，无胸闷、呕吐、发热恶寒，无耳鸣、耳聋，无肢体麻痹感。纳差，眠一般，大便正常，小便黄。舌红，苔黄腻，脉弦滑。

既往高血压病史10余年，具体不详。2013年因胸痛于外院就诊期间行冠状动脉造影，术中确诊为冠心病并植入支架。

中医辨证：痰热闭阻。

西医诊断：眩晕，冠状动脉粥样硬化性心脏病［经皮冠脉介入术

（precutaneous coronary intervention，PCI）术后］，高血压3级（很高危组）。

处方：

法半夏15 g	钩藤15 g（后下）	决明子30 g	天麻15 g
苍术10 g	石菖蒲10 g	瓜蒌皮25 g	薤白15 g
化橘红15 g	蒸陈皮10 g	广藿香10 g（后下）	丹参20 g
知母10 g	关黄檗10 g		

降压方案：每日服用厄贝沙坦氢氯噻嗪片1片+非洛地平片5 mg+富马酸比索洛尔片2.5 mg。

分析：患者为老年男性，急性起病，因头晕5天来诊，当属中医学眩晕范畴，据望、闻、问、切四诊合参，患者病位在头，与心、肝、脾、肾相关。望诊患者舌红、苔黄腻，闻诊患者口气臭秽，切诊脉弦滑。在《濒湖脉学》中，弦脉"端直而长，如按琴弦"，滑脉"往来流利，如珠走盘，应指圆滑"，两者均属阳中有阴，并见则为痰饮、实热之征兆，故辨证为"痰热闭阻"，病性属实。《丹溪心法·头眩》曰："头眩，痰挟气虚并火，治痰为主，挟补气药及降火药。无痰则不作眩，痰因火动，又有湿痰者，有火痰者。"此时考虑，患者眩晕由痰火上逆、清窍失养所致，故治疗当以清肝热、平肝阳为主，以活血化瘀为辅。

值得一提的是，在运用中医理论体系来思考时，临证辨证仍应以望、闻、问、切四诊为主，有是证则用是药，有是证则用是方。诚然，得益于当前社会科学技术的进步，现代医学的检验、检查手段日新月异，为全民的健康事业做出了伟大的贡献，其相比于中医显然更具有可重复性，亦更容易得到认可，甚至有的医生在处方用药时仍深受其影响，见冠心病则一味活血，见高血压则一味重镇，而没有结合实际情况。事实上，无论何种医疗理论，患者的不适始终是就诊的原因，病情的需要永远是治疗的中心。

具体到本案，方选天麻钩藤饮、温胆汤合瓜蒌薤白半夏汤加减。患者眩晕日久，伴天旋地转感，症状明显，故以天麻、钩藤加量予服。原方中用的是石决明，为什么这里是决明子？石决明为鲍科动物杂色鲍、皱纹盘鲍、羊鲍、澳洲鲍、耳鲍或白鲍的贝壳，性咸寒，归肝经，有平肝潜阳、清肝明目之效；而决明子为豆科一年生草本决明或小决明的干燥成熟种子，甘、苦、咸，微寒，奏清肝、平肝、润肠之功。因石决明为壳类药材，质重沉降，且性寒恐过伤阳气，而本案患者病位偏上，故换用决明子。痰热闭阻并非一时之功，痰邪的形成提示水液输布、运化失常，病变脏腑以肺、脾、肾为主，脾为生痰之源，肺为储痰之器，肾为生痰之根，可见应首先解决脾的问题。脾为后天之本，脾虚则气行不畅，气滞日久，遂成血瘀，故加丹参活血祛瘀。另加知母、关黄檗清热滋阴。温胆汤用法半夏、苍术、蒸陈皮和化橘红理气、燥湿、化痰，石菖蒲豁痰开窍，广藿香芳香化湿。另酌加瓜蒌皮、薤白理气宽胸、散结化痰。

以上是从中医的理论体系出发，对本病的认识与治疗思路。从现代医学的角度来看，患者的第一诊断仍为眩晕——人体对空间关系定向的主观体会错误，为一种并不存在的自身或外景运动幻觉或错觉。结合患者病史及查体所见（冠心病病史，血压控制不佳），考虑患者症状为高血压所致的可能性大。对于此类生命体征平稳的患者，首先应强化降压治疗，使血压逐步下降，在缓解症状的同时减轻血压对全身血管的冲击和对内皮的损害。此外，患者静息心率较快，故加用β受体阻滞剂富马酸比索洛尔片控制心室率。另对患者进行宣教，嘱定期测量血压、心率。患者满意离去。

二诊

时间：2016年11月17日。

基本情况：患者头晕较前减轻，现无天旋地转感，自觉活动能力提高，心情亦逐渐开朗，但近日偶有心悸，大便溏。舌淡红，苔白腻，脉弦滑。

家庭血压及心率： 近期血压为140～150/80～90 mmHg；心率为70～75次/min。

分析： 二诊患者头晕等症状较前缓解，望诊黄苔转白，仍为腻苔，大便溏，说明热象已去，但痰湿仍留着未清，这亦与湿邪的特性相符。其一，湿为阴邪，易伤阳气，盖因湿邪常易困阻脾阳，耗伤阳气，脾虚则运化失度，水湿内生。其二，湿性重浊，这就是说，湿邪致病常伴沉重感或分泌物混浊的临床表现，如排泄物秽浊不清等。其三，湿性黏滞，易阻气机。这里表现为三个方面。首先是症状的黏滞性，如大便溏烂、小便不畅、汗出黏腻及口干不欲饮等。其次是病程的缠绵性，即起病隐匿，病程较长，反复发作。具体到本案，患者一开始以反复头晕数日来诊，但痰湿的形成却绝非在几天内完成，且服药半月仍未完全缓解，故需要事先给患者做思想工作。最后是易阻气机。脾虚生痰，痰湿形成后则进一步阻滞气机，使中焦愈虚，形成了闭合的恶性循环。其四，湿性趋下，易袭阴位。《素问·太阴阳明论》曰："伤于湿者，下先受之。"故患者表现出大便溏的症状。那么，为什么一开始患者没有出现便溏的症状呢？这是因为患者发病时为痰热并见，痰为阴邪，热为阳邪，阴阳夹杂之下则不会表现出单一病机的症状，故需辨证看待。目前该患者的主要矛盾已由痰热转化为痰湿，且病位由上焦逐渐下移至中焦脾胃，故治法亦须调整为健脾燥湿，予天麻减量，去知母、关黄檗，另加党参、白术共奏益气燥湿之效，另予化橘红加量，增强燥湿化痰之功。

西医方面，经调整降压方案半月后，患者血压亦较前下降，但未达标，目前降压方案已包含4种不同机制的降压药物（血管紧张素受体抑制剂+钙离子通道拮抗剂+β肾上腺素能受体阻滞剂+利尿剂），只差1种（血管紧张素转化酶抑制剂）没用上了。患者用药期间无明显不良反应，因此将非洛地平片调整为硝苯地平片；另将富马酸比索洛尔片加量以强化心率管理，予调整富马酸比索洛尔片用量为每日5 mg。

中间三个月，患者因服药后症状均已逐渐缓解，故未前来复诊，亦未服用中药，仅以西药维持治疗。

三诊

时间：2017年3月2日。

门诊血压及心率：血压为129/70 mmHg；心率为62 次/min。

基本情况：患者近日外出游玩不慎感受风寒后出现头部昏沉感，伴鼻塞，流清涕，现口干、咽痒，时有头晕，纳眠可，小便调，大便溏。舌淡红，苔白腻，脉弦滑。

处方：

法半夏10 g	竹茹10 g	石菖蒲10 g	化橘红15 g
蒸陈皮10 g	广藿香10 g（后下）	丹参15 g	炒薏苡仁30 g
炒白扁豆30 g	玄参10 g	钩藤15 g（后下）	黄芪15 g
盐牛膝10 g			

分析：患者近来外感风寒，正气受损，考虑为虚人感冒，治以健脾益气、祛湿化痰为法，方中以黄芪健脾益气，培护正气。脾胃化生的水谷精气，上输下布，维持人体正常生理活动。脾胃易被湿困，且痰浊与水湿容易互相转化，未病先防，重视脾胃中气，故加炒薏苡仁、炒白扁豆健脾渗湿。患者感冒好转后口干、咽痒，故加竹茹合法半夏清胆和胃，加玄参滋阴降火。考虑患者年已古稀，肾精不足，正气亦不足，外邪容易入侵，感冒痊愈所需时间较长，故加盐牛膝补肝肾。患者心率控制尚可，故富马酸比索洛尔片减量至每日2.5 mg。

|医案二|

患者 蔡某，男，74岁。

一诊

时间：2017年6月19日。

基本情况：患者近半月来精神疲倦，乏力明显，动则汗出，偶有心悸，每天下午2～3点头晕昏沉，无恶寒发热，无肢肿疼痛。纳欠佳，眠可，小便可，长期便秘。舌淡红，苔黄腻，可见瘀斑，脉弦滑。

既往多年高血压、2型糖尿病、冠状动脉粥样硬化性心脏病、腔隙性脑梗死及心动过缓病史。目前降压方案为每日服用苯磺酸氨氯地平片2.5 mg+厄贝沙坦氢氯噻嗪片80 mg，血压情况不详。

2015年服用富马酸比索洛尔片后出现头晕，有天旋地转感，起身时明显，伴恶心呕吐，非喷射状，无胸闷、胸痛、心慌，无耳鸣、视物模糊，无肢体偏瘫。

近期曾完善动态心电图，提示最长停搏达2.0 s。

2016年12月于外院就诊期间曾出现胸闷，舌下含服硝酸甘油后出现晕厥。

中医辨证：气虚痰瘀阻络。

西医诊断：冠状动脉粥样硬化性心脏病，高血压2级（很高危组），2型糖尿病。

处方：

法半夏10 g	竹茹10 g	胆南星10 g	天麻10 g
化橘红15 g	瓜蒌皮25 g	白术10 g	苍术10 g

蒸枳实10 g　　　桃仁10 g　　　大黄5 g（后下）　　　　丹参20 g

川红花5 g　　　黄芪30 g　　　广藿香10 g（后下）

分析：患者为老年男性，因神疲乏力半月来诊，伴动则汗出、头部昏沉、纳差便秘，结合舌脉，为气虚痰瘀阻络之象。患者胃纳减退，兼见神疲、乏力，无畏寒恶风，为气虚之象。气虚无力运化水湿，日久气化不利，水液代谢障碍，津液停聚，痰湿内生，聚于大肠则肠道传导失司，则见头晕、昏沉，大便不畅。痰湿阻滞气机，导致血行不畅，发为血瘀，瘀久郁而化热，则可见苔色黄腻，舌边瘀斑。邓铁涛教授、吴焕林教授临床喜用心脾相关、调脾护心理论论治心系疾病，盖因心与脾在生理及病理上的联系密切，这一点在这位患者身上有深刻的体现。其一是血液的生成与运行。心主血，脾主统血。《灵枢·决气》曰："何谓血？岐伯曰：中焦受气取汁，变化而赤，是谓血。"脾为气血生化之源，脾气健运则气血生化有源，心主之血方能充盈，周流一身。脾失健运则心失所养，不能御动气血，则纳差与心悸并见。其二是脾气与心气。宗气以肺从自然界吸入的清气和脾胃从饮食之物中运化而生成的水谷精气为其主要组成部分，《灵枢·邪客》曰："五谷入于胃也，其糟粕、津液、宗气，分为三隧，故宗气积于胸中，出于喉咙，以贯心脉，而行呼吸焉。"可见宗气的生成有赖于脾胃的运化，又具有贯心脉、行呼吸的职责，脾胃虚弱，则宗气不足，心脉瘀阻，呼吸不畅，故有心悸、神疲。其三是痰与瘀。脾为生痰之源，脾虚生湿，阻滞心阳，日久闭阻心脉，因痰致瘀，故见痰瘀互结，则有腻苔与瘀斑。这也从另一个角度说明，血瘀的形成多在痰浊之后，故临证祛瘀之前当先化痰。

综上，本案辨证为气虚痰瘀阻络，病位在头与肠道，与脾胃相关，病性属本虚标实，故在治疗上宜以益气化痰、活血化瘀为大法，方选半夏白术天麻汤燥湿化痰，合温胆汤理气和胃。广藿香辛而微温，入脾、胃、肺经，化中焦之湿；瓜蒌皮微苦而寒，苦则能燥能泄，祛湿下气，寒则清热，用以行气宽胸，润肠通便；大黄别名"川军"，用于荡涤肠胃，下燥结而除瘀热，李东垣曾点评其"能推陈致新，如勘定祸乱，以致太平，所以有将军之号"，故辨证加入，同时合桃仁、川红花及丹参共奏活血化瘀之功。因患者精神疲惫，自觉明显乏力，气虚症状明显，故重用黄芪，益气固表。

在西医方面，患者为老年男性，冠心病、高血压、糖尿病等诊断明确，目前的心血管危险因素主要包括高龄、高血压、动脉粥样硬化性心血管疾病病史及糖尿病，在降压方案方面采用的是二氢吡啶类钙离子通道拮抗剂联合ARB的方案，具有较好的协同降压效果。其中，ARB除了常规的降压效果外，尚可降低具有心血管病史的患者出现心血管并发症的发生率、糖尿病患者的蛋白尿，二氢吡啶类钙离子通道拮抗剂尤其适合老年高血压患者。在机制上，二氢吡啶类钙离子通道拮抗剂具有直接扩张动脉的作用，ARB则同时扩张动脉、静脉，故两者可协同降压。此外，二氢吡啶类钙离子通道拮抗剂常见的不良反应为踝部水肿及反射性交感神经张力增加与心率增快，这恰恰可被ARB减轻或抵消，因此该方案为当前推荐的用药方案。当前患者诉神疲、心悸，既往曾有心动过缓，不排除为心率较低，全身灌注不足所致，故嘱密切监测血压、心率，规律服药，不适随诊。

二诊

时间：2017年6月26日。

基本情况：患者服药后神疲乏力、头部昏沉感较前减轻，步履轻快，现汗出减少，无心悸发作，余症同前。舌淡红，苔黄腻，脉弦滑。

分析：患者服药时症状有所缓解，头昏减轻，但大便仍多日一解，不觉腹胀，提示湿瘀尚在，此时病位下移，宜着重清利肠胃，故在前方基础上加石菖蒲宁心、和胃、豁痰，大黄加量，改瓜蒌皮为瓜蒌仁以润肠通便。

另外，考虑患者基础疾病较多，血管情况较差，脑卒中风险较高，嘱调畅情志，保持平和心态，避免用力排便。

三诊

时间：2017年7月17日。

基本情况：患者现精神状态明显改善，乏力、头部昏沉感减轻，但自觉身热，小便色黄，时有尿痛。舌淡红，苔黄浊，脉弦滑。

分析：现患者主要症状已转变为身热、尿痛，属中医淋证范畴，其病机为湿热蕴结下焦，肾与膀胱气化不利，病位在肾与膀胱，患者身热、尿色黄、苔黄浊，热象明显，故辨为热淋。此时当注意调整中药处方，使药力下行，俾湿热从下而去，故去益气升提之黄芪、温燥之白术。土茯苓甘淡而平，主解毒，除湿；泽泻甘淡微寒，专入膀胱气分，泄膀胱气分湿热，黄芩专入心、脾、肺经，兼入肝、大肠及膀胱，《本草求真》载其"入小肠、膀胱以治淋闭，且治中焦实火，及邪在少阳胆经，得此以为清理"。另加牡丹皮清虚热，菊花清热平肝。

▌医案三▌

患者 谢某，男，84岁。

一诊

时间：2018年1月8日。

基本情况：患者反复出现活动后胸闷1年余，既往于外院就诊期间完善冠状动脉CT，提示右冠状动脉近段斑块，管腔中度狭窄。后因下肢疼痛乏力，完善下肢动脉彩超，提示双下肢动脉硬化伴多发斑块形成，右侧胫前动脉部分节段闭塞。双下肢静脉彩超未见血栓形成。

患者近半月胸闷发作较前频繁，休息后缓解，平地步行稍远则自觉气促、呼吸困难。现神疲乏力，面色㿠白，饭后为甚，活动后胸闷，下肢疼痛乏力，无咳嗽咳痰，无夜间阵发性呼吸困难，双下肢未见明显浮肿，纳眠欠佳，夜尿稍频，2~3次，大便调。舌淡，苔白浊，脉弦。

既往胃次全切除，肺气肿，贫血病史（具体不详），长期服用泮托拉唑钠肠溶胶囊。

中医辨证：气虚痰瘀阻络。

西医诊断：冠状动脉粥样硬化性心脏病，贫血，下肢动脉栓塞并血栓形成，肺气肿。

处方：

法半夏10 g	丹参15 g	三七片5 g	桃仁10 g
红花5 g	党参30 g	鸡血藤10 g	红芪1袋
大枣10 g	黑枣10 g	茯苓15 g	阿胶5 g（烊化）
黄精10 g	杜仲10 g	牛膝10 g	黄芪30 g

其他用药：另予硫酸氢氯吡格雷片75 mg抗血小板聚集，泮托拉唑钠肠溶胶囊抑酸，琥珀酸美托洛尔23.75 mg控制心室率，阿托伐他汀钙片调脂稳斑。

分析：患者为老年男性，因"反复活动后胸闷1年余，加重半月"来诊，以活动后胸闷、气促为主症，伴下肢疼痛乏力，舌淡，苔白浊，脉弦。经望、闻、问、切四诊合参，辨证为"气虚痰瘀阻络"。气虚一方面与年岁已高、脏腑精气渐衰相关。每个年龄段有其相应的生理特点，这一点在《灵枢·天年》中已有清晰的记载："人生十岁，五脏始定，血气已通，其气在下，故好走；二十岁，血气始盛，肌肉方长，故好趋；三十岁，五脏大定，肌肉坚固，血脉盛满，故好步；四十岁，五脏六腑十二经脉，皆大盛以平定，腠理始疏，荣华颓落，发颜斑白，平盛不摇，故好坐；五十岁，肝气始衰，肝叶始薄，胆汁始灭，目始不明；六十岁，心气始衰，苦忧悲，血气懈惰，故好卧；七十岁，脾气虚，皮肤枯；八十岁，肺气衰，魄离，故言善误；九十岁，肾气焦，四脏经脉空虚；百岁，五脏皆虚，神气皆去，形骸独居而终矣。"所以，在中医的理论体系中，真正的健康并不是当今热议的"永生"，而是"形与神俱，而尽终其天年，度百岁乃去"。从感性的角度来说，就是尽百分努力珍惜好自己所能拥有的时光。另一方面，气虚则是摄生不慎，感受病邪所致。盖年龄与健康并不是负相关的关系。本案患者年过八旬，活动后气促，神疲乏力，面色㿠白，为中气不足御动全身，气虚之象明显；弦为实脉，主木盛之病，与白浊苔结合来看，为痰湿之象。而痰湿阻滞经络，气血运行不畅，不通则痛，则见胸闷、肢体疼痛乏力。夜尿增加，则为肾气虚衰、痰浊蕴结、气化不利所致。患者痛处固定不移，则知痰浊日久，血行瘀滞，血瘀内生。综上，患者辨为"气虚痰瘀阻络"，病位在胸膺与肢体，心主血脉，可见责之于心，与脾肾相关，病性属本虚标实。

本案患者处方以邓氏温胆汤为底加减。在多年临床实践的基础上，邓铁涛教授认为，南方冠心病患者以气虚痰浊多见，这一认识源于岭南土卑地薄，气候潮湿，脾土易于受困而聚湿生痰。因此，在治疗上，邓铁涛教授主张以益气、化痰、祛瘀为纲领。此外，邓铁涛教授又提炼出了五脏相关学说，其中便有治一脏可调四脏、调四脏又可治一脏之说，即张景岳五脏之气互为相使之意。此外，心与胆通，故温胆以养心，胆温则心得养；脾为生痰之源，痰湿蒙蔽清窍，则心气不行，心不得安，故宜调脾以护心；本证病位在心，属本虚标实，即气虚而痰瘀为实，故宜以参益气养心。由此，从"心脾气虚，痰瘀阻络"出发，以益气化痰、活血化瘀为法，才有了邓氏温胆汤——即温胆汤加参（党参、丹参）。其基本组成为：党参（或太子参）、丹参、竹茹、法半夏（或胆南星）、茯苓、化橘红、枳壳、甘草。

本例患者气虚之象明显，故加用黄芪、红芪。黄芪补益元气之力不及人参，但长于补气升阳、益卫固表、托疮生肌、利水退肿，尤宜于脾虚气陷及表虚自汗等证。《医学衷中参西录》载其"能补气，兼能升气，善治胸中大气（即宗气）下陷"。另外，本方诸药功用以温补为主，又恐补益不足而温燥有余，且肺为气之主，肾为气之根，肺主出气，肾之纳气，故益气除从中焦脾土着眼外，还须兼顾肺、肾，使正气出入有源，故加阿胶、黄精、杜仲及牛膝等共奏养阴、润肺、益肾之效。

在西医方面，患者已完善冠状动脉CT增强，提示右冠状动脉狭窄程度达50%以上，冠状动脉粥样硬化性心脏病诊断明确。故当务之急应为：排查其他心血管危险因素，做好冠心病二级预防，同时做好宣教工作。故在用药方面，予硫酸氢氯吡格雷片抗血小板聚集，阿托伐他汀钙片调脂稳斑，琥珀酸美托洛尔缓释片降低心肌耗氧。患者既往曾行胃次全切除术，故予继续维持泮托拉唑钠肠溶胶囊抑酸护胃。另嘱患者注意监测血压、心率，定期门诊就诊，不适随诊。

二诊

时间：2018年1月15日。

基本情况：患者活动后胸闷发作频率降低，程度较前减轻，饭后仍乏力，精神好转，但仍欠佳，近日大便难解，两至三日一行，不硬，夜间起夜次数减少至一至两次。舌淡，苔白浊，脉弦。

分析：患者服药后胸闷症状较前缓解，精神亦有好转，考虑为气虚得补，痰瘀得泄，故阴阳自调。此时宜将黄芪加量予服。大家可能会问：黄芪甘温，主卫表分，加量不会温燥伤阴吗？其实，历代许多医家对黄芪的运用都有着独到的心得与见解。在性味方面，《长沙药解》谓其甘平，《神农本草经》等则言其甘而微温。另外，从炮制的角度来说，现今黄芪分为生黄芪与炙黄芪，据临床实践所见，生用而觉温燥者不多，蜜炙而觉温燥者则确实不少，因此选生黄芪较为稳妥。用量方面亦有讲究。人体之病，可粗略分为上下表里，病势亦有上逆下陷，用药治疗则务求以药之偏性纠人之偏病，使紊乱的气机恢复平顺。故病位在上、在表的宜用升浮之品；在下、在里者当用沉降之药，旨在药达病所。此外，还应根据病位的上下、深浅及药物的性味调整用量，加量则药力下行。再者，黄芪又名"黄耆"，多有医家认为大量用之药力方归脾、益气、生肌，燥热转为滋补。因此，加量予服。患者诉起夜减少，大便难解，四诊合参，前者为后者气虚不固，后者属气机不行，《本草经解》载益智"主遗精虚漏，小便余沥，益气安神，补不足，利三焦，调诸气"，故酌加并联用枳实"泻痞满而去湿，消陈腐而还清"。另外，去鸡血藤、黑枣等，以避免分散药力。

三诊

时间：2018年1月29日。

门诊血压及心率：血压为138/60 mmHg；心率为86 次/min。

基本情况：患者活动后胸闷明显减轻，活动范围较前增大，气促症状明显缓解，神疲乏力改善显著，下肢步行有力，纳眠可，大便通畅，夜尿同前。舌淡，苔浊，脉弦。

分析：患者各种症状均有改善，唯独起夜同前。患者诉该情况已有二十余年，起夜前时有下腹发凉，尿意难忍，解后缓解，经前方调治后症状已有改善，但腹部发凉感仍存在。考虑患者脏腑精气渐衰，肾阳虚象明显，法当温补肾阳。

如前所述，我们知道，用药治病其实就是"以偏纠偏"，又名"纠偏求平"，以药物的偏性纠正人体的偏性，如热者寒之、寒者热之，如以黄芩清热、以附子温阳散寒，这是用药的第一个维度。当然，人体不是机器，不能将偏性简单地理解为非寒即热、非虚即实，还需要将八纲（阴阳、表里、寒热、虚实）及脏腑经络、三焦、卫气营血等辨证结合看待，如表热当解表清热，里寒当温里散寒，何经之病当用何药引经报使等，这是第二个维度。第三个维度是将人体内的阴阳、水火视为一个时空看待。我们居住在同一个大环境中，但有的人"阴平阳秘"，有的人百病缠身，究其原因，正是每个人体内的小环境不同。《灵枢·顺气一日分为四时》："夫百病之始生者，必起于燥湿、寒暑、风雨、阴阳、喜怒、饮食、居处，气合而有形，得脏而有名。"这一环境正是由风雨寒暑、清湿喜怒等因素共同构成。

站在这样的高度，阴阳失调可以理解成体内的生态失衡，医者的职责即"维持体内生态环境平衡"。这时，每一味药均有其无可替代的特性，有着独特的效用。也正是这时，药与药之间相须、相使等相互作用才显得愈发生动灵活。

回到本案。经调治后患者现遗留的症状为腹部凉感，这时体内的环境好比一年之中的秋冬季节，肃杀凛冽，当以温阳之品春风化冻，而清代著名医家叶天士认为乌药"禀天春暖之木气，入足厥阴肝经；味辛无毒，得地西方之金味，入手太阴肺经。气味俱升，阳也"，正是适合，故易枳实为乌药继续调治。

医案四

患者 杨某，男，66岁。

一诊

时间：2019年5月9日。

门诊血压及心率：血压为136/73 mmHg；心率为53次/min。

基本情况：患者反复胸闷10余年，现胸闷、胸痛，乏力，咽痛。舌淡红，苔光洁，脉沉。

既往冠心病、高血压、频发室性期前收缩史，曾于2011—2015年因突发胸痛行3次冠状动脉造影检查，分别于后降支（posterior descending branch，PDA）中段夹层处、PDA开口病变处、右冠状动脉（right coronary artery，RCA）置入支架1枚。2019年4月再次因胸痛住院，冠状动脉造影提示左前降支（left anterior descending branch，LAD）近至中段钙化狭窄80%～90%，远段狭窄90%，于LAD植入支架2枚。

现每日用药为阿司匹林肠溶片100 mg，硫酸氢氯吡格雷片75 mg，氯沙坦钾片0.025 g，瑞舒伐他汀钙片10 mg。

中医辨证：气虚血瘀。

西医诊断：冠状动脉粥样硬化性心脏病（PCI术后），频发室性期前收缩。

处方：

红芪1袋	黄芪10 g	太子参15 g	白术10 g
丹参20 g	茯苓10 g	牛膝10 g	杜仲10 g
荆芥穗10 g（后下）	射干10 g		

分析：患者为老年男性，主因胸闷、胸痛前来就诊。胸部闷痛的表现，属于胸痹的范畴，在病机上则为心脉痹阻。为什么会出现心脉痹阻的情况呢？很多人在情绪激动或十分疲惫的时候也可能出现胸闷、呼吸困难的感觉，但多持续不久就自行缓解了，这其实是气机郁滞或气虚不行所致，"上不来气""喘不过气"的说法便十分生动形象。这是气的层面的问题。而我们说的心脉痹阻主要矛盾在于血的层面，即血行不畅，停聚成瘀，因此多表现为持续、反复的胸闷不适。"阳化气，阴成形"，气无形，因此易聚易散，有升、降、出、入等多种运动；血有形，需要在脉道循行往返。同时，

两者在生理及病理上又有相互促进、相互推动的作用。因此，血瘀多伴气虚或气滞。

从患者反复胸闷、胸痛，痛处固定不移、揉按无明显缓解的表现来看，属于血瘀见症；乏力、舌苔光洁、脉沉，为正气亏损、里虚的表现；咽痛多考虑为热象，但有虚热、实热之分，患者脉沉，且咽痛日久，提示以虚热为主。因此在辨证上主要为气虚血瘀，伴虚热上扰，治以益气活血为大法，患者病程较长，目前以虚的方面较明显，故以益气为主。在四君子汤的基础上加红芪、黄芪以增强益气之力；丹参活血养心，杜仲、牛膝引虚热下行；射干、荆芥穗联用有利咽之功。

在现代医学方面，患者既往冠心病病史诊断明确，曾多次因急性冠状动脉综合征就诊，至今多次行急诊PCI治疗，现已植入共计5枚支架，这已经是支架植入数量很多的情况了。要知道，在前面的介绍中，接受冠状动脉造影检查的患者中，只有接近1/3的患者具备植入支架的指征，而这些患者人均植入支架的数量约为1.5枚。即便是这样的数量，也可能有过度植入支架的嫌疑。对比之下，5枚支架真的是很多了。然而，和其他患者不同，本案的患者是急性发病就诊，在这样的情况下植入支架，作用在于抢救濒死的心肌，意义毋庸置疑。为什么患者会出现这样的情况呢？常见的原因可能有：依从性差（如不规范用药、生活方式不健康），治疗方案不当（如部分用药对患者的疗效欠佳），合并疾病较多（如血管情况较差，合并有肾功能不全）。因此对于本案的患者，需要强化宣教，同时密切监测，如有不适，应及时复诊。

二诊

时间：2019年5月16日。

基本情况：患者精神好转，胸痛、乏力及咽痛等症状较前减轻，但近日外出不慎吹风，现时有咳嗽，咳少量白痰。舌淡红，少苔，脉沉。

分析：患者症状较前缓解，提示治疗有效，但症状缓解不完全，故仍维持目前治疗的大体方向，另在原方基础上加浙贝母30 g、蜜麻黄5 g、苦杏仁10 g、鱼腥草30 g，以宣肺利咽，祛痰止咳。

此后患者维持用药，无胸闷、胸痛再发。

三诊

时间：2019年8月22日。

基本情况：患者近日自觉双下肢乏力、疼痛，活动后加重，完善双下肢血管彩超，提示双下肢动脉粥样硬化，伴多发斑块形成，曾至血管外科就诊治疗未果；无明显胸闷、胸痛等不适。舌淡红，苔薄白，脉沉。

家庭血压及心率：血压为120～130/70～85 mmHg；心率为50～68次/min。

处方：

牛膝30 g	酒大黄10 g	丹参20 g	三七3 g
红芪1袋	红花10 g	赤芍30 g	络石藤30 g
海风藤30 g	延胡索10 g	桂枝15 g	泽兰10 g
杜仲10 g			

分析：人是有机结合的整体，从现代医学的角度来看，患者既往反复发作急性冠状动脉事件，提示血管基础较差，斑块负荷较高，这是针对冠状动脉而言的，也反映了全身大小血管的底子薄弱。与心脏的血管不同，下肢动脉的硬化、斑块的形成以慢性病程居多，这就意味着它的进展是难以察觉的，也不一定都表现出明显的症状，但当其不断加重，最终进展为下肢动脉狭窄、闭塞时，患者同样会面临溃疡、坏疽等严重后果，需要及早关注、尽早处理。在非药物治疗上，需要注意低脂、低盐、低糖的健康饮食；同时在

条件允许时加强下肢锻炼、活动；吸烟者尽早戒烟。在药物方面，则需要抗血小板、调脂稳斑等治疗。

患者这种下肢疼痛部位固定，仍为瘀象，与前诊相似，不同之处在于，前面瘀在心脉，现在主要矛盾在于脉络。从中医的角度考虑，下肢属于四末，为脾之所主；心主血脉，脉道瘀阻亦责之心。因此，主要责之心、脾两脏，治以益气通脉，调脾护心为法。

以红芪益气，推动血行，桂枝温阳通脉；大黄推陈致新，酒制则活血化瘀；丹参在活血之余更有养心之效；三七、红花、赤芍、延胡索及泽兰联用可活血化瘀，疏导瘀络；海风藤、络石藤同为藤类，共用则通络止痛；杜仲、牛膝主行下焦，引血下行，濡养肢体。

四诊

时间：2019年9月12日。

基本情况：患者服药后下肢疼痛明显缓解，现几乎无痛感。舌淡红，苔薄白，脉沉。血压、心率基本同前。

分析：患者经治疗后症状较前缓解，提示治疗有效，故予维持原方续服巩固疗效；同时嘱加强锻炼，不适随诊。

▌医案五▐

患者　叶某，女，77岁。

一诊

时间：2017年9月1日。

门诊血压及心率：血压为168/71 mmHg；心率为90次/min。

基本情况：患者平素时有胸前闷胀，近3日尤为明显，发作无明显诱因、规律，与劳累、情绪、进食及休息无关。约1周前开始出现腹泻，日行两至三次，大便溏薄。

现神疲，无气促、心慌、心悸、发热等不适，胸闷，自觉剑突下疼痛，腹泻基本同前。唇色紫暗，纳差，眠可，小便调。舌红，苔白浊，脉弦滑。

曾至当地医院完善心电图，提示窦性心律、ST-T改变、预激综合征。

高血压病史10余年，血压最高达180/100 mmHg，现每日服用富马酸比索洛尔片5 mg。

既往支气管扩张、类风湿性关节炎及胃炎病史。

中医辨证：痰瘀互结。

西医诊断：胸痛，高血压3级（很高危组），胃炎。

处方：

太子参30 g	黄芩10 g	牡丹皮10 g	白术20 g
法半夏10 g	丹参20 g	水蛭5 g	橘红15 g
薤白10 g	厚朴10 g	木香10 g（后下）	砂仁10 g（后下）
桃仁（打碎）10 g			

其他用药：每日服用苯磺酸氨氯地平片5 mg+富马酸比索洛尔片5 mg降压；另予每日服用硫酸氢氯吡格雷片50 mg抗血小板，泮托拉唑钠肠溶胶囊40 mg抑酸护胃。

分析：患者为老年女性，因胸闷前来就诊，刻诊症见：胸闷，伴剑突下疼痛，唇色紫暗，纳差，腹泻等。舌红，苔白浊，脉弦滑。四诊合参，考虑为痰瘀互结之象：白浊苔，弦滑脉，加之泻下溏薄，提示痰湿；唇色紫暗，为血瘀的表现。患者兼有胸闷、剑突下疼痛及腹泻的表现，当鉴别为中医内科中的胸痹与胃痛。患者为老年人，平素已有胸前胀闷的表现，伴唇色紫暗，有别于胃痛，因此辨为胸痹，证属痰瘀互结。在选方上，考虑患者兼夹症状较多，并非单用一方即可获效，同时结合岭南多湿的特点，予自拟方辨证加减。

患者的核心病机为痰与瘀，而这也是许多胸痹患者的常见病机。痰与瘀可视为心与脾的病理联系：心主血、主脉，心之气血阴阳不足，则血行失于推动，停滞日久成瘀；同样的，脾主运化水谷精微，脾虚则水谷堆积，津液不化，变作痰湿；此外，痰湿阻络，气机遏制，也可出现因痰致瘀的变化。因此在治疗上需要注重调脾祛痰，护心化瘀。

方中，太子参、白术健脾益气，橘红、砂仁为岭南特色药材，搭配使用有理气、化湿、温中之效；厚朴、木香则以行气为主，法半夏、薤白有开胸化痰之功；活血方面，以丹参、牡丹皮活血安神；另加桃仁以活血润燥。患者病程较长，瘀象明显，故少量加水蛭破血逐瘀。

在现代医学方面，患者高血压病史明确，且为高龄人群，目前仅使用β受体阻滞剂降压，血压明显控制不佳，故予加用苯磺酸氨氯地平片联合降压，同时嘱监测家庭血压。此外，患者长期存在胸前闷胀不适的症状，也有多年高血压病史，考虑冠状动脉病变的可能性较大，因此建议完善冠状动脉CT增强或心肺运动试验等，待诊断明确后才能系统治疗。患者对此表示理解。目前暂予硫酸氢氯吡格雷片及泮托拉唑钠肠溶胶囊口服。

二诊

时间：2017年9月15日。

基本情况：患者胸闷等症状较前缓解，现已无明显胸闷、剑突下疼痛等不适，无腹泻，胃纳好转，口干，二便调。舌红，苔白腻，脉弦滑。血压水平较前下降，家庭血压波动于90～133/56～65 mmHg。

分析：本次复诊，从症状上看，患者已有明显缓解，但四诊合参，尤其是舌脉——此次为白腻苔，弦滑脉，提示病邪未去，或去而未尽全功。舌苔、脉象的变化，对病邪的有无、病位的深浅及病情的进退均有较为明显的指示作用：如白腻苔提示痰湿仍在，但较前之白浊已有缓解；弦滑脉均主有余，这里的"有余"即指病邪。因此在治疗上，也应随之调整，如将药性较强者以更为平和的同类药物替代，以平为期。因此去桃仁，减丹参，改为三七。《玉楸药解》载："（三七）行瘀血而敛新血，凡产后、经期、跌打、痈肿，一切瘀血皆破，凡吐衄、崩漏、刀伤、箭射，一切新血皆止，血产之上药也。"由此可见三七药性平和。在化湿方面，去芳香之砂仁，改平和之茯苓、扁豆和薏苡仁；另加麦冬、天冬养阴，以免祛湿太过，损耗阴液。

三诊

时间：2017年10月13日。

基本情况：近来患者胸闷不适未见发作，但时有反酸，餐后较明显。胃纳改善，眠可，大便稀溏。舌红，苔薄白，脉弦。

家庭血压：101～137/56～65 mmHg。

分析：患者舌苔由白腻转薄白，提示病退；反酸考虑为痰湿渐去而脾胃亏损，脾失健运，为正虚。综合考虑，患者时间为病退而正亦虚的表现，因此宜以扶正为主，佐以祛邪，故易太子参为党参，另加海螵蛸、浙贝母抑酸，加砂仁和胃。

｜医案六｜

患者 罗某，男，60岁。

一诊

时间：2018年1月18日。

基本情况：患者乏力明显，头部昏沉，视物朦胧。舌暗淡，苔白浊，脉弦滑。

既往高血压病史20余年，平素血压偏高，最高达170/115 mmHg，现每天服用苯磺酸氨氯地平片5 mg，厄贝沙坦氢氯噻嗪片1片，咪达普利片10 mg。

既往曾于外院诊断为"大脑动脉闭塞"，并行左侧椎动脉支架植入术；吸烟30余年，现未戒烟。

家庭血压：145～160/80～98 mmHg。

中医辨证：气虚痰瘀阻络。

西医诊断：高血压3级（很高危组），椎动脉支架植入术后。

处方：

法半夏15 g	苍术10 g	白术20 g	石菖蒲10 g
瓜蒌皮20 g	薤白10 g	藿香10 g	陈皮10 g
炒薏苡仁30 g	白扁豆30 g	丹参20 g	天麻10 g
钩藤30 g（后下）	决明子30 g	夏天无10 g	

其他用药：每日服用氯沙坦钾氢氯噻嗪片1片+硝苯地平片30 mg+富马酸比索洛尔片5 mg；加服阿托伐他汀钙片。

另建议完善心肺运动试验。

分析：患者为中老年男性，从就诊时的乏力、头昏、视物模糊等症状综合来看，为明显的痰湿之象，而从舌脉判断也与此一致。《素问·生气通天论》曰："因于湿，首如裹。"这就是说，湿邪侵袭时，人的头目就像被包裹住一样，这与患者的表现是不是很像？头为阳位，是诸阳之会，而湿属阴邪，最易于阻隔阳气。阳气者，精则养神，阳气阻隔，则精神失养，因此容易出现上述见症。

从另一个角度来考虑：正与邪往往是相对而言，如正气足够充盛，则病邪即便侵袭，亦后继乏力，无以成病；反之，正气虚衰，则稍稍感受风寒就

可能卧床不起。这也是"邪之所凑，其气必虚"的诠释。因此，患者必然有
阳气虚衰的问题。

接着从舌脉来看，患者舌质淡暗，提示内有瘀血，故整体辨证为气虚痰
瘀阻络，其中痰邪较血瘀更甚，治以健脾化痰祛瘀为法，方选瓜蒌薤白半夏
汤合天麻钩藤饮。在此基础上，加苍术以健脾燥湿，加炒薏苡仁、白扁豆健
脾化湿，加夏天无、丹参共奏活血化瘀通络之效。

从现代医学的角度来看，患者既往高血压病史多年，也出现了大脑动脉
闭塞的血管事件，但其血压管理并不到位。

其一，在现今的降压方案中同时保留了咪达普利片和厄贝沙坦氢氯噻嗪
片两种机制相近的降压药。从机制上区分，前者为血管紧张素转化酶抑制剂
（ACEI），后者为ARB，都通过同一个系统（肾素—血管紧张素—醛固酮
系统）发挥作用，因此联合使用不能说属于绝对禁忌，但可能相互对抗，
出现"1+1＜2"的结果，因此不建议合用。

其二，降压的力度不足。患者已出现了大脑动脉闭塞的血管并发症，降
压目标为＜140/90 mmHg，目前虽然已经用上了4种降压药物（厄贝沙坦
氢氯噻嗪片由厄贝沙坦和氢氯噻嗪两类降压药物组成），但显然尚未达标。

基于上述考虑，叮嘱患者调整降压方案，同时强化血压、心率的管理。
此外，患者本次前来就诊时有较明显的乏力、昏沉的表现，结合病史，不除
外慢性的心脑血管并发症，尤其需要注意冠状动脉及大脑动脉，因此建议
待血压、心率控制平稳后完善心肺运动试验（cardiopulmonary exercise
testing，CPET）、冠状动脉CT增强等检查进行排查。

二诊

时间：2018年1月25日。

基本情况：患者乏力减轻，时有轻微咳嗽，近来大便每日4～5次，质

黏滞，解便后无明显不适。舌质紫暗，苔白腻而较前减轻，脉弦滑。血压仍偏高。

心肺运动试验：心电图踏车试验阳性。

动态无创血流动力学负荷试验：心率（heart rate，HR）99次/min时出现每搏域下降。

处方：

法半夏15 g	白术15 g	陈皮5 g	丹参15 g
天麻10 g	钩藤30 g（后下）	决明子30 g	党参30 g
竹茹10 g	茯苓10 g	化橘红10 g	当归5 g

红花5 g

分析：患者经用药后出现大便频率增加、黏滞的情况，但无明显不适，且乏力较前缓解，腻苔亦减轻，对照目前的用药，考虑为前方祛湿力度偏大，俾痰湿从下而去，为病邪外出的表现。故以温胆汤及天麻钩藤饮为底重新拟方进行加减。其中，患者热象不明显，竹茹轻用；重用党参健脾益气；另加当归、红花活血化瘀。

患者完善心肺运动试验提示心电图踏车试验阳性，提示冠状动脉狭窄、负荷状态下心肌缺血，考虑冠心病可能性较大。此时为明确病变，建议患者进一步完善冠状动脉CT增强，排查有无冠状动脉狭窄及斑块负荷（如斑块数量、有无钙化等），同时完善生化、肾功能、血脂等检验。此外，暂予服用硫酸氢氯吡格雷片抗血小板，同时嘱继续服用阿托伐他汀钙片调脂稳斑。

三诊

时间：2018年2月8日。

基本情况：患者现已无咳嗽，乏力改善，舌质紫暗，苔微腻，脉弦滑。

家庭血压：120～140/75～88 mmHg。

辅助检查：

2018年2月6日在广东省中医院进行检查。

（1）生化。

① 肌酐：113 mmol/L。

② 血尿酸：528 μmol/L。

（2）血脂。

① 总胆固醇：5.58 mmol/L。

② 高密度脂蛋白胆固醇：0.87 mmol/L。

③ 低密度脂蛋白胆固醇：4.14 mmol/L。

分析：患者现症状较前缓解，从舌脉来看，目前仍处于虚则补之的阶段，因此在前方的基础上加黄芪15 g继续服用以巩固疗效。本次患者检查各项指标提示高尿酸血症、高脂血症，两者均为常见的心血管危险因素。在尿酸方面，首先需要明确高尿酸血症的定义：非同日2次空腹检查血尿酸，男性血尿酸＞420 μmol/L，女性血尿酸＞360 μmol/L，其中开始进行药物降尿酸治疗的节点为480 μmol/L。因此，就患者目前的情况来看，还不能单纯通过非药物治疗以求达标。在血脂方面，患者的危险分级属于很高危组，该组血脂的合适水平为低密度脂蛋白胆固醇＜1.8 mmol/L，因此仍须坚持服用他汀类药物进行治疗。另嘱患者不适随诊。

|医案七|

患者　陈某，女，72岁。

一诊

时间：2019年3月1日。

主诉：胸闷3月。

基本情况：患者数月前开始出现胸闷，时有胸痛，晨起加重，伴气促及头部昏沉感，曾服用硝酸酯类药物，缓解不明显，时有皮下瘀斑，伴皮肤瘙痒不适，近期加重。舌红，苔微黄，脉浮。

既往高血压、高脂血症病史。

现每日用药为阿司匹林片100 mg，富马酸比索洛尔片5 mg，苯磺酸氨氯地平片5 mg，阿托伐他汀钙片20 mg。

2019年1月在广东省中医院进行以下检查。

① 动态心电图：窦性心律；偶发房性期前收缩；偶发双源性室性早搏；未见发作ST-T异常。

② 心脏彩超：EF值为71%，左心室壁增厚，主动脉瓣、二尖瓣、三尖瓣少量返流，左心室舒张功能减退。

③ 颈动脉彩超：双侧颈总动脉中膜增厚并双侧斑块形成。

中医辨证：气虚痰湿夹瘀。

西医诊断：冠心病待排查。

处方：

白术15 g	白鲜皮10 g	蝉蜕5 g	丹参20 g
党参20 g	地肤子15 g	法半夏10 g	红花5 g
天麻10 g	夏天无10 g	徐长卿10 g	珍珠母30 g（先煎）
竹茹10 g			

分析：患者为老年女性，因胸闷前来就诊，伴胸痛、气促、头部昏沉感等，既往高血压、高脂血症等病史，故目前已知的心血管危险因素为高龄、高血压、高脂血症。从2019年1月的检查来看，心脏彩超提示出现了左心室壁增厚，颈动脉彩超提示中膜增厚及斑块形成，均为靶器官损害的表现。以上均提示患者血管的一般情况较差，目前的症状考虑为低灌注所致。此外，

患者出现皮下瘀斑则考虑与服用阿司匹林片相关。上述问题无法在门诊系统处理，因此经沟通后安排患者候床入院完善相关检查。

从中医的角度来看，患者的辨证为气虚痰湿夹瘀无疑，因此在治疗上宜以益气化湿为要，佐以活血止血。患者症状的定位较多，因此在用药方面需要注意"药至病所"，在上在表者宜轻灵而浅；在下在里者宜重镇以深。故以党参、白术益气；法半夏、竹茹祛痰；天麻上行，祛风通络，清利头目；丹参、红花及夏天无，活血养心；珍珠母重镇安神；另加徐长卿、地肤子、白鲜皮及蝉蜕，力在浅表，主祛风活血。

二诊

时间：2019年4月12日。

基本情况：现患者头部有昏沉感，胸闷，时有胸痛，晨起加重，伴气促、畏风、汗多，近期加重。舌红，苔黄，脉浮。

患者3月入住广东省中医院并完善冠状动脉造影，提示左前降支（LAD）近段至中段多发斑块，狭窄40%～50%，左回旋支（left circumflex branch，LCX）远段狭窄约99%；右冠状动脉（RCA）中段迂曲，狭窄50%，后于LCX置入支架1枚。

现每日用药为阿司匹林片100 mg，硫酸氢氯吡格雷片75 mg，苯磺酸氨氯地平片5 mg，琥珀酸美托洛尔片47.5 mg，雷贝拉唑片1片，阿托伐他汀钙片20 mg。

中医辨证：风痰上扰夹瘀。

西医诊断：冠心病（PCI术后），高血压2级（很高危组）。

处方：

法半夏10 g	丹参20 g	檀香10 g	桂枝10 g
竹茹10 g	红芪1袋	党参20 g	白术15 g

法半夏10 g	丹参20 g	檀香10 g	桂枝10 g
茯苓10 g	杜仲15 g	牛膝20 g	苍术10 g

分析：患者完善冠状动脉造影已确诊为冠心病，术中已行支架植入，术后常规服用二级预防药物，但从描述来看，患者在植入支架后其实仍有明显的症状，这并不少见。值得一提的是，部分患者在植入支架后反而觉得更不舒服。那这是不是代表着不该植入支架，或者是不是支架植入得不好？其实都不是。这里需要理清病变和症状之间的关系。我们可以这么说：冠心病的病变与症状并不存在明显的对应关系，即有症状的不一定血管就狭窄了，有可能是痉挛，还有可能不是血管的问题，甚至根本没问题，也有些人，即便血管出现狭窄，但就是没觉得不舒服。还有一种情况：放了支架为什么可能更不舒服？这其实和降压是一回事。有的高血压患者在开始服用降压药后总觉得浑身不舒服，部分患者还会因此偷偷停药，其实大可不必——这主要是与血压降下来后体内血流动力学的改变相关。简单来说，就是身体一开始总需要一些时间去适应新的变化。植入支架之后，冠状动脉的血流动力学自然也有相应的改变，我们的身体并不会因为这是有助于延长心肌"保质期"的改变而毫无反应。当然，出现了这样的情况，从患者的立场来说，需要做的是及时就医，与医生沟通治疗方案。

现患者仍有头昏、胸闷等症，同时伴气促、畏风，因此辨为"风痰上扰夹瘀"。在治疗上，在益气方面：在参、术的基础上加用红芪以增强补气的效果；祛痰仍用法半夏、竹茹配伍，同时加苍术燥湿；肝藏血，主疏泄，肝虚则血不藏而妄行，疏泄失度而气机不定，故加杜仲、牛膝补益肝肾。另外，加桂枝温阳通脉，檀香则行气调中。

经过治疗后，患者症状明显缓解，生活质量恢复。

心律失常临床诊治医案

心律失常概述

心律失常是由于窦房结激动异常或激动产生于窦房结以外，激动的传导缓慢、阻滞或经异常通道传导，即心脏活动的起源和/或传导障碍导致心脏搏动的频率和/或节律异常。

我们知道，心脏最重要的功能是泵血——将富含氧气等营养的血液通过收缩、舒张的过程输送至全身以提供新陈代谢的能量基础，而这一过程的有序进行则有赖于心电活动的正常发生。心电活动好比古代中央发出命令，逐级下达，最终传抵地方并落实。在人体，负责发出命令的结构叫窦房结，由其发出并形成的心律就叫窦性心律。

激动的传达过程又好比古代军队快马传递命令的过程：信使带着命令（激动信号）骑马从中央（窦房结）出发，沿着官道（结间束），到达驿站（房室结），经历短暂的休息（电传导延搁）后继续上路，沿着各种大路（希氏束、左右束支）、小道（浦肯野纤维网），终于到达地方（心室肌），成功通知地方执行命令（心肌收缩、泵血），完成任务。

上面的比喻是正常传导的过程，而命令的发出（激动发出）或下达（激动传递）过程中，任意一个环节出现问题，就是心律失常。例如，中央出现"政变"，命令下达不及时，就可能出现"窦性心动过缓"。当上级的命令有问题或者迟迟不下来时，地方有时就会被迫"自力更生"发出命令，这种情况称为"逸搏"。

假如地方出现"兵变"造反，不听中央指挥，而是自己发布命令，这时的节律就叫"异位心律"，常见的区域有心房附近、房室结附近及心室附近，分别称为"房性心律""交界性心律"及"室性心律"。

当这三个区域偶尔提前于中央发出命令并下达成功时，就成了大家说的期前收缩（又名"早搏"），依据来源的不同，可分为"房性期前收缩（房性早搏）""交界性期前收缩"及"室性期前收缩（室性早搏）"。

一般来说，每个命令（电激动信号）都能从中央（心房）下传到地方（心室），但有时中央和地方的联络出了问题，则称为"房室传导阻滞"。根据心电图表现，可分为一度房室传导阻滞、二度房室传导阻滞（又分Ⅰ型和Ⅱ型）和三度房室传导阻滞3种。

这里又可将心房的激动与心室的激动比喻为婚姻出现问题的丈夫与妻子：关系正常的时候，丈夫每晚准时回家见妻子，即来自心房的激动准时下达心室。

一度房室传导阻滞时，丈夫每晚还是回家过夜，但每次都很晚才回，即每个激动都能下达心室，只是比平时要慢点。

二度Ⅰ型房室传导阻滞时，丈夫回家的时间越来越迟，有时太晚了甚至不回了，即激动下达的时间越来越迟，有的激动甚至无法下达；二度Ⅱ型房室传导阻滞时，丈夫回家的时间比较固定，但每隔三两天就有一天晚上不回家，即激动下传正常，但规律出现激动无法下传的情况。

三度房室传导阻滞则为丈夫与妻子离婚，两人各过各的，即心房与心室的激动互不关联。

在心率方面，正常成年人的静息心率在60～100次/min的范围，假如心率>100次/min，则称为"心动过速"根据心博电冲动来源的不同，可分为室上性和室性，其中室上性又可分为窦性、房性和交界性三种；如心率<60次/min，则称为"心动过缓"。

在日常生活中，最常见的心律失常主要有两种，分别是期前收缩和房颤。期前收缩的概念前面已经进行了介绍，那么什么是房颤呢？

房颤即心房颤动，顾名思义，为心房呈现无规律的"乱"跳的节律，可以理解为中央内部出现问题，无法正常下发命令，即心房受到影响，随意下发命令，忽快忽慢，毫无规律可循。幸好，信使在抵达驿站（房室结）时都必须休息（电传导延搁）后才能继续上路，这对命令的下传频率起到了限制作用，使最终的心室率（即心室收缩的速率）不至于过快，然而心室率还是呈现为忽快忽慢。

类似的，如果是心室"乱"跳，则称为"心室颤动（室颤）"，这是心律失常中最危重的一种。室颤发生时，心室完全丧失了有效的整体收缩能力，取而代之的是不同区域心肌快而不协调的颤动，因此无法将血有效泵出，导致全身各处随之出现血供、氧供不足的情况，需要紧急进行胸外按压、电除颤等处理。

心律失常相关医案

| 医案一 |

患者 易某，女，53岁。

一诊

时间：2017年11月27日。

基本情况：患者发现血压升高近6年，最高血压水平约150/100 mmHg，现服用氯沙坦钾氢氯噻嗪片降压治疗，平素血压时有波动。自诉收缩压每＜100 mmHg或＞120 mmHg时即出现头颈胀痛，以后者居多；心率＜55 次/min或＞70 次/min则感到心悸等不适。纳欠佳，眠差，二便调。舌暗红，苔白浊，脉弦滑。

既往曾行全宫切除术，甲亢病史。

2017年10月心脏彩超：EF值为62%，三尖瓣反流（轻度），升主动脉轻度增宽。

家庭血压及心率：血压为100～130/70～85 mmHg；心率为60～80次/min。

中医辨证：气虚痰瘀阻络。

西医诊断：心悸，高血压2级（中危组）。

处方：

天麻10 g	钩藤30 g（后下）	决明子30 g	当归10 g
红花5 g	杜仲10 g	牛膝10 g	法半夏10 g
白扁豆30 g	薏苡仁30 g	干姜3 g	夜交藤30 g
郁金10 g	合欢皮30 g	鸡内金10 g（打碎）	夏天无10 g
水蛭3 g	陈皮5 g	丹参20 g	

分析：患者为中年女性，既往发现血压升高多年，经诊断为高血压后也规律用药控制。对于复诊的高血压患者，在门诊十分常见的情况是患者知晓血压异常而"视而不见"，或者只管吃药，想起来了才量一量血压，而这位患者则是过于关注自身的血压、心率，以至于频繁监测，因此才会觉得自己的收缩压一定要在100～120 mmHg的范围，心率一定要在55～70次/min这样的范围才不会难受，而不适的表现主要为头颈不适及心悸。

这里暂且不探究患者是否真的需要严格限制自己的血压、心率以避免症状的出现（从目前来看这也是不现实的），就其家庭血压的水平来说，已达到可以接受的水平，当然，静息心率如果能再低一些则更为合适。我们的血压、心率是血流动力学的反映，同时也是活跃状态的指标。例如，在白天、活动时或情绪激动（紧张、恐惧、兴奋等）的情况下，血压和心率都会出现生理性增高；而在夜间、睡眠或安静舒适的状态下，这些指标也会降低，出现这样的现象是正常的，而且只有出现这样的情况才属于正常。假如如患者所说，全天无论在做什么，是在吃饭还是静坐，收缩压和心率都始终维持在这样的水平，那无论是否伴随症状，都是一种病理的表现。

在心律失常的领域，恰好有一种叫"病态窦房结综合征"（简称"病窦综合征"）的病和前面的描述相似。但不同之处在于，前面患者是"主动要求"将自己的心率"控制"到这样的范围，而病态窦房结综合征患者则是无法及时提高心率，使心率持续偏慢。其发病主要是由于窦房结病变导致其功能减退，使心率跟不上日常活动的需求。

那么，患者有这样的异常感觉该怎么理解呢？或者说，血压和心率的波动（即便处于正常范围）与患者的症状是否存在关联？

如从中医的角度来看，这与虚的表现相符。《灵枢·百病始生》曰："……风雨寒热不得虚，邪不能独伤人。卒然逢疾风暴雨而不病者，盖无虚，故邪不能独伤人。此必因虚邪之风，与其身形，两虚相得，乃客其形。两实相逢，众人肉坚，其中于虚邪也因于天时，与其身形，参以虚实，大病乃成，气有定舍，因处为名……"说的就是这个道理。同样是冒雨出行，为什么有的人马上咳嗽、发热，有的只是淋湿了衣服而没有症状？又如，我们知道，气温对血压有着一定的影响，天气炎热时血压比平时低，主要是因为偏高的气温使全身血管偏于扩张，同时也增加了体液的蒸发（如出汗），因此血压会低一些。按理来说，这样的效应对于所有人都是一样的，为什么有的人会觉得舒服，有的人却会因为头晕、乏力来看急诊？归根结底，看急诊者是自我调节、适应外界的能力减弱了，也可以理解成正气亏虚。

在中医理论体系中，正气即元气，指对外界环境的适应能力、抗邪能力，以及康复能力。《素问遗篇·刺法论》曰："正气存内，邪不可干。"

很多人都听说过这句话，但同时将正气想象成一面墙，将人体与病邪隔绝开来，这无疑与整体观念中人与自然为一整体的观念相悖。其实，正气更像是一抔土，外邪来袭时可堆砌成墙，拒敌于外，保存自身；和风细雨时则铺路搭桥，沟通内外，天人合一；大病愈后则铺满大地，润物无声。

当然，我们也可以将正气的概念细化到现代医学的指标，这时候用"健康"或"正常"来形容则更为妥帖。对心率来说，就是要心率处于正常的范围。这里的"正常"，不单指静息心率处于60～100次/min（成年人），还要做到根据具体情况改变，在跑步的时候心率要升到100次/min以上，但在休息的时候则要表现出"过缓"的一面来。同理，对于血压，所谓"正常"，不仅仅是清晨血压处于给定的范围，还需要有高低起伏的合理变化，才能满足日常生活的需求。这样才是正气充足的，健康的，正常的。

明白了发病的机理，治疗思路就较为明确了。从舌脉上看，患者舌象暗红，苔白浊，脉弦滑，为瘀热在里，兼夹痰湿的表现。痰瘀上扰清窍，则有头颈不适；痰浊中阻，脾失健运，故见纳差；痰蒙心窍，心神失养，故见心悸、眠差。因此，治疗上以益气祛湿、化痰通络为法，但此时病邪未去，不宜骤投益气之品，仍以祛邪为主。方选天麻钩藤饮加减。天麻、钩藤及决明子质轻而药力上行，清利头目；杜仲、牛膝温补下元，涵养正气；法半夏、陈皮、白扁豆、薏苡仁、干姜则祛湿化痰；当归、红花、水蛭、丹参活血化瘀通络；夜交藤、郁金、合欢皮宁心安神；另加鸡内金以健胃消食，促进运化吸收。

二诊

时间：2017年12月4日。

基本情况：患者家庭血压、心率基本同前，时有偏高但无明显的头颈不适、心悸，胃纳增加，睡眠欠佳，夜间梦多。舌暗红，苔白浊，脉弦滑。

分析：患者复诊时血压、心率基本同前，但即便偏高时也不再出现严重的症状。现夜间多梦，考虑为前方活血、祛湿等耗损心气，故去红花、白扁豆、薏苡仁，加养血安神之酸枣仁、远志，阴阳并补之黄精。

从这里也可以看出，引起患者症状的未必就是未达标的血压、心率。然而，不同的个体对于血压、心率变化的敏感程度确实有着明显的差异，有的顶着随时可能导致高血压脑病的数据跑跑跳跳，有的人却像这位患者，稍稍偏离常见的范围就觉得不舒服。其中的机制，单凭正气不足来解释是远远不足的，还有待我们进一步的思考。

还需要说明的是，血压和心率的控制都需要"因人而异"——患有不同疾病的人群降压的目标不同，如有突发缺血性脑卒中者则不宜随意降压。另外，处于不同活动状态的人，血压和心率存在不同也是正常的，因此宜个体化看待。

丨医案二丨

患者 植某，女，34岁。

一诊

时间：2017年9月11日。

基本情况：患者在无明显诱因下反复阵发心悸5天，发作时伴有双手麻木，有蚁爬感，持续时间不固定，从数分钟至数小时不等，可自行缓解，与进食、活动及情绪等无明显关联。平素工作劳累。月经大致正常。纳一般，眠差，二便调。舌淡，可见明显齿痕、瘀斑，苔白厚，脉弦数。

（1）曾于发作时行心电图检查提示窦性心律不齐（74次/min）；甲状腺功能未见异常。

（2）生化：

① 总胆固醇：5.46 mmol/L。

② 低密度脂蛋白胆固醇：3.69 mmol/L。

③ 颈椎磁共振平扫：C3/C4～C6/C7椎间盘突出。

中医辨证：气虚湿瘀阻络。

西医诊断：心悸，高脂血症，颈椎间盘突出。

处方：

法半夏10 g	竹茹10 g	党参30 g	白术20 g
茯苓15 g	炙甘草30 g（先煎）	桂枝5 g	夜交藤30 g
合欢皮30 g	丹参20 g	鸡血藤15 g	龙骨30 g（先煎）
牡蛎30 g（先煎）	珍珠母30 g（先煎）		

另嘱完善心脏彩超、动态心电图。

分析：患者为青年女性，因反复发作心悸前来就诊，其发作的特点为：无明显诱因，阵发，持续时间不固定，可自行缓解，伴双手蚁爬感。一般来说，这样的表现虽未必与器质性的心血管病变存在必然的联系，但在以往这些症状多出现在中老年人身上。然而，近年来，也许是由于工作节奏、生活压力的变化，这在中青年人中也慢慢多了起来。

患者心悸发作不定，发作时伴双手麻木，为脉络瘀阻，气血不通，失于濡养所致；从舌象来看，患者舌边可见明显齿痕、瘀斑，苔白而厚，则提示湿、瘀明显。从发病机理来说，一般为劳逸失度日久，损耗正气，脾虚则运化无力，津液不化，聚而成湿，郁而成瘀。湿瘀在上，则表现为无端心悸、眠差；在外，则有双手发麻。在根源上，则由气虚引起。因此，辨证为"气虚湿瘀阻络"，治以益气化湿、祛瘀通络为法，方选六君子汤合桂枝甘草龙骨牡蛎汤加减。四君子汤为党参、白术、茯苓、炙甘草，性味平和，取义平补益气，端正如君子，加上法半夏则有了化痰祛湿的攻伐之义。桂枝甘草龙骨牡蛎汤出自《伤寒论》，《古方选注》记载："桂枝、甘草、龙骨、牡蛎，其义取重于龙、牡之固涩。仍标之曰桂、甘者，盖阴钝之药，不佐阳药不灵。故龙骨、牡蛎之纯阴，必须籍桂枝、甘草之清阳，然后能飞引入经，收敛浮越之火，镇固亡阳之机。"患者以湿、瘀为主，从阴阳盛衰的角度来看，属于阴盛阳衰，恰与本方病机相合。在此基础上，加竹茹增强祛痰之力，丹参、鸡血藤养血活血，珍珠母重镇定悸，夜交藤、合欢皮养心安神。

从现代医学的角度来看，患者的心悸发作、缓解无明显诱因，既往否认心血管病史；从目前的辅助检查来看，无明显甲状腺功能异常，月经大致正常，暂无明显的疾病指向性；心悸发作时的多导联心电图提示窦性心律不齐，从本章开头的介绍可知并无病理性意义，但不排除有心律失常的可能性。心律失常的种类众多，或为阵发，或持续存在，更有单发、多发的差异，因此在诊断上的一个难点便是心电图不一定都能"捕捉"到异常的节律。因此，对于这类诊断不明而存在症状的患者，临床上多建议完善动态心电图及心脏彩超，前者可简单理解为长程的心电图，在穿戴设备期间可持续记录心电活动，从而大大提高了心律失常的发现率；后者又名"超声心动图"，可迅速通过超声探头接受回声动态，显示心腔内结构、心脏的搏动和血液流动，具有无辐射、无创、快捷、经济的特点。患者表示接受并离去。

二诊

时间：2017年9月28日。

基本情况：患者服药后至今未再发作心悸，无手麻，睡眠改善，纳可，二便调。舌淡红，齿痕明显，舌边瘀斑，苔薄黄，脉弦细。

辅助检查：

（1）心脏彩超未见异常。

（2）动态心电图：

① 窦性心律；

② T波异常（Ⅱ、Ⅲ、aVF、V4、V5、V6导联T波倒置）。

分析：患者复诊时诉用药后心悸未再发作，睡眠质量亦有改善，提示湿瘀渐去，这时再维持原方治疗，则显得药力过强，因此去龙骨、牡蛎、珍珠母以防其质重有碍中焦脾胃；现舌苔转薄黄，考虑为桂枝、鸡血藤温燥太过，湿瘀未尽去，有化热之象，故将之改为黄芩、薏苡仁；舌边瘀斑明显，考虑祛瘀非数日数药可成，故少量加入三七、赤芍、红花、当归增强活血通络；另加杜仲、牛膝补肾扶正。

患者完善心脏彩超未见异常，提示尚无结构性的心腔内改变，同时心脏的泵血功能未见明显异常；动态心电图则提示下壁、左胸导联T波异常，提示相应区域的复极异常，背后可能的原因较多，如心肌缺血、正常变异、药物作用，等等。进一步询问得知，患者职业为文员，平素体健，无明显家族性心血管病史，近期亦无特殊用药。考虑患者为年轻女性，进一步检查的必要性较大，如确有病变，则可早期发现、早期处理；如查无异常，医患双方都可放下心来，患者更不必背负心脏病的负担生活。经沟通后患者表示理解并同意，遂予开具血常规及心肺运动试验检查，必要时进一步完善冠状动脉螺旋CT增强。

|医案三|

患者　蔡某，女，76岁。

一诊

时间：2017年3月24日。

主诉：反复心悸1年余。

基本情况：患者1年前开始反复出现心悸，曾至急诊就诊完善心电图，提示阵发性心房颤动，经药物复律后转窦性心律，但此后仍时有发作，经治疗后成功复律。现每日服用利伐沙班片10 mg、地高辛片0.125 mg。

现时有心悸，心烦，自汗，口干，喜热饮。舌暗红，舌边可见瘀斑，少苔，脉弦滑。

既往高血压病史20余年，最高血压约为160/110 mmHg。现每天服用坎地沙坦酯片4 mg、琥珀酸美托洛尔片23.75 mg。

发现血脂异常10余年，现维持服用阿托伐他汀钙片20 mg。

家庭血压及心率：血压约120/80 mmHg；心室率波动50～70次/min。

中医辨证：阳虚血瘀。

西医诊断：阵发性心房颤动，高血压3级（很高危组），高脂血症。

处方：

苦参5 g	炙甘草30 g	桂枝5 g	龙骨30 g（先煎）
牡蛎30 g（先煎）	珍珠母30 g（先煎）	太子参30 g	苍术10 g
丹参20 g	党参30 g	合欢皮30 g	夜交藤30 g
鸡血藤15 g			

分析：患者为老年女性，因心悸前来就诊，伴随症状以心烦、自汗为主。从前面对"心烦"的探讨中我们知道，烦多与热证相关联。然而，患者同时还有喜热饮等偏于阳虚的表现，两者显然是不符的。这就要求我们去思

考是哪个环节出了问题。

《伤寒论》曰："火逆下之，因烧针烦躁者，桂枝甘草龙骨牡蛎汤主之。"《伤寒论》中载有桂枝甘草龙骨牡蛎汤，主治心阳亏虚，心神浮越，症见烦躁、汗大出者，与本例患者的症状恰好符合。这里的"烦"，实为虚烦，为心神失养而浮越于外所致，因此在表现出烦的同时，又有虚的见症。此外，患者舌边可见瘀斑，提示血瘀痹阻。故辨证为"阳虚血瘀"，治以温阳活血化瘀为法，注意佐以养心安神，方选桂枝甘草龙骨牡蛎汤加减。《注解伤寒论》载本方"辛甘发散，桂枝、甘草之辛甘也，以发散经中火邪；涩可去脱，龙骨、牡蛎之涩，以收敛浮越之正气"。即以桂枝之辛、炙甘草之甘，辛甘化阳，以求温阳之功；龙骨、牡蛎均为质重沉降之品，投入以重镇潜阳，使阳气不至于浮越于外，有如中流砥柱，有了"主心骨"，自然就不会六神无主了。另加党参、太子参健脾益气，使正气化生有源；珍珠母增强平肝潜阳之效；丹参、鸡血藤共用，活血之余，兼具安神与化瘀之功；合欢皮则解郁安神，配合夜交藤有助眠的效果；苍术则燥湿运脾，少加苦参共奏祛湿之效。

二诊

时间：2017年4月14日。

基本情况：心悸、心烦较前缓解，精神好转，口干、自汗减轻。舌暗红，少苔，脉弦滑。余基本同前。

分析：经治疗后患者症状较前稍缓解，但仍有虚、烦的表现，考虑为心阳"下沉"不足，故加杜仲、牛膝引之下行。舌苔基本同前，但已无瘀斑，故易苍术为白术。苍术、白术虽同为"术"，但苍术气味辛烈，偏于攻伐，主运脾，适用于湿浊内阻而偏于实证的情况；白术则辛苦而不烈，更为温和，兼有补益的效果，为补脾、安胎要药，适用于脾虚明显者。患者此时以虚象更明显，故改用白术。

| 医案四 |

患者　许某，女，71岁。

一诊

时间：2019年2月15日。

基本情况：患者神疲，现时有心悸，乏力，自觉呼吸不畅，时有肌肉跳动感。纳一般，眠欠佳，二便调。舌暗红，苔少，脉沉细。

于2018年11月发现房颤，经射频消融术后转律，现服用达比加群酯胶囊110 mg（每天2次），盐酸普罗帕酮片300 mg（每天3次）。

既往高血压病史3年，最高血压约140/95 mmHg，现每日服用厄贝沙坦氢氯噻嗪片150 mg降压。

家庭血压及心率：血压为136/88 mmHg；心率为70次/min。

中医辨证：阴阳两虚。

西医诊断：阵发性心房颤动（射频消融术后，复发），高血压1级（低危组）。

处方：

法半夏10 g	红芪1袋	黄芪30 g	党参30 g
浮小麦15 g	女贞子20 g	旱莲草20 g	糯稻根15 g
生地黄15 g	熟地黄10 g	牡丹皮15 g	六神曲10 g
陈皮5 g	白术15 g		

分析：患者为老年女性，主要因心悸前来就诊，从其神疲乏力、少苔、脉沉细等表现来看，以虚象为主。其中，舌苔为胃气的反映，少苔提示正气亏损；脉象沉细，沉主里，细主虚、主湿，推知为虚实夹杂，虚为阴阳两虚，实为痰湿内蕴。

此外，患者还出现周身肌肉跳动感的表现，主要为肌肉抽缩活动的感觉，但不一定伴有肌肉实际的运动。这是一个比较少见而特别的症状，在古代的医书中亦可见到类似的记载。如《素问·调经论》曰："……（形）不足则四肢不用，血气未并，五脏安定。肌肉蠕动，命曰微风……（形）不足则补其阳络……"从"补其阳络"可以推知这里肌肉蠕动的机制为阳气亏虚，无以濡养经络。

肌肉跳动的症状还见于《伤寒论》中的真武汤证。《伤寒论·辨太阳病脉证并治》曰："太阳病发汗，汗出不解，其人仍发热，心下悸，头眩，身瞤动，振振欲擗地者，真武汤主之。"我们知道，真武汤证的核心病机在于阳虚水泛，因此推知"身瞤动"的机制与之相符。清代医家吴谦在《医宗金鉴》中对此条文的注释"身瞤动者，蠕蠕然瞤动，阳虚液涸，失养于经也。振耸动也"同样佐证了这一观点。

因此，本案辨为阴阳两虚夹湿，在治疗上，以六君子汤合二至丸加减，以求阴阳并补。

二至丸即女贞子、旱莲草，其中，女贞子以冬至采集者佳，旱莲草则以夏至采集者为上品，"二至"由此得名。两者均甘而寒凉，主归肝、肾经，共用则有滋补肝肾、养阴培元之效；六君子汤为四君子汤加法半夏、陈皮，有益气祛痰之功；脾主四肢，主肉，肢体瞤动亦与脾虚相关，故加六神曲健脾和胃；糯稻根性味甘平，取之益胃生津以助运化；另加黄芪、红芪增强益气之力，生地黄、熟地黄以求滋阴之效；牡丹皮活血，推动气血流行；浮小麦益气除热，甘凉养阴。

二诊

时间：2019年2月22日。

基本情况：患者乏力好转，睡眠改善，心悸、肌肉跳动感发作减少。舌暗红，苔白，脉细。

分析：经治疗后患者心悸发作较前减少，舌苔由少苔转为薄白，提示病情好转，但患者为老年女性，脏腑精气渐衰，体质偏弱，加之久病多虚多瘀，因此即便有所缓解，仍须维持目前治疗。患者瘀象基本同前，故前方加丹参15 g以活血化瘀，养心安神。

| 医案五 |

患者 熊某，女，48岁。

一诊

时间：2019年5月20日。

主诉：心悸近6个月。

基本情况：患者近半年开始反复出现心悸，安静、休息时较明显。形体偏瘦，精神疲倦，睡眠欠佳，有睡意但因心悸难以入眠，口干，时有干咳。纳可，二便调。舌红，苔薄黄，脉沉细。

既往高血压病史近2年，血压最高约150/100 mmHg，现每日服用富马酸比索洛尔片5 mg。

既往动态心电图：提示窦性心律，偶发房性期前收缩，频发室性期前收缩（928个/24小时），部分三联律，非持续性室性心动过速（连续5个）。

24小时动态血压提示收缩压、舒张压轻度升高，24小时节律消失，收缩压呈非杓型曲线，血压平均值增高，血压负荷值增高（收缩压22.22%，舒张压15.56%）。

家庭血压及心率：血压约为130/90 mmHg；心率为62~70次/min。

中医辨证：阳不入阴。

西医诊断：心律失常（频发室性早搏），高血压2级（高危组）。

处方：

龙骨30 g（先煎）	牡蛎30 g（先煎）	珍珠母30 g（先煎）	丹参20 g
钩藤30 g（后下）	决明子30 g	鸡血藤10 g	夜交藤30 g
太子参30 g	白术10 g	制远志15 g	桂枝10 g
红芪1袋	浙贝母15 g	桔梗10 g	防风10 g
北沙参20 g	麦冬20 g	枳实10 g	

分析：患者为中年女性，因心悸前来就诊。从整体印象上看，这位患者给人以一种虚弱的感觉——形体消瘦，精神疲倦。这与长期感受病邪、正气有损相关。患者的心悸以反复发作及安静、休息时加重为特点，从阴阳的角度来说，安静、休息其实属于阴的一面，这时疾病加重则提示阳分不足，无以与阴相交；难以入睡亦为阳不入阴的表现。口干、干咳则为阳分在表，无以沉潜，以致煎灼津液，损耗肺气，上逆而咳；薄黄苔亦为阳分在上的表现。这种情况与我们说的心肾不交十分相似，但本证强调的是阴与阳之间的关系，核心在于阳虚与阳不入阴；心肾不交则更为具体，论证的是心与肾、水与火，本质上是心火无以下潜，肾水无以上循。

因此，本证在治疗上宜以交通阴阳为法。在用药方面，龙骨、牡蛎及珍珠母三者均为偏于收敛镇潜的质重之品，取之重镇安神；同具安神之效，丹参有养血清心之功，制远志则有宁心祛痰之效；而同为通络之藤类，钩藤用于清肝平肝，夜交藤养血安神，鸡血藤则活血补血；阳虚方面，则有参、术、芪、桂等共奏温阳益气之功；此外，还加北沙参、麦冬滋阴润燥，不致太过而成温燥，同时以桔梗载药上行；防风有祛风之效，枳实则为破气之品，共用则起推动气机周流循环的效果。

二诊

时间： 2019年6月13日。

基本情况： 患者服药后精神好转，睡眠深度较前增加，心悸不适感减轻，但仍有口干，咳嗽，咳少量黄痰。舌红，苔薄黄，脉弦。

分析： 患者服药后症状缓解，但仍有口干，上个月以干咳为主，此次复诊则出现了咳嗽、咳黄痰，可能是前方的用药仍偏于温热，加之气血不行，以致郁而化热，但用药的大体方向、原则是正确的，因此患者在精神、睡眠及心悸等方面均有好转，也更有复诊和治疗的动力。无论中药还是西药，处方用药其实是在给定的范围内不断"试错"优化，只是中药更为灵活，西药的适应证、禁忌证等细节则更加清晰。说"试"，是因为用药需要因人、因时、因地制宜，涉及的影响因素较多。例如，患者体质较差而病情偏重，用重剂可能会出现不耐受的情况，小量使用则无异于隔靴搔痒，这时就需要结合经验、病情及意愿等多种情况，在轻重之间取得平衡。

因此，本次处方去钩藤、鸡血藤及夜交藤，改为辛温而行气之厚朴、紫苏；去温燥之白术、桂枝及红芪，改为苦寒清热的知母、黄柏；此外，减去决明子、浙贝母及防风，加清热利咽之射干、马勃，活血散瘀之川芎、水蛭与红花。

三诊

时间： 2019年7月11日。

门诊血压及心率： 血压为130/90 mmHg；心率为62～70 次/min。

基本情况： 患者心悸较前好转，咳嗽、咳痰减轻，睡眠欠佳。舌淡红，苔薄白，脉沉细。

分析： 患者服药后咳嗽咳痰已明显减轻，故去射干、马勃；脉象沉细，为不足之脉，因此加夏天无活血，加黄芪益气。

心力衰竭临床诊治医案

♥ 心力衰竭概述

| 心力衰竭的定义 |

心力衰竭（简称"心衰"）是各种心血管事件的最终结果和各种心脏异常的累积效应，最终导致心脏泵功能下降。心血管疾病患者一旦出现心力衰竭的临床表现，则提示预后差。心力衰竭的程度越重，死亡风险越高。

心力衰竭是多种原因导致心脏结构和/或功能的异常改变，使心室收缩和/或舒张功能发生障碍，从而引起复杂的临床综合征，主要表现为呼吸困难、疲乏及液体潴留（肺淤血、体循环淤血及外周水肿）等。

心力衰竭的主要症状是呼吸困难、运动耐量下降伴（或不伴）肺循环或体循环淤血，常见的症状列举如下。

1. 呼吸困难

呼吸困难是指患者主观上感到空气不足，呼吸费力；客观上表现为呼吸频率、节律及深度的异常，严重时出现鼻翼煽动、口唇青紫、端坐呼吸等。其常见原因较多，由心脏病变所致的呼吸困难称为"心源性呼吸困难"，主要由左侧心力衰竭引起，临床上有四种表现形式：

（1）劳力性呼吸困难，即在进行体力活动时出现呼吸困难或加重，休息时减轻或缓解。

（2）端坐呼吸，常表现为平卧时加重，端坐时减轻，故被迫采取端坐位或半卧位以减轻呼吸困难的程度。

（3）夜间阵发性呼吸困难，左侧心力衰竭时，因急性肺淤血常出现阵发性呼吸困难，多在夜间入睡后感到憋闷而醒来。发作时，患者被迫坐起喘气、咳嗽，轻者可逐渐缓解，重者表现为面色青紫、大汗、呼吸喘促，咳粉红色泡沫样痰，又称为"心源性哮喘"。

（4）俯身呼吸困难，比如在穿鞋时易出现呼吸困难，为近年来提出的一种心力衰竭患者的新症状，这与俯身时回心血量增加有关，与夜间阵发性呼吸困难端坐位缓解的发生机制相似，提示患者可能存在液体潴留。

需要强调的是，当左侧心力衰竭合并右侧心力衰竭时，呼吸困难症状反而可以减轻，这是因为肺淤血减轻，但发绀（主要表现为口唇、鼻尖、颊部、耳垂及肢体末梢等处黏膜呈青紫色）则可能会出现或加重。

2. 液体潴留

液体潴留主要表现为心性水肿，多由右侧心力衰竭及慢性缩窄性心包炎引起。其特点为凹陷性、下垂性、对称性，首先出现在身体下垂部位，最早出现于踝内侧，经常卧床者以腰骶部最为明显，经休息后减轻或消失。此外，有时还可见颈静脉怒张，即可见颈肩部的静脉充盈。

3. 运动耐量下降

运动耐量下降，顾名思义，主要表现为运动能力下降，例如平时能走10 000步，但最近走到8 000步就觉得累了；平时能跑几公里的，现在跑了一半就上气不接下气，等等。该表现潜在的原因众多，且个体差异较大，不具有特异性。

｜心力衰竭的流行病学｜

心力衰竭以其发病率高、病死率高的流行病学特点，成为21世纪最重要的心血管疾病之一。这一现象的出现有着许多内在的原因：其一，经济发展和生活方式的改变使冠心病、高血压及糖尿病等疾病患病人数不断增加。其二，得益于目前日新月异的医疗技术，更多的急性心血管疾病患者幸存并发展为慢性心力衰竭。其三，人口老龄化进一步增加了心力衰竭患病人数。其四，心力衰竭大多无法逆转，因此患者因病情控制不佳而再入院的情况十分常见。

在发病方面，国外的统计结果显示，人群中心力衰竭患病率为1.5%～2.0%，其中70岁及以上高龄人群患病率超过10%。据我国2003年的流行病学调查显示[①]，我国35～74岁人群慢性心力衰竭患病率为0.9%。其中，心力衰竭患者中约50%为射血分数保留的心力衰竭，多见于老年人、女性、高血压及心房颤动患者。近30年来，虽然针对心力衰竭的发生机制、病理、生理及防治研究均取得了显著成效，但心力衰竭的整体预后仍较差，病死率和再住院率均较高。

另有研究显示，心力衰竭住院患者的30天、1年、5年病死率分别为10.4%、22%、42.3%，其5年生存率与某些恶性肿瘤相当。住院的心力衰竭患者和稳定期的心力衰竭患者1年再住院率分别为44%和32%。心力衰竭患者死亡的首要原因是心血管死亡，包括猝死和泵衰竭。

心力衰竭的病因

心力衰竭最主要的病因为原发性心肌损害和异常，其中冠心病所致心肌缺血、梗死及瘢痕形成是引起心力衰竭的最常见原因，约占46.8%。需要强

---

① 顾东风，黄广勇，吴锡桂，等.中国心力衰竭流行病学调查及其患病率［J］.中华心血管病杂志，2003（1）：6-9.

调的是，除心血管疾病外，非心血管疾病也可导致心力衰竭。心力衰竭常见的病因可粗略分类如下。

（1）心肌病变：以缺血性心脏病为主，如心肌梗死（心肌瘢痕、心肌顿抑或冬眠）、冠状动脉病变。

（2）心脏毒性损伤：心脏毒性药物（如抗肿瘤药物）、药物滥用（如酒精、可卡因）、重金属中毒及放射性心肌损伤等。

（3）免疫及炎症介导的心肌损害：包括感染性疾病和自身免疫性疾病。

（4）心肌浸润性病变：主要分恶性肿瘤相关病变及非恶性肿瘤相关病变（如心肌淀粉样变、结节病）。

（5）内分泌代谢性疾病：激素相关疾病（如糖尿病、甲状腺疾病）、营养相关疾病（如肥胖和营养不良）、遗传学异常及应激疾病（如应激性心肌病）。

（6）心脏负荷异常：主要包括高血压、瓣膜和心脏结构异常、心包及心内膜疾病、高心排血量状态、容量负荷过度、肺部疾病。

（7）心律失常：主要分为快速型心律失常及缓慢型心律失常。

心力衰竭的诱因

虽然急性心力衰竭以其发病急骤、预后较差闻名，但其发作往往有诱因：

（1）感染：呼吸道等部位感染是心力衰竭最常见、最重要的诱因。

（2）心律失常：房颤是诱发心力衰竭最常见的心律失常，其他各型快速型心律失常和严重缓慢型心律失常也可诱发心力衰竭。

（3）血容量增加：钠盐摄入过多、静脉液体输入过多及过快、妊娠等。

（4）情绪激动或体力消耗过度：如暴怒和分娩等。

（5）治疗不当或原有心脏病加重：停用降压药、利尿剂或风湿性心瓣膜病活动。

心力衰竭的分类与诊断标准

目前医学界多根据心力衰竭本身的病理、生理和临床特点对心力衰竭进行分类。许多研究指出，左心室射血分数（left ventricular ejection fraction，LVEF）与心力衰竭的病因、人口学特点、治疗及预后等密切相关，因此根据LVEF，将心力衰竭分为以下三类（表4.4）：

（1）射血分数降低的心力衰竭（heart failure with reduced ejection fraction，HFrEF）。

（2）射血分数保留的心力衰竭（heart failure with preserved ejection fraction，HFpEF）。

（3）射血分数中间值的心力衰竭（heart failure with mid-range ejection fraction，HFmrEF）。

表4.4　心力衰竭的分类及诊断标准

诊断标准	HFrEF	HFmrEF	HFpEF
1	症状和/或体征	症状和/或体征	症状和/或体征
2	LVEF<40%	40%≤LVEF≤49%	LVEF>50%
3	—	（1）利钠肽水平升高； （2）符合以下至少1条： ①左心室肥厚和/或左心房扩大； ②心脏舒张功能异常	（1）利钠肽水平升高； （2）符合以下至少1条： ①左心室肥厚和/或左心房扩大； ②心脏舒张功能异常

（续表）

诊断标准	HFrEF	HFmrEF	HFpEF
备注	随机临床试验主要纳入此类患者，有效的治疗已得到证实	此组患者临床特征、病理、生理、治疗及预后尚不清楚，单列此组有利于对其开展相关研究	需要排除患者的症状是由非心脏疾病引起的，有效的治疗尚未明确

注：利钠肽水平升高是指B型利钠肽（BNP）＞35 ng/L和/或N末端B型利钠肽原（NT-proBNP）＞125 ng/L；心脏舒张功能异常指标包括E/e'≥13或平均e'＜9 cm/s等。

另外，心力衰竭还可根据发生的时间、速度分为慢性心力衰竭和急性心力衰竭（表4.5）。

表4.5　慢性心力衰竭与急性心力衰竭

	慢性心力衰竭	急性心力衰竭
定义	在原有慢性心脏病基础上逐渐出现心力衰竭的症状和体征，是缓慢进展的过程，一般均有代偿性心脏扩大或肥厚及其他心脏代偿机制参与 经过治疗，症状和体征稳定1个月以上的称"稳定性心力衰竭"	因急性的严重心肌损害或突然加重的心脏负荷使心功能正常或处于代偿期的心脏在短时间内发生衰竭或使慢性心力衰竭急剧恶化，威胁生命，通常需要紧急入院进行医疗干预，以急性左心力衰竭最常见
治疗原则	延缓心室重构，降低再入院率和病死率	尽快缓解症状，稳定血流动力学，降低死亡风险
治疗重点	长期规范的药物治疗	尽量缩短确诊及开始治疗的时间，尽快给予治疗
相互联系	常因各种诱因急性加重需要住院治疗	多数急性心力衰竭患者经治疗后症状部分缓解，转为慢性心力衰竭

💊 | 心力衰竭的分期与分级 |

心力衰竭多为慢性病程，自发进展，难以根治，无法逆转，因此对于心力衰竭，防重于治。目前根据其发生、发展的过程，分为4个阶段（表4.6）。

表4.6 心力衰竭的分期与分级

阶段	定义	患者人群	NYHA心功能分级
阶段A（前心力衰竭）	患者为心力衰竭的高危人群，无心脏的结构或功能异常，无心力衰竭的症状和/或体征	高血压、冠心病、糖尿病、肥胖、代谢综合征、使用心脏毒性药物史、酗酒史、风湿热史、心肌病家族史等	无
阶段B（前临床心力衰竭）	患者已发展为器质性心脏病，但从无心力衰竭的症状和/或体征	左心室肥厚、陈旧性心肌梗死、无症状心脏瓣膜病等	I
阶段C（临床心力衰竭）	患者有器质性心脏病，既往或目前有心力衰竭症状和/或体征	器质性心脏病患者伴运动耐量下降（呼吸困难、疲乏）和液体潴留	I–IV
阶段D（难治性终末期心力衰竭）	患者的器质性心脏病不断进展，虽经积极的内科治疗，但休息时仍有症状，且需要特殊干预	因心力衰竭反复住院，且不能安全出院者；需要长期静脉用药者；等待心脏移植者；应用心脏机械辅助装置者	IV

注：NYHA（New York Heart Association）为纽约心脏协会。

NYHA心功能分级是临床常用的心功能评估方法。NYHA心功能分级与预后密切相关，经过治疗后患者的NYHA心功能分级可在短期内迅速发生变化，可用于判断治疗效果，临床上用于心力衰竭B阶段至D阶段患者的症状评估（表4.7）。

表4.7　心力衰竭的分级与对应症状

分级	症状
Ⅰ级	活动不受限。日常体力活动不引起明显的气促、疲乏或心悸
Ⅱ级	活动轻度受限。休息时无症状，日常活动可引起明显的气促、疲乏或心悸
Ⅲ级	活动明显受限。休息时可无症状，轻于日常活动即引起显著的气促、疲乏、心悸
Ⅳ级	休息时也有症状，任何体力活动均会引起不适。如无须静脉给药，可在室内或床边活动者为Ⅳa级；不能下床并需静脉给药支持者为Ⅳb级

┃心力衰竭常用的辅助检查┃

对于确诊心力衰竭或考虑存在心力衰竭可能的患者，除常规的血常规、血钠、血钾、血糖、肾功能（肾小球滤过率、肌酐）、肝功能（如谷丙转氨酶、谷草转氨酶、白蛋白、球蛋白）、血脂（低密度脂蛋白胆固醇、高密度脂蛋白胆固醇、总胆固醇、甘油三酯）、糖化血红蛋白等检验外，尚须进行如下检查：

1. 心电图

所有心力衰竭及怀疑心力衰竭患者均应行心电图检查，以了解心脏电活动的情况。一般而言，心力衰竭患者心电图完全正常的概率较低，对于考虑存在心律失常或无症状性心肌缺血者还应评估进一步完善动态心电图的需求。

2. 胸部X线平片

胸部X线平片（简称"胸片"），为当今广泛普及的放射性检查。有呼吸困难的患者均应行胸部X线片检查，可提示肺淤血、肺水肿、肺部基础病变及心脏增大等信息，但胸部X线片正常并不能排除心力衰竭的可能。

3. 心脏彩超超声心动图

心脏彩超即超声心动图，为无创评估心脏结构及功能的首选方法，具有迅速、简便及经济等巨大优势，可提供如房室容量、左右心室收缩及舒张功能、室壁厚度及瓣膜结构等信息。

4. 生物学标志物。

血浆利钠肽［B型利钠肽（BNP）或N末端B型利钠肽原（NT-proBNP）］为诊断和评估心力衰竭必不可少的检验项目，有助于心力衰竭的筛查、诊断、病情严重程度及预后的评估。

心力衰竭相关医案

 ｜医案一｜

患者 谭某，女，60岁。

一诊

时间：2017年7月20日。

门诊血压及心率：血压为163/77 mmHg；心率为71次/min。

基本情况：患者面色㿠白，疲倦乏力，时有心悸，活动后加重，夜可平卧，偶有胸闷不适，活动能力尚可，无咳嗽咳痰，双下肢无浮肿。纳一般，眠欠佳，便秘，自觉无力排便，小便调。舌淡，可见齿印，苔白腻，脉弦滑。

既往心力衰竭、高血压、高脂血症、可疑地中海贫血史，结肠癌根治术后。

患者曾于2016年8月因反复胸闷、心悸于广东省中医院心血管科就诊，在此期间完善冠状动脉造影，提示各冠状动脉未见明显狭窄，排除冠心病；

当时查NT-proBNP为1 335 pg/mL；查血脂，总胆固醇为3.32 mmol/L；生化、肝功能、心肌酶、凝血功能、肌钙蛋白T、肌红蛋白、糖化血红蛋白未见异常。

心脏彩超提示左心房稍增大，左心室扩大，左心室壁稍增厚，左心室壁节段性活动异常，主动脉瓣中量反流，二尖瓣中量反流，左心室收缩、舒张功能减退，微量心包积液。出院诊断：心脏瓣膜病（主动脉瓣中量反流，二尖瓣中量反流，三尖瓣少量反流），心力衰竭（NYHA心功能II级），高血压2级（很高危组）。

现每日用药：阿司匹林片100 mg，富马酸比索洛尔片2.5 mg，厄贝沙坦氢氯噻嗪片1片，阿托伐他汀钙片20 mg。

中医辨证：气虚痰瘀阻络。

西医诊断：心力衰竭，高血压3级（很高危组），心律失常，心脏瓣膜病，高脂血症，地中海贫血（待查）。

处方：

姜竹茹10 g	干姜3 g	桂枝5 g	煅龙骨30 g（先煎）
法半夏10 g	煅牡蛎30 g（先煎）	珍珠母30 g（先煎）	肉桂3 g（焗服）
橘红15 g	陈皮10 g	党参30 g	黄芪30 g
夜交藤30 g	合欢皮30 g	丹参10 g	

分析：心悸是以患者自觉心中悸动、惊惕不安，甚则不能自主的病证，其基本病机为气血阴阳亏虚，心失所养，或痰、饮、瘀、火扰心，以致心神不安。心悸多因体虚劳倦、七情所伤、感受外邪及药食不当等，以致正气不足，心神失养；或邪滞心脉，心神不宁。临床辨证当首辨虚实，虚者多见气血阴阳亏虚，心失所养；实者多为痰火扰心、水饮凌心或心血瘀阻。虚实之间可互相夹杂或转化。

中医临证讲究四诊合参。《难经》提出了"望而知之谓之神，闻而知之谓之圣，问而知之谓之工，切脉而知之谓之巧"的观点，在字义上，似乎四诊存在级别上的递进关系，后世多将之解读为凭望诊而知病情者为"神"，为四诊中之最高；通过闻诊探知病变者为"圣"，次之；而问、切则属于工、巧的级别了。其实，临证无论再有把握，再有经验，总以四诊合参为主，如此方能最大限度地把握病机，提挈治法，从而尽量避免漏诊、误诊之过失。此外，四诊之神、圣、工、巧的分法或许有另一层深意，即学习四诊的途径各有差异。望诊当先望其神，如神志清楚，目光明亮，精彩内含，面色荣润者，神充气旺则生机尚存，如精神萎靡，反应迟钝，面色无华，形容瘦削者，精亏神衰则预后不良。以此类推，闻诊、问诊、切诊的成长之路，各有不同。因此，在当前普遍忙碌的大环境下，即便接诊时间再少，仍需要望其神。

具体到本案，患者面色㿠白，神情疲倦，倦怠乏力，属少神，预示精气不足，脏腑功能减退，以虚证、久病者为多见；患者以反复心慌心悸来诊，以活动后病情加重、夜间平卧偶有胸闷不适为特征，提示心阳不振，盖"阳气者，精则养神"，心主神明，心阳虚衰，则神明受蒙，惕惕不安，动则加重；脉象弦滑，弦脉、滑脉均主有余，结合患者舌苔白腻伴齿痕，为痰饮内蕴；便秘为大肠传导失常，气机不畅所致。痰邪郁闭经络日久，则血行不畅，留着成瘀。故本案当辨证为气虚痰瘀阻络，目前以心阳虚及痰邪为主，治以益气化痰为主，兼顾活血行气，方选温胆汤合桂甘龙牡汤加减。

我在治疗心悸患者时喜用桂甘龙牡汤，《伤寒贯珠集》载"桂枝、甘草，以复心阳之气；牡蛎、龙骨，以安烦乱之神"。桂枝虽有温通经脉、助阳化气之效，但其性辛温助阳，过用有伤阴动血之虞，患者年老体虚，故须从小量起用，随证调整。珍珠母药性咸寒，《饮片新参》载其"安神魂，定惊痫"，患者眠差，故加之配合养血安神通络之夜交藤共奏安神之功。在交谈中得知患者长期因病郁郁寡欢，经现场疏导后稍稍缓解，故加合欢皮以解郁安神。"合欢"一名的来源，相传为服之脏腑安养，令人欢欣怡悦，故以"欢"为名。然而其药性平缓，故重用久用方有较好的疗效。患者气虚痰湿明显，故加干姜、肉桂鼓舞阳气，温中通脉化饮，党参、黄芪补气升阳。另加丹参活血祛瘀，配合珍珠母、合欢皮等安养心神。

在现代医学方面，结合患者病史、症状及既往辅助检查，患者慢性心力衰竭诊断明确，现日常活动可引起明显的气促、疲乏或心悸，故在心功能上属于NYHA Ⅱ级，目前心血管危险因素主要有高龄、高血压、高脂血症等，故在治疗上应注意积极控制血压、心率及血脂，改善心肌重构，减轻心脏负荷等。

目前患者病情尚稳定，门诊血压水平较高，故予厄贝沙坦氢氯噻嗪片降压，富马酸比索洛尔片抗交感神经活性，嘱患者从2.5 mg起用，严密观察有无不良反应，如低血压、头晕、疲乏等。另予阿司匹林片抗血小板聚集，阿托伐他汀钙片调脂。

二诊

时间：2017年7月27日。

门诊血压及心率：血压为158/75 mmHg；心率为70次/min。

基本情况：患者精神较前改善，心悸、睡眠质量好转，现夜可平卧，夜间无明显胸闷发作，仍便秘。舌淡红，苔浊，脉弦滑。

分析：复诊时患者神疲、心悸及眠差等问题均得到了不同程度的缓解，但患者仍便秘，从病位来说，目前已从上中焦下行至中下焦，故用药上亦应做出调整。便秘当先辨明性质，患者整体以阳气虚衰、痰瘀内阻为主，故考虑便秘由气虚无力推动、肠腑津液耗伤、津伤燥结所致，故以益气导滞、润肠通便为法，予去煅龙骨、煅牡蛎、珍珠母等质重下沉之品，俾药力雄浑，减肉桂以避免过度耗伤阴津；另加小承气汤行气通腑，桃仁、冬瓜子等润下，上调黄芪用量以增强益气之力。

从现代医学来看，高血压伴EF值降低的心力衰竭患者需积极控制血压，将血压降至＜130/80 mmHg。患者血压、心率仍未达推荐水平，但症状较前缓解，唯独仍有便秘。情绪激动及突然用力为慢性心力衰竭急性加重的常见诱因，其中尤以长期便秘、用力排便为多见，故须嘱患者避免用力排便，增加新鲜蔬果的摄入；患者血压、心率控制欠佳，予富马酸比索洛尔片加量至5 mg/d，注意密切监测，不适随诊。

三诊

时间：2017年8月24日。

基本情况：患者精神好转，面色由晄白转淡，心悸减轻，双下肢无浮肿，夜可平卧，大便一至二日一行，无排便困难，纳可，眠欠佳。舌淡红，苔浊，脉弦滑。

心脏彩超：EF值为52%，左心房稍大，左心室扩大，左心室壁稍增厚，主动脉瓣中量返流，二尖瓣大量反流，三尖瓣中量反流，左心室收缩功能稍低，左心室舒张功能减退，微量心包积液。

家庭血压及心率：血压为95～124/70～89 mmHg；心率为70次/min。

分析：经守方调养后，患者现大便基本恢复通畅，疲倦、心悸等症状亦有明显缓解，提示药证相合，效不更方，但患者复诊面色仍淡，舌诊苔浊，脉象弦滑，仍为痰湿内阻之征兆。前方已加入法半夏、姜竹茹、橘红、陈皮等祛湿之品，经前后服药近1个月后湿象仍明显，考虑患者久病痰湿内蕴，气机不畅，致使血行受阻，停留成瘀；痰浊上犯，阻滞胸阳，则可因痰致瘀。尤在泾的《金匮要略心典》曰："阳痹之处，必有痰浊阻其间耳。"故考虑调整治疗思路，痰瘀同治，加丹参、桃仁、当归、水蛭等增强活血化瘀之力。

在西医方面，现患者血压平均水平较前下降，提示血压控制尚可，静息心率仍偏快，现无头晕、眼前黑蒙、手足发凉等低灌注表现，嘱患者将厄贝沙坦氢氯噻嗪片每日用量减至半片，其余方案同前。另嘱适当增强体育锻炼。患者心脏彩超结果汇报微量心包积液，嘱择期复查。

医案二

患者 陈某，女，87岁。

一诊

时间：2017年8月7日。

基本情况：患者神清，颜面无华，口唇紫绀，双下肢及颜面浮肿。喘促明显，夜可平卧。纳减，眠差。小便量偏少，大便干结。舌红，苔少，有裂纹，脉沉。

既往确诊心力衰竭、冠心病、高血压3级、阵发性心房颤动、心脏瓣膜病、阿尔茨海默病等多年，平时在家属陪护下规律服用华法林钠片等药物。1周前因心力衰竭急性发作于广东省中医院就诊。入院当天查NT-proBNP：2 025 pg/mL；INR：1.29 R。动态血压提示昼夜节律颠倒，呈反构型。住院期间经调脂稳斑、降压、控制心率、减轻心脏前负荷、化痰解痉平喘及抗凝等治疗后，患者症状缓解。

中医辨证：心肾阳虚合瘀血水停。

西医诊断：心力衰竭，冠状动脉粥样硬化性心脏病，高血压3级（很高危组），阵发性心房颤动。

处方：

熟附子3 g（先煎）	茯苓10 g	猪苓15 g	泽泻10 g
丹参20 g	夜交藤30 g	冬瓜仁15 g	蒸枳实10 g
桂枝5 g	黄芪45 g	熟党参30 g	麦冬15 g
炙甘草30 g			

分析：心力衰竭是以心悸、气喘、肢体水肿为主症的一种病证。基本病机为心之气血阴阳虚衰，脏腑功能失调，心失所养，心血不运，血脉瘀阻。病位在心，与肺、脾、肾、肝密切相关。病性总属本虚标实，本虚为气血阴阳亏虚，标实指瘀血、痰浊、水饮、气滞。心阳不振，气血运行失畅，形成瘀血、水湿、痰浊，痹阻心脉，病理产物又可损伤心阳，形成由虚致实，进一步由实致更虚的恶性病理循环。心之阳气虚衰是其病理基础，血脉瘀滞是其中心环节。治疗当权衡缓急，补虚泻实。当以补益心气、稳固心阳为主，常配合理气、化痰、利水、逐饮诸法。

在望诊中，望面色为十分重要的一环，当辨常色、病色，其中病色又分善色、恶色：新病、轻病、阳类证者，面色尚有光泽；久病、重病、阴类证者，面色多暴露而显晦暗。前者说明胃气尚可上荣于面，脏腑精气未衰，预后良好；后者提示胃气无以上达，脏腑精气已衰，预后较差。初诊本案患者颜面无华，介乎善色、恶色之间，偏向于恶色，且气喘气促，胃纳较差，脉沉结代，提示正气亏虚明显；口唇紫绀以血瘀多见；结合前症，双下肢及颜面浮肿，是心肾阳虚、血行瘀滞、水气凌心之征兆。舌红而苔少、有裂纹，说明阴津亏损，思其成因，一为肺、脾、肾三脏损伤，水液输布失调，津液无以上承，蓄积一处，化生痰湿，余处则表现为一派阴虚内燥之象；二为痰湿久停，阻滞气机，无力推动血运，日久变生血瘀，瘀血不去则新血不生，阴津亏虚。故本案辨证为心肾阳虚合瘀血水停，治以温阳化饮、活血化瘀为法，方选五苓散合桂枝甘草汤加减。

方中炙甘草、熟党参、黄芪补益脾气，其中炙甘草生用清火，炙用补中，有缓急之效，《雷公炮制药性解》载其"生则分身梢而泻火，炙则健脾胃而和中。解百毒，和诸药，甘能缓急，尊称国老"。桂枝辛甘而温，功主温通经脉，助阳化气，很好地体现了《素问·至真要大论》中"辛甘发散为阳"的观点。熟附子有回阳救逆、补火助阳之效，明代医家李中梓认为其

"为阳中之阳，其性浮而不沉，其用走而不息，故于经络靡所不入……能补命门衰败之火，以生脾土……"，清代叶天士则谓附子"热可软坚，辛可散结，温可行滞"，因此正与本案患者阳气虚衰相合。临床运用桂枝、附子有几点尤需注意：其一是地域特点，即整体观念。岭南土卑地薄，气候湿热，须注意"用热远热"，即气候炎热之际不宜用大温大热的药物或食物。其二，患者年近九旬，四诊合参下，脏腑精气亏虚明显，卒然予辛甘大热之品，恐有痰饮未去而津液内亏之弊端。综合考虑，现从小量起用，如患者可耐受再逐渐加量。另加五苓散中，茯苓、猪苓、泽泻利水而不伤阴，麦冬养阴生津。冬瓜仁化痰、利水。用蒸枳实行气化痰。患者睡眠较差，加夜交藤宁心安神。丹参活血祛瘀，清心除烦。

患者刚出院不久病情即出现反复，症状较出院时明显加重，考虑心力衰竭急性发作，予口头告知其病重，嘱患者留院完善相关检查。另嘱维持服用阿托伐他汀钙片调脂稳斑，呋塞米片利尿，螺内酯片改善心肌重构，富马酸比索洛尔片抗交感神经活性，地高辛片强心。

反复住院是心力衰竭病程的一大特点，再住院率也已成为评价心力衰竭治疗和管理有效性的重要指标。心力衰竭患者为什么需要反复住院？这主要与几个原因相关。

其一是心力衰竭本身的复杂性。从本文开头对心力衰竭的介绍可知，心力衰竭其实是心功能恶化到一定程度，无法满足机体需求的一组综合征。心力衰竭往往不会单独存在，而是继发于许多疾病，较常见者如以缺血性心脏病（冠心病等）为代表的心肌病变、以高血压和心脏瓣膜病为代表的心脏负荷异常增大及以心房颤动为代表的心律失常。这些因素长期作用于心脏，导致心脏在结构和功能上逐渐出现一系列异常改变，形成从正常—异常—代偿—失代偿—衰竭的病理过程。换言之，心力衰竭是"果"，导致心力衰竭的原发疾病是"因"，当形成了由因致果的证据链后，因与果往往会相互促进。因此，从某种意义上说，心力衰竭只可控制，无法逆转。此外，这也意味着心力衰竭的控制较其他慢性疾病更为困难。

其二是心力衰竭人群的特殊性。据流行病学统计，心力衰竭患者以中老年人多见，出于种种社会心理因素，相当一部分的患者对服药有着较强的抵触。门诊亦时时有携带一大袋药物前来咨询能否停药或减药的心力衰竭患者。还有一个常见的问题即患者因每日需要服用的药物过多而出现忘服、漏服的情况，更有甚者自行停服。

其三，院外自我管理的意识不足。心力衰竭患者在出院后往往需长期口服利尿剂以减轻容量负荷，同时监测血压、心率、体重及尿量，以便评估循环情况，还有定期检测血钾、血钠等。这无疑需要患者及家属的充分理解及配合。

其四，宣教、随访工作的缺失。出于国情等许多因素，当今针对心力衰竭等疾病的救治多集中于二级甚至三级预防等下游治疗，而少有聚焦于前心力衰竭、前临床心力衰竭等阶段的调控。此外，现在许多医院医疗工作的重点都集中于对在院患者的管理，而较少对出院后患者进行定期随访。

二诊

时间：2017年8月28日。

基本情况：患者颜面较前有光泽，面部浮肿部分消退，气喘气促、口唇紫绀较前减轻，双下肢无浮肿，现可平地步行约100 m；时有头晕，胃纳稍改善，眠差，小便量尚可，大便偏干。舌红，苔少，脉沉。

分析：患者经治疗后躯体浮肿等湿象较前减退，神色好转，喘促及胃纳等一般情况亦有改善，提示治疗有效。此时的治疗应在驱逐病邪的基础上注意顾护正气，以免出现邪去正亦虚的"两败俱伤"的局面。故前方去泽泻、熟附子，加人参"补五脏，安精神，定魂魄"，黄芪加量至60 g，以增强健脾补肺之力，俾脾得健运而气机运行，湿邪得去；红景天主入心经，有益气活血、通脉平喘之效，主胸痹心痛、倦怠气喘等，故酌加以益气平喘；眠差考虑为久病正虚、气血不足、心失所养所致，故加天冬、茯神，合麦冬滋阴清热，凉血安神，配合酸枣仁宁心安神；患者居家期间偶尔仍有心悸，故加龙骨、珍珠母稳心定悸、镇惊安神。

三诊

时间：2017年9月11日。

基本情况：患者服药后近1周精神及睡眠质量好转，气促减轻，稍便秘，纳可，小便可。舌干红，苔黄浊，脉代。

分析：现患者病情总体趋于稳定，各症状较前改善明显，故予维持目前以扶正固本为主的治疗思路。或问：既然心力衰竭以体内液体潴留、心脏超负荷为主，在中医辨证看来，亦可见痰瘀之象，为什么不是以化痰祛瘀的思路来治，而是扶正固本？如痰瘀化去则无病邪，岂不更好？

首先，《素问·评热病论》曰："邪之所凑，其气必虚。"后世医家对此解读为："此非邪凑则气虚之谓，言气所虚处，邪必凑之。"邪气之所在，即正气之所虚，即本虚和标实的关系应是先有本虚，后有标实；有了本虚，才有标实。急则治其标，是为了缓急；缓则治其本，则意在绝源。

其次，《素问·五常政大论》还记载了黄帝与岐伯的一段谈话："帝曰：'有毒无毒，服有约乎？'岐伯曰：'病有久新，方有大小，有毒无毒，固宜常制矣。大毒治病，十去其六；常毒治病，十去其七；小毒治病，十去其八；无毒治病，十去其九。谷肉果菜，食养尽之，无使过之，伤其正也。不尽，行复如法，必先岁气，无伐天和，无盛盛，无虚虚，而遗人天殃，无致邪，无失正，绝人长病。'"

这就是说，用药治病的本质为以偏纠偏，即以药物自身的偏性来"中和"人体在致病因素作用下出现的偏性，如寒者热之，热者寒之。但祛邪之法需要用之得当，否则反而戕害正气，使虚者更虚，实者愈实，此处的"毒"不可机械理解为毒物，而是药性，即根据药性峻猛的程度先分有毒、无毒，再分大毒、常毒、小毒、无毒，选用什么药须根据病情新久、轻重而定，也决定了方的轻重、大小。峻猛之药是在病邪亢盛时"半渡而击"的手段，这时即便用药得当，力度适中，亦只能使病邪主力覆灭，十去其六。这是由药物"伤敌一千，自损八百"的性质决定的。如病邪已衰，则注意改用常毒、小毒"扩大战果"。到了收尾阶段，此时邪去而正虚，则用无毒之品濡养正气，这样才能达到"十去其九"的效果。

那么，最后的"一"呢？为什么不能"十去其十"？这里有两种可能的解释。其一，人体长期暴露在外界的大环境中，时时遭受病邪的侵袭，不同之处在于有的人正气旺盛，足以祛邪外出而不自知；有的人体弱虚损，则体内正邪纷争而致病，因此无法完全根除。其二，这与中医理论体系对于病邪的观念相关。对比中西医学的术语等描述，对于病邪，中医的说法是"祛邪""攻邪"，以驱赶病邪外出为旨；对于病原体，现代医学的措辞为"杀灭""抗感染"，除"恶"务尽。然而，人体与外界自有口鼻、肌肤腠理等沟通的通道，因此在中医学的理论中是没有完全祛邪外出、正气邪气泾渭分明的说法的。现代医学则通过无菌的操作、针对性的用药务求营造一个洁净的内、外环境，如无菌的概念为"在某一密封空间内无活的微生物"，由此可见一斑。

综上，此时在治疗上以扶养正气为主，另针对患者的症状酌情调整。前方加大人参用量，配合熟党参、黄芪健脾补肺。龙骨、珍珠母质重入里，猪苓"开腠理而清膀胱"，红景天有清火散气之弊，皆与此时病情不符，故删去。患者仍间中便秘，考虑为气虚无力推动、肠燥欠缺濡润所致，故以冬瓜仁易桃仁增强活血化瘀之力。《长沙药解》载麻仁"润肠胃之约涩，通经脉之结代"，《饮片新参》述其有养脾液、润大肠、通便秘之效，老者尤宜，故加入其中。另以蒸枳实改大黄荡涤肠胃，去瘀生新；加杜仲、牛膝补养肝肾，强壮筋骨。川芎为血中之气药，少量加入以疏肝行气；桑叶甘苦而寒，有清肺润燥之功，加入其中以求"提壶揭盖"之效。

关于提壶揭盖，其实是以宣肺或升提的方法通利小便和大便的一种借喻。泡茶的人知道，水壶的壶盖上有个通气用的小孔，如果小孔被塞住，壶里的水就不容易倒出来了。这时如果揭开壶盖，茶水即可顺畅流出。而在人体中，肺、脾、肾、三焦、膀胱等分司水液代谢，维持气机循行，其中肺主气，为人体之华盖，水之上源，肺气宣闭，肃降失职，水道循行失调，则见喘促、胸满、小便不利、浮肿、便秘等症，这就好比小孔被塞住、水流不出的水壶。这时，只要宣通肺气，肺气肃降，气机通畅，就能起到通利水液、畅通二便的效果。

| 医案三 |

患者 石某，男，68岁。

一诊

时间：2016年5月23日。

门诊血压及心率：血压为104/77 mmHg；心率为80次/min。心律绝对不齐。

基本情况：患者面色苍白，胸痛，无明显气促，夜间可平卧，双下肢轻度浮肿，小便不畅，大便尚调。纳眠一般。舌淡暗，苔白腻，脉代。

既往房间隔缺损、心房纤颤、心力衰竭病史多年，具体不详。自诉曾因胸痛至外院行冠状动脉造影检查，未见异常。现规律服用华法林钠片抗凝（每月单号每日服用2.5 mg，双号每日服用1.25 mg），定期检测INR及血钾。

中医辨证： 心肾阳虚兼痰瘀阻络。

西医诊断： 心力衰竭，心房颤动，房间隔缺损。

处方：

党参30 g	法半夏10 g	竹茹10 g	桂枝5 g
茯苓15 g	猪苓15 g	泽泻15 g	丹参20 g
路路通10 g	黄芪30 g	炙甘草30 g	熟附子3 g（先煎）

分析： 患者为老年男性，因胸痛、肢肿来诊，四诊合参，辨证为心肾阳虚兼痰瘀阻络。患者以胸痛为主症，痛处以左胸前区为主，固定不移，每因劳累、情志过激及感受风寒而发，为瘀络内阻之象。血瘀证是指瘀血内阻，血行不畅，以固定刺痛、肿块、出血、瘀血、涩脉为主要表现的一类证候。其机理为瘀血内积，气血运行受阻。前述"邪之所凑，其气必虚"，血瘀留存，则必有一脏或数脏功能失调。血瘀的形成，多与气虚、气滞、痰浊、瘀血、血寒、血热及津亏等相关。血的运行，有赖于心阳的推动及温煦、肺气的宣发与肃降、肝气的疏泄；而血行有序，又有赖于心阴的宁静与凉润作用、脾气的固摄、肝的藏血，等等。那么，本案患者属于哪一环节出了问题呢？还是需要四诊合参，以一元论的思路从全身着手。患者小便不畅，舌淡暗，苔白腻，考虑为下元虚衰，肾气与膀胱之气的激发与固摄失调，致使膀胱开合失权。心主血脉，其中，主脉即指心气推动和调控心脏搏动及脉之舒缩，维持脉道通利；脾主运化，主要指运化食物和水液，即脾气将水液化为水精（津液）以转输全身；肺主气，又主行水，使水气健运，循环不息。本例患者水肿为脉道不通，津液积聚，责之于肺失通调，脾失转输，心失调控，以及肾失温煦，诸脏失调，故辨为心肾阳虚兼痰瘀阻络。另，患者舌苔白腻，为痰湿内阻之征兆；脉代，代脉者，动而中止，不能自还，因

而复动，提示脏气衰微。这样一来，患者的诸般症候就由一个病机串联起来了。

或问，患者前症相参，似乎以上中焦为主，为什么说下元虚衰？我们知道，肾为先天之本，肾阴肾阳又称为"五脏阴阳之本"。生理上，肾之精气、阴阳与其余四脏相生、相用；病理上，两者亦互相影响。因此，他脏之精气、阴阳亏虚，最终亦会累及肾脏，故有"久病及肾"之说，例如在本案中，患者便为心脾亏虚，日久累及至肾。

本案辨证为心肾阳虚兼痰瘀阻络，故治以补虚泻实为则，以温阳利水、化痰祛瘀为法，方选温胆汤合五苓散加减。其中，温胆汤清胆和胃，祛痰除湿，五苓散温阳化气，利水渗湿。两方同用，共奏祛邪之功。路路通性味苦平，苦能燥湿，平则无损阴阳，主归肝、肾二经，用之以治疗水肿；熟附子回阳救逆，补火助阳，以求温通心肾，俾元气得以培补；患者脉代，虚象明显，故取大剂量炙甘草用以益虚补血气而复脉。

值得一提的是方中半夏与附子的配伍问题。中药学中药材配伍有十八反、十九畏的说法并配有口诀，其中有一句"半蒌贝蔹芨攻乌"，即乌头反半夏，两者合用将增强半夏之毒性。半夏为天南星科多年生草本半夏的干燥块茎，其性温燥，具有一定的毒性，故临床多须炮制后用。附子为乌头的子根，其附乌头而生，如子附母，故名"附子"。说到这里，大家也就能明白为什么会有这个问题了。

事实是什么样的呢？其实，临床上将半夏与附子同用，自古以来并不少见。如《金匮要略》载附子粳米汤用以治疗中焦虚寒挟饮所致之腹满腹痛，《古方选注》谓其"治以附子之温，半夏之辛，佐以粳米之甘，使以甘草、大枣缓而行之，上可去寒止呕，下可温经定痛"。又如，药王孙思邈在《千金要方》中言，治疗饮酒后及伤寒饮冷水过多所致五饮的大五饮丸即用附子助阳、半夏涤痰。此外，对照许多本草学著作不难发现，附子与乌头虽同出一处，但两者性味、功用各不相同，往往分开叙述，因此，很有可能只是乌头反半夏，而不是附子。再者，无论两者是否真的存在相反的情况，用药的最终目的永远是治病，即以病患之所需为要，如病情需要，则辨证用之，有是病则用是药，否则药证不符，再好的药也不该用，这就是"人参杀人无过，大黄救人无功"的深意，也与《素问·六元正纪大论》中"有故无殒"的观点相符。

以上是中医的角度，那西医呢？结合病史及查体，患者心房颤动、心力衰竭病史明确，现维持利尿、抗凝、控制心室率及逆转心肌重构等治疗。心房颤动与心力衰竭又称"邪恶双生子"，因两者有共同的危险因素和复杂的内在关系，两者常同时存在，相互促进。心力衰竭患者中房颤的发病率明显增加，而房颤能使心功能逐步恶化。对于本案这种已出现心力衰竭合并心房颤动的患者，目前诊治的重点有以下几个方面：一是维持用药，控制心室率、减轻容量负荷、逆转心肌重构、抗交感神经活性等，以求减轻临床症状，提高生活质量，降低再住院率、死亡率等。因此，可继续予呋塞米片减轻容量负荷，螺内酯片逆转心肌重构，琥珀酸美托洛尔片控制心室率，继续予华法林钠片口服抗凝。二是完善检查，了解一般情况，血液学检查主要包括三大常规、肝功能、肾功能、血脂、凝血、生化、心酶、BNP等，另须完善心电图（建议完善动态心电图，了解房颤发作情况及全天心室率）、胸部X线平片、超声心动图、无创血管评估（如颈动脉彩超、椎动脉彩超，必要时加行下肢动静脉彩超）等。三是做好宣传教育工作，避风寒，慎起居，畅情志。此外，患者长期服用利尿剂，须定期监测血压、心室率、体重，必要时监测尿量，还要避免低钾血症等电解质紊乱的风险，须定期复查血钾、血钠等指标。在抗凝方面，亦须动态监测INR及留意有无出血表现，以评估抗凝效果及调整华法林钠片用量。

二诊

时间：2016年6月6日。

基本情况：患者面色较前有光泽，现双下肢浮肿已消退，胸痛较前缓解，仍小便不畅。舌淡暗，苔白腻，脉象较前有力。

分析：患者诸症缓解，现已无下肢浮肿、胸痛等不适，但小便仍不畅，故继续沿用上方。此时问诊有两大方面：其一是患者原有的症状有无缓解，其二是在用药治疗过程中有无新出现的不适症状。后者如结合用药中可能出现的毒副反应则更具针对性。例如，上方中用到了辛热之桂枝、熟附子，虽然用量不大，但患者年老久病，素体正气亏虚，故须询问有无口干、烦躁、恶心等表现，还可结合舌脉辨别。

为什么这么说？临床可见部分患者"报喜不报忧"或"报忧不报喜"，只将感受最明显的变化说出来，其余细节则略过不提，这无疑对治疗思路、用药的调整造成了一定程度的误导。另外，俗话说"病来如山倒，病去如抽丝"，并非所有治疗均可立竿见影，效如桴鼓，对于重症、久病者尤为如此。很多时候患者服药后症状无明显缓解，但亦可以肯定无加重，这种情况未必就是说明治疗无效，但这种情况怎么和药证不符所致的无效相鉴别？可能只有四诊合参，仔细对比才能解决了。

患者服药后不觉口干、口苦，舌苔仍白腻，提示可耐受，痰湿仍未化解，故予桂枝、熟附子加量服用，另加瓜蒌皮化痰利气，宽胸散结。

| 医案四 |

患者　陈某，女，84岁。

一诊

时间：2017年7月13日。

基本情况：患者面色苍白，神疲，乏力，咳嗽，双下肢轻度浮肿，无胸闷、胸痛，夜可平卧，胃纳差，眠欠佳，小便量稍少，大便正常，一日二行。舌淡红，苔白腻，脉滑。

患者既往心力衰竭、心房颤动、缺血性脑卒中、高血压3级、2型糖尿病等病史。1个月前曾因"气促、脚肿伴恶心呕吐3天"入院治疗，完善相关检查后考虑为慢性心力衰竭急性加重。

在此期间进行检查，各项指标如下。

BNP：4 156 pg/mL。

空腹血糖：11.41 mmol/L。

肌酐：133.6 mol/L。

地高辛浓度：1.69 ng/mL。

血常规中的血红蛋白：81 g/L。

心脏彩超：左心房增大，左心室壁增厚，三尖瓣重度反流。

胸片：肺淤血并间质水肿（考虑急性心力衰竭）。

予对症处理，症状缓解后出院。

中医辨证：阳虚水泛。

西医诊断：心力衰竭，心房颤动，缺血性脑卒中，高血压3级，2型糖尿病，中度贫血。

处方：

茯苓20 g	猪苓10 g	泽泻10 g	法半夏15 g
化橘红15 g	蒸陈皮10 g	牡丹皮10 g	石菖蒲10 g
瓜蒌皮20 g	钩藤10 g（后下）	车前草10 g	熟党参30 g
苍术10 g	三七片5 g	淫羊藿10 g	

分析：患者为老年女性，因乏力、肢肿来诊，四诊合参，辨为"阳虚水泛"。本案的病机其实为虚实夹杂，因虚致实，虚为阳虚，实为水实。

阳虚当辨所虚之脏腑。结合四诊所得，当在心肾阳虚和脾肾阳虚中选择。心肾阳虚，顾名思义，为心与肾之阳气虚衰，温煦不足，导致心悸、水肿等虚寒证候，以畏寒肢冷、心悸胸闷、肢肿、小便不利、腰膝酸软、舌淡、苔白滑、脉弱等为主症；脾肾阳虚则为脾肾虚衰，以久泻久利、水肿、腰腹冷痛、面色㿠白、舌淡胖、苔白滑、脉沉迟为主要表现。综合可见，前者心悸怔忡、胸闷等心阳不振、血行不畅表现较明显，而后者泻痢等脾虚见症更突出。本案患者心、脾、肾阳虚见症均存。

水实当辨所实之性质与部位。在性质上，水饮可分为阴水与阳水。阴水多因久病致使脾肾虚衰所致，发病较缓，病程较长，以足胫、下肢先肿，渐渐蔓延全身，按之凹陷难复；阳水则由外邪侵袭引起，发病快，病程短，病性属实，以眼睑、颜面先肿，迅速遍及全身，皮薄光亮，伴咽痛等症；在部位上，水饮多停聚于胃肠、胸胁、心肺及四肢等处，依次名为"痰饮""悬饮""支饮"及"溢饮"。

为什么是这几个地方，而不是肝、肾、胆等其他部位呢？我们知道，六腑有一个共同的生理特点：传化物而不藏，即受纳和传化水谷，排出糟粕。六腑中与水液代谢关系最为密切的当属胃肠，五脏则以肺、脾、肾等为主。古话说"善泳者溺，善骑者堕"，正是因为这些脏腑主司水液循环，因此水液代谢失调，水湿泛滥时，相应的部位即首先受到冲击。

　　胸胁、心肺、胃肠等都与相应的脏腑对应得上，那么四肢呢？我们知道，脾主四肢。水饮的四个病名中，痰饮、悬饮、支饮其实可将病因归于饮停胃肠、饮停胸胁、饮停心肺，唯独溢饮的形成不用"停"来形容，而是名之以"溢"。《广雅》曰："溢，满也。"即过满为溢，指水漫出来。水为什么会满溢而出，至于四末呢？一是水多，二是装水的"桶"不够大。对应于人体，就是停聚的水湿过多，影响了脾之运化、肺之宣发肃降，因此被脾、肺转移至四肢，以避免壅堵三焦。这就与垃圾围城的困境十分相似。作为城市发展的"副产品"，垃圾产生于人类社会的运转，犹如人体内周流不息的代谢。随着城市的运转，垃圾的数量也随之增多，部分国家和地区为了保障重点区域的发展，选择将它们转运到偏远的农村，这一过程就好比人体将排泄不出的水湿转移到肢体，以保障重要的脏器正常工作。当然，这样的做法无异于饮鸩止渴，注定无法彻底解决问题。通过这样的类比，人体内的代谢与社会中的现象得以紧密联系，也是《黄帝内经》中人与天地相参、与日月相应的理念的又一体现。这样来看中医的理论体系，思考人与自然的联系，是否更令人感受到造物的神奇？

　　由此，该患者的辨证为阳虚水泛，治当以温阳利水为法，方选五苓散加减。其中易白术为苍术，以增强宽中行气之力。白术和苍术，《神农本草经》不分苍术、白术，清代医家叶天士认为，"白术苦甘气和，补中焦，除脾胃湿，用以止汗；苍术苦辛气烈，能上行，除上湿，发汗功大"。患者当前以水湿为主要表现，故以茯苓、猪苓、泽泻健脾利水；患者近来小便量减少，考虑为阳虚膀胱气化不足，故加淫羊藿温补肾阳，车前草利尿通淋；熟党参则健脾补肺，补益中气；法半夏、化橘红、蒸陈皮、石菖蒲、瓜蒌皮行气豁痰，以疏通经络，有利水行；患者水湿痰饮蓄积日久，虽然未有固定刺痛、肌肤甲错、舌伴瘀点等瘀血见症，但血行受阻日久，必有瘀邪内蕴，故加牡丹皮、三七片活血化瘀。

在现代医学方面，患者既往心力衰竭病史明确，目前的疲乏、肢肿等症与心力衰竭患者运动耐量下降、液体潴留的特点相符，需要注意利尿以减轻负荷，同时注意兼顾电解质、逆转心肌重构等治疗。此外，患者伴有心房颤动、脑卒中、糖尿病、高血压、贫血等，在广东省中医院就诊期间完善相关检查，提示肾功能受损、血糖控制不佳，病情较为复杂，从目前的情况来看，患者预后较差，反复急性发作而再住院的概率较高，需要提前告知家属。

在用药方面，予培哚普利叔丁胺片延缓心肌重构、控制血压；呋塞米片联合螺内酯片减轻液体负荷；患者症状较明显，故加盐酸曲美他嗪片改善心肌代谢，营养心肌；非洛地平片降压。另予维持调脂稳斑、降糖等治疗，同时，嘱强化监测血压、血糖、心室率等，不适随诊。

二诊

时间：2017年8月10日。

基本情况：患者服药后现胃纳、睡眠较前改善，咳嗽减轻，双下肢浮肿消退。余症同前。舌淡红，腻苔稍减退，脉滑。家中自测血糖、血压等稳定（测量结果未携至诊室）。

分析：结合患者复诊所见，考虑痰湿得去，正气得归，此时正是正虚邪恋的阶段，此时正气大虚而余邪未尽，病情容易出现反复，故须鼓励患者坚持治疗。在用药方面，患者痰浊减轻，且多集中于中下焦，故去石菖蒲、瓜蒌皮；加麦芽炒用，去宿食，除胀满，消痰痞；患者长期服用利水药物，日久必伤阴分，故另加生地黄养阴。

🔖 |医案五|

患者 张某，男，80岁。

一诊

时间：2017年5月8日。

门诊血压及心率：血压为146/62 mmHg；心率为72次/min。

主诉：眠差10天。

基本情况：患者既往心力衰竭2年，家庭血压控制欠佳。家族性高血压病史。

近期出现眠差，多梦、易醒，上腹部不适，时有咳嗽，咳黄痰，量少，夜间为甚，下肢痹痛，时有抽搐感，双下肢无浮肿；平素平地步行约10分钟须停下歇息。二便尚调。舌淡，苔白浊，脉弦。

中医辨证：痰浊上扰。

西医诊断：慢性心力衰竭、冠状动脉粥样硬化。

处方：

桂枝10 g	蜜麻黄10 g	杏仁10 g	黄芩10 g
桑白皮10 g	法半夏10 g	橘红25 g	陈皮5 g
细辛3 g	蝉蜕10 g	防风10 g	白术10 g
紫菀10 g	鱼腥草15 g	款冬花10 g	

分析：患者为老年男性，因眠差前来就诊，故主症为睡眠不佳，多梦、易醒，次症包括咳嗽咳痰、上腹不适、下肢痹通等。

失眠指经常不易入睡，或睡而易醒不能再睡，或睡而不深易于惊醒等病症。从表现来看，失眠可分四类：其一，不易入睡，甚至彻夜难眠，多兼有心烦，常见于心肾不交；其二，睡后易醒，不易再次入睡，伴心悸、便溏，以心脾两虚为多见；其三，睡梦中时时惊醒，不易安卧，这类以胆郁痰扰为主；其四，夜卧不安，时伴腹胀嗳气酸腐，多为食滞内停所致。然而，临床上患者并不会按着书上的记载来生病，更常见的是各种兼证、变证。本案患者睡眠不佳表现为多梦、易醒，为心脾两虚、胆郁痰扰的表现。

那么，为什么会出现这样的情况呢？可以从如下角度来分析。

其一，患者年过八旬，脏腑精气渐衰，全身的各项机能出现不同程度的减退，这种变化不都是疾病所致，而是生理的过程。

其二，患者在就诊时谈到自己活动能力变差了，用自己的话说就是"以往我能走半个小时的，现在走10分钟就走不动了"，这种"走不动"的描述其实反映了心、肺等脏在功能上的退化。此外，患者在诊室期间言语流利、说话连续，可正常交谈，但自觉"气不够"，这种情况既不是常见的喘促（呼吸困难，甚则张口抬肩，鼻翼煽动，不能平卧），又有别于我们熟悉的气虚见证。其实，古人早已遇到过这样的情况，并为之起了一个十分贴切的名字："气短"，是不是很生动形象？气短亦为气虚的一种表现。在粤语中也有一个相对的词"长气"，指说话时气息长且足，形容人说话很啰嗦，没完没了。顿觉我们的语言实在博大精深，经得起时光的打磨与思维的碰撞。

其三，患者舌苔白浊，脉象为弦，提示痰湿内阻，但患者咳嗽，咳黄痰，两者似乎存在出入，怎么理解？患者痰量少，且夜间多见，其实为痰湿阻滞中焦，脾胃运化不足，阴津化生减少，痰湿久郁不出，炼液为痰。换言之，这里的痰，是老痰。

其四，通过上面的分析我们可以大致了解患者的病机，即痰湿蕴结，脾胃虚损。可是这又怎么和失眠联系起来呢？如果将我们的心肺之呼吸循环、脾胃之运化出入的过程比作人在散步，剧烈活动、情志过激就是人从散步改为快跑，睡觉就是从散步过渡到慢走以养精蓄锐。痰湿阻滞则好比人背着包裹出行，短期内可能没什么感觉，但时间长了肯定是受不了的，更何况是一直背着呢！再作一常见的比喻：许多人都有过熬夜甚至通宵的经历，熬完夜后大家都会有发自内心的疲惫，很想什么都不管就这样马上躺下去睡着，但经常熬夜的人会出现难以入睡的情况。用通俗的话说，这种失眠其实是"累"出来的，是累得睡不着。想通了这一点，在治疗上，就不能只知道用酸枣仁、远志等安神之品了。这时我们要做的其实是卸下包袱，即温化痰湿。

方中诸药可分为几类。法半夏、橘红、陈皮燥湿化痰；桂枝温阳通脉；蜜麻黄配合紫菀、款冬花及杏仁，润肺平喘；桑白皮入肺经，通调水道，宣肺利水；关于细辛，历代以来均有"细辛不过钱"的说法，主要指其药力峻猛，甚或成毒，故少量加入以增强温肺化饮之力；白术、防风则益卫健脾，蝉蜕解表等。

对于长期失眠的患者，除了疾病本身的病理机制外，还须考虑其他常见的生理因素，如情志方面是否总是忧心忡忡？心里是不是有什么顾虑？是否近期有什么家庭变故？起居方面，是否喜欢睡前大量饮水？是否习惯睡前读书看报或者看电视手机？是不是睡眠不定时？等等。

"患者"一词的定义为患有疾病、忍受疾病痛苦的人。每个人对此也许都有不同的解读。而从我们医生的角度来说，前来就诊的就是患者，在分工分科愈发精细的今天，这一概念甚至可细化为患有某系统疾病的人，如高血压患者、冠心病患者等。我们也总是习惯性地将患者存在的问题与某种疾病相联系起来，并致力于通过治愈疾病为患者排忧解难。这种想法的出发点是好的，在大多数情况下也是正确的。然而，有时我们需要跳出"治病"的限制，尝试从"治人"的高度去看待问题，往往会有新的收获。

二诊

时间：2017年5月15日。

基本情况：患者经治疗后睡眠深度较前增加，咳嗽、咳痰缓解，双下肢不适减轻，气短稍缓解，仍有下肢抽动感。舌淡，苔白腻，脉弦滑。

分析：现患者咳嗽、咳痰及气短等症状较前减轻，舌苔由白浊转腻，为痰湿得减、肺气得宣、水道通调的表现；湿化则气血畅行，阴阳自和，故睡眠改善。此时患者体内湿邪仍未尽去，散布于全身脏腑、经络。在这种状态下，人体好比一个炉灶，以阳气为柴火运化气血，确保气的运行、血的循环正常进行。痰湿则是锅里的水分太多，怎么办呢？可以倒掉或者舀掉一些（祛湿），也可以加大火力（温阳），但需要注意不要现在就开始放菜做饭（妄投滋补）。因此前方去蜜麻黄、黄芩、桑白皮、细辛、蝉蜕、紫菀、鱼腥草、款冬花，加泽泻、猪苓利水，祛湿从下而去，加杜仲、巴戟天温补肾阳，使痰湿得化，加黄芪补气升阳。

三诊

时间：2017年6月5日。

基本情况：现肢体抽动感较前减轻，时有下肢发冷。舌淡，苔微黄，脉弦滑。

分析：本次复诊，患者舌脉等症似乎自相矛盾。下肢发冷多考虑与寒凝、血瘀及痰湿相关；微黄苔一般主里证、热证。这时需有几点考虑：

第一点，也是最容易被忽视的一点，患者近期在生活起居上有没有与症状相关的特殊行为？就诊前在饮食、用药方面有无特殊？前一个问题，如广州6月正值气候炎热，部分老年患者则轻装出行，出行不慎则感受风湿。后一个问题主要是为了排除染苔的可能，即舌苔被食物或药物染色，这样的苔象自然没有参考价值，反而会起到误导作用。经询问后患者近期并无上述情况，暂不考虑。

第二点，寒象与热象并存并见的情况。这在临床上并非不可能，对于这种情况，中医的理论体系有专门的名词——寒热错杂。寒热错杂，用今天的话来说也是一种"综合征"，可进一步细分为上热下寒、表热里寒等多种类型。历代医家也创制出了许多脍炙人口的方剂对症治疗。如李东垣在其著作《兰室秘藏·心腹痞门》记载枳实消痞丸："……治右关脉弦，心下虚痞，恶食懒倦，开胃进饮食……"这个方子，主治表现为心下痞满、不欲饮食、倦怠乏力、大便不畅、苔腻而微黄、脉弦的脾虚气滞、寒热互结证。又如，在六经辨证中，厥阴病的一大特点便为寒热错杂，相应的方剂如乌梅丸、干姜黄芩黄连人参汤等，均可施用。这又与本案患者的情况存在出入。

第三点，在排除了前面两种情况后，还是从具体的辨证论治、整体观念等中医的纲领出发。如目前四诊所得的资料较少，不足以做出有把握的辨证，不妨再留个心眼，刨根问底，看看有没有其他被忽视的症状或变化。追问之下，患者诉服用上方后偶有口干，饮水缓解亦不甚明显，虽不严重，但既往少有。此外，患者最近时有上火的感觉，但因为近来天气炎热，自己觉得可能和气候变化相关，遂略过不提。由此，考虑为患者久病阴液已亏，加之长期服用前方，利湿太过，更耗阴气。阴津，其实是人体脏腑经络管道的润滑油，阴津不足则脉道艰涩，气血难行。气血不达四末，则虽用温阳化湿、行气活血等药，仍有下肢发冷；痰瘀病邪无化绝之出路，则郁久化热，故见黄苔。因此，须去陈皮、巴戟天、猪苓、黄芪，加党参健脾补肺生津，牡丹皮活瘀血，清虚热。

|医案六|

患者 许某，男，40岁。

一诊

时间：2019年2月18日。

主诉：胸闷10余日。

基本情况：患者近日因突发胸闷至外院住院，入院心电图提示胸前导联T波倒置，考虑为急性冠状动脉综合征，但完善冠状动脉造影检查，未见血管狭窄、闭塞等异常，遂要求出院。住院期间患者心脏彩超提示主动脉窦部及升主动脉近段增宽，全心增大，三尖瓣中度返流。肺动脉增宽，中度肺动脉高压，EF值为35%。

现仍时有胸闷，活动后气促，咳嗽，夜可平卧。余无明显不适。

嘱复查心电图、心脏彩超等检查。

2019年2月18日在广东省中医院进行心脏彩超检查，结果为：主动脉窦部及升主动脉近段增宽，全心增大，二尖瓣大量反流，三尖瓣中度反流，左心室收缩功能减退，肺动脉增宽，中度肺动脉高压。主动脉窦部厚度36 mm，升主动脉近段36 mm，左心房51 mm，右心室28 mm，室间隔11 mm，左心室（舒张末）70 mm，左心室（收缩末）58 mm，左心室后壁11 mm，右心房59 mm×49 mm，肺动脉26 mm；心排血量（cardiac output，CO）9.1 L/min，每博量（stroke volume，SV）87 mL/bit，E/A=1。心电图提示窦性心动过速，R波递增不良。

西医诊断：心力衰竭（？），扩张型心肌病（？）。

分析：患者为中年男性，既往体健，否认高血压、冠心病等常见心血管病史，否认家族性心血管病史，因突发胸闷至外院就诊，在此期间完善冠状动脉造影，已排除心脏血管病变可能，现诊断为心力衰竭，原因尚未明确。

人体各项机能的减退，大多需要经历由正常、代偿至失代偿的过程。简单地说，代偿，即脏器的功能逐渐减退，但可以通过其他途径暂时弥补。这种代偿就像是拆东墙补西墙的行为，注定是暂时性的；失代偿，即器官功能明显下降，以至于机体无法通过其他途径改善。例如，心脏的功能主要是泵血，心功能下降时心排出量即减少。这时，为了供应全身的需要，机体可以通过兴奋神经、促进血液再分配，优先供应重要器官及动员心肌来使心脏超负荷工作，好比我们偶尔熬夜加班工作。这种情况，一两次倒也还好，如长此以往，则会出现心脏不堪重负的情况。

（1）长期的心率代偿性加快，在增加心排出量的同时也增加了心肌耗氧量。而且缩短了冠状动脉供血和心室充盈时间，最终的结果是降低了心排出量。

（2）血液的再分配导致肾血流量减少（这是为了保持一定的回心血量），既加重了肾缺血，也通过一系列神经—内分泌机制引起水钠潴留，反而使心脏的压力升高。

（3）动员心肌在初期可使心肌收缩的功能单位增加，心肌变得肥厚，心肌收缩力加强，从而泵出更多的血，但当持续的动员超过心肌细胞所能承受的极限时，肥厚的心肌一方面收缩能力较正常心肌下降，另一方面导致心室腔相对变小，引起心脏舒张功能减退（即无法充分充盈）。

上述重重机制即引起了慢性的心力衰竭。因此，有症状的心力衰竭是机体失代偿、心功能下降至一定程度的表现。另外，有必要强调的是，心力衰竭（无论何种原因）作为一种心功能下降的综合征，是十分需要引起重视的。

对于本案患者，结合一开始介绍的心力衰竭的病因、诱因及患者平素的一般情况，暂不考虑常见于中老年人的缺血性心脏病，而需要注意以扩张型心肌病为代表的心肌病变的可能。

所谓扩张型心肌病（dilated cardiomyopathy，DCM），指非高血压、

心脏瓣膜病、先天性心脏病或缺血性心脏病引起的，以心室扩大、心肌收缩功能减退为特征的一类心肌病变，其主要表现为心脏逐渐扩大、心室收缩（即泵血）功能减退、心力衰竭、室上性或室性心律失常、血栓栓塞及猝死等。

患者目前完善的心脏彩超结果支持扩心病的诊断，但这一诊断是否确诊？患者突然发病，病因是什么？原发还是继发？是否存在其他潜在的病变？这些都还需要进一步明确。

因此，首先需要对患者说明病情的严重性，使其对自身的情况有较为充分的认识。患者觉得自己只是有点胸闷而到医院检查，却平白无故地被送到手术台做了冠状动脉造影（而且未见血管病变），后续住院期间诊断未明确，症状未缓解，遂要求出院转诊，因此前来就诊时心中多少有些不忿，对检查较为抗拒，这是可以理解的。即便如此，DCM为引起心力衰竭、心律失常及猝死的常见疾病之一，更不用说患者已经出现了疑似心力衰竭的表现。患者为中年男性，平日工作应酬较多，因此在生活方面尤其需要注意避免病毒感染、减少工作应酬、减轻精神压力、保证充足睡眠等。

其次，明确的诊断无疑决定着治疗的方向甚至预后的好坏。患者现诊断未明，切不可"自乱阵脚"，还需要进一步完善相关检查。患者虽然已完善心电图、心脏彩超及冠状动脉造影等，但仍建议完善心脏磁共振检查，其对心肌功能的检测、对心肌组织学特征的识别是前面几种检查无法替代的。经考虑后患者表示同意择期进行检查。

对于患者目前的症状，暂予对症处理。琥珀酸美托洛尔片为β受体阻滞剂，据目前研究证实，具有减少心肌损伤和延缓病变发展、显著改善成年人的心力衰竭和DCM的预后效果。患者现主要症状为胸闷，考虑为心功能减退及肾素—血管紧张素—醛固酮系统的过度激活致使水钠潴留，因此予袢利尿剂呋塞米片减轻液体负荷，醛固酮受体拮抗剂螺内酯片进行治疗。

嘱患者注意监测血压、心率，不适随诊。

二诊

时间：2019年3月4日。

基本情况：患者维持前诊用药方案，现胸闷较前缓解，仍有活动后气促的症状，时有咳嗽，无明显肢体浮肿，夜可平卧。舌淡胖，苔薄白，脉弦滑。患者初诊时拒服中药，但复诊时因见到其他病友离开诊室时大多带着中药处方，遂心生好奇，要求联合中医药汤剂治疗。

处方：

红芪1袋　　　　黄芪30 g　　　　人参10 g　　　　桂枝15 g

猪苓15 g　　　　茯苓15 g　　　　泽泻15 g　　　　车前草10 g

杜仲15 g　　　　牛膝15 g

分析：患者现症以胸闷、活动后气促为主，伴咳嗽，为气机失调之征兆，结合舌脉，考虑为气虚湿蕴，治以益气化湿为法。这里需要注意，患者现正服用其他具有利尿效应、减少心肌损伤的药物。利尿其实就是将人体内的水分排出体外，与祛湿的内含有一定的重叠但绝不等同。同理，减少心肌损伤与中医理论体系里的养心或许有相似的效果但并非同义词。知道了这一点，对我们的处方用药有什么作用呢？其一，有吃呋塞米片和没吃呋塞米片，体内的状态肯定是不同的——前者会比较"干"。这就要求我们相应进行兼顾，例如注意酌情减少利水效力，加入养阴之品避免过"干"，增强益气力度，促进气血循环等。其二，现代医学里说的利尿药不等于利湿，两者在概念、机制等方面存在显著的不同，因此在用药时该用的还是需要用。怎么办呢？还是在辨证论治的大前提下适当调整。在现代中西医交汇融合的大环境里，中西结合也可理解为中医体系整体观念的又一诠释。

在用药方面，予红芪、黄芪及人参补益肺脾之气，三药成鼎足之势，红芪偏阳，黄芪偏补气，人参兼顾生津，共奏益气之效。这就好比大厦将倾，独木难支，于是我们用这三根"柱子"保障气机得以通行。桂枝则温通经脉，助阳化气，配合猪苓、茯苓及泽泻利水渗湿，此为经方五苓散的雏形。这里还选用了杜仲、牛膝。在很多人的观念中，杜仲、牛膝就是补肾、治下元虚衰的腰痛、腿软、夜尿频多等症状的，而患者为中年男性，又没有这些症状，为什么加? 杜仲联合牛膝，还具有坚固筋骨的效果。利湿过度，最主要的影响是阴津损耗，津液亏虚。人体除了脏腑中的精和脉管内的血之外，其他所有正常的液体均属于津液的范畴，其中当然也包含了肢体经络中的气血津液。此时津液不足，则肢体经络濡润减少，也是受损的病理及生理表现，因此酌加杜仲、牛膝坚固筋骨。这也提示我们，所谓补益，必有具体的对象，不出气、血、精、阴、阳，或为其中一种，如补气、养阴，或为其中多种，如气阴并补或阴阳俱补等。这里实际有一条潜在的"经络、三焦、六经、卫气营血—脏腑—精、气、血、阴、阳"的联系。在西医方面，患者仍对自己的病情感到怀疑，曾于数日前至外院完善心脏彩超，结果与广东省中医院报告基本一致，仍然考虑DCM可能性大，且冠状动脉CT增强提示冠状动脉粥样硬化，这才认命，老老实实看病吃药。患者症状较前缓解，故予维持目前方案。

三诊

时间：2019年4月15日。

基本情况：患者现胸闷明显缓解，无明显活动后气促，已无咳嗽，但腹胀，胃纳较前下降。舌淡，苔薄白，脉弦。

分析：患者近期规律用药，症状得到明显缓解，又慢慢恢复了平时的工作节奏，应酬也开始多了起来，只是记得烟酒不沾，但近日肉类的摄入量较平时明显增多，故加山楂5 g以消食化积。

山楂、神曲、麦芽为临床较为常用的三种消食药，均有消食化积的功效；三者炒焦合用，又名"焦三仙"，有明显的健脾化积的效果。这三者也有各自的特点。

山楂味酸甘、性微温，主消肉食，兼有行气散瘀的功效，适用于因摄入肉食为主导致的饮食积滞、气郁血瘀所致的胸腹疼痛等。

神曲又名"六神曲"，由面粉和莱菔、辣蓼、青蒿、杏仁、赤小豆及苍耳子六种材料混合后经发酵而成，酸辛而温，消食之力较强而健胃和中，其所消之食以面食、金石为主（因此古代有时以之作为金石药剂的赋形剂），又可用于食积兼有外感发热者。

麦芽甘平，入脾、胃、肝经，除健胃消食之外，又有回乳消胀之效。据《本草纲目》记载，麦芽"消一切米、面、诸果食积"，因此最适于米面薯蓣等食积，且由归经可知，麦芽具有回乳及疏肝之效。

在后续的随访中，患者仍维持前诊用药，气促、腹胀及纳减等逐步缓解，相对平稳。随访期间的检查结果如下。

2019年5月10日心脏彩超提示：左心房及左心室增大；二尖瓣、三尖瓣少量反流；左心室收缩功能减退；射血分数（EF）为40％；心排血量（CO）为4.8 L/min。

2019年7月1日心脏磁共振平扫+增强提示：

（1）全心增大，以左心室为著，左心室间壁心尖部少许脂肪浸润，请结合临床，注意扩张型心肌病。

（2）左心室功能不全。左心室射血分数（LVEF）：46％，CO：4.3 L/min。左心房前后径约4.4 cm，左心室横径约6.4 cm；右心房前后径约5.4 cm，右心室横径约4.8 cm。

2019年12月18日心脏彩超提示：左心房、左心室、右心室稍大；二尖瓣、三尖瓣少量反流；主动脉窦部及升主动脉增宽。

|医案七|

患者　程某，女，80岁。

一诊

时间：2019年3月7日。

基本情况：患者精神疲倦，乏力，动则汗出，口干欲饮，饮水后缓解不明显，肢体痹痛，下肢轻度浮肿。舌淡暗，苔白浊，寸滑，关沉迟。既往高血压、心力衰竭病史多年，因心律失常行起搏器植入（具体不详），现用药情况未见，自诉近期家庭血压、心率在正常范围内。

中医辨证：气虚痰瘀。

西医诊断：心力衰竭、具有起搏器、高血压2级（很高危组）。

处方：

法半夏10 g	茯苓10 g	黄精10 g	人参10 g
黄芪60 g	杜仲10 g	苍术5 g	丹参10 g
牛膝10 g	党参15 g	陈皮6 g	厚朴10 g
北沙参10 g	麦冬10 g	红芪1袋	

分析：患者为老年女性，因疲倦乏力前来就诊，结合四诊所得，患者症结所在为虚实夹杂。神疲乏力，动则汗出，为气虚之征兆；口干欲饮，饮后无明显缓解，结合舌脉，则提示痰瘀内藏，其中又以痰浊为甚；肢体痹痛则为气虚推动无力、痰浊瘀阻脉络致使肢体失于濡润。由此，患者体内的情况就比较明显了。

在治疗上，结合患者的情况，总离不开健脾益气化湿的大法，同时需要兼顾行气活血，气血得行则痰湿自去，注意养阴以防损耗阴津。故予法半夏、苍术、陈皮燥湿，厚朴化湿，茯苓渗湿；人参、黄精、党参、红芪共用，气阴并补；黄芪重用，推动气行；丹参清心活血；杜仲、牛膝强壮筋骨；另加麦冬养阴。

从前面多位患者的病案中可以看到两点：第一点，心力衰竭不仅仅意味着心脏功能的减退，也对睡眠、活力、心态等多个方面产生深刻的影响。当然，不止心力衰竭，这种现象在多种慢性病中并不少见。第二点，不同的患者症状不同，但病机相似，如许多患者均有头重如裹、肢体肿胀等属湿者，或恶风畏寒、体虚自汗等属表虚者，其病机相似，因此在治法上大多同类，为中医学说的"异病同治"。此外，同一疾病的不同患者，虽有相似的症状，但因其病因、病位、病性等（联合构成病机）不同，因此在治疗上可能大相径庭，这就是"同病异治"。这里或许还可以细化这一说法，具有类似病机、症状者，可用同类的药物进行治疗。如附子用于阳微欲绝之肢冷汗出、语声低微者，茯苓可用治水湿内停之水肿、泄泻、小便不利等。尽管对于不同的患者、不同的情况，疾病、病机、症状各异，在治疗上也天差地别，但就最后的用药上看，益气大多离不开党参、白术、黄芪，养阴少不了麦冬、女贞子、旱莲草，祛风多赖于防风、钩藤等。

医圣张仲景在其著作《伤寒论》中创制的诸多经典方剂在今天得到广泛的应用，有人统计，《伤寒论》全书中出现过的中药种类仅接近100种，其中常用的更是只有10余种，以至于麻黄、桂枝、柴胡、黄芩等药在许多医家看来都带有明显的经方特色。

在当代，邓铁涛教授曾治愈许多疑难病症，其验方公开之后，也只有党参、白术、茯苓、甘草等平常之药。有人问邓铁涛教授个中缘由，邓铁涛教授总是幽默地说："打仗都是靠海陆空三军，但有人打胜仗，有人打败仗。"可见，用药不必在奇，但必在精；不必在新，但必在准。

在西医方面，患者目前尚属稳定，查体下肢轻度凹陷性浮肿，但因用药情况不明，暂嘱规律用药，注意记录每日用药种类、用量以备复诊。

从这里也能体现中医学和现代医学的一点不同。相比现代医学，中医学给人的感觉，更有一点"感性"的味道——它更关注人主观的异常感觉，而无论是否强烈及是否合乎常理。如《灵枢·淫邪发梦》曰："……阴阳俱盛，则梦相杀；上盛，则梦飞，下盛，则梦堕；甚饥，则梦取；甚饱，则梦予……"这便是对在今天看来仍属奇异的梦境进行了阐释与解读。又如，《灵枢·阴阳系日月》曰："……卯者，二月，主左足之太阳；午者，五月，主右足之太阳……"此则对地支、月份及人体部位的联系进行了阐发。暂且抛开对错不谈，这种阐释反映了一种宏大的整体观念——将人体与身边的一切视为一个整体，每种变化都好像是推动了环环相扣的齿轮，有着潜在的影响。这无疑使之更接地气，使人易于从感性的角度去理解、接受，但从医学实践角度来看，这在一定程度上对其应用造成了不利的影响，因此需要在理解的角度上批判学习，去芜存菁。

二诊

时间：2019年3月21日。

基本情况：患者疲倦、乏力及汗出较前缓解，口干感减轻，近来时有怕冷，加穿衣服、开暖气亦不能缓解。舌淡暗，浊苔转薄白，脉转细。

分析：患者服药后主要症状缓解，提示治疗有效。患者浊苔化去，脉象转细，提示痰湿减少，总体而言，邪去而正气自安。患者诉怕冷，添衣不解，一方面与当时气温变化较大有关，另一方面需要注意是否化湿太过以致耗损正气，无以护卫外表。

患者的这种怕冷和平时气温下降时我们主观感受到的寒冷不完全是一回事，而这恰恰是"恶寒"与"畏寒"的差别所在。患者自觉怕冷，多加衣被或近火取暖而不能缓解者，谓之恶寒；患者自觉怕冷，多加衣被或近火取暖而能够缓解者，谓之畏寒。同为寒证的表现，两者在机理上有着一定的不同。

恶寒多因肌表感受寒邪，卫分失于温煦所致，多见于表证，在中医里又有"有一分恶寒便有一分表证"的说法。畏寒在病位上更偏里一些，其形成多责之于寒邪内侵中焦脾胃，或机体阳气虚衰，无力温煦，多见于久病而脏腑虚损者。

因此，本次用药须在前方的基础上加减，去北沙参、麦冬，党参加量健脾补肺，加附子补火散寒。

05

第五章

杂 病

其他病症临床诊治医案

其他病症临床诊治医案

┃医案一┃

患者 刘某，女，57岁。

一诊

时间：2017年7月10日。

基本情况：患者既往焦虑障碍病史，曾因焦虑至多方就诊未果（具体不详）。平素时觉头部发胀，头晕，耳鸣，听力减退，心情紧张，坐立难安，眠差。今晨头晕明显，心慌，口腔溃疡，容易出汗，心情无端紧张。纳可，眠差，白天小便次数频多，夜间无起夜，大便正常。既往曾于外院体检未见明显异常。舌淡暗，苔黄腻，脉滑数。

中医辨证：气虚痰瘀阻络。

西医诊断：焦虑障碍。

处方：

法半夏15 g	竹茹10 g	化橘红20 g	瓜蒌皮20 g
细辛3 g	黄芩10 g	白茅根10 g	石菖蒲10 g
淡竹叶10 g	葛根30 g	夏枯草10 g	丹参20 g
川红花10 g	夏天无10 g	当归10 g	鸡血藤20 g

分析：患者为中老年女性，前来就诊时症状较多，但总体以焦虑为主。从中医辨证来看，其属于虚实夹杂，耳鸣、听力下降，似为天癸亏虚、冲任

枯竭的表现。追问既往月经的情况，答曰"大致规律、正常，于50岁绝经。现今的症状40多岁时就开始出现了，但未到十分影响日常生活的地步，这几年开始逐渐加重。"这也佐证了这一观点。《素问·上古天真论》曰："……（女子）七七，任脉虚，太冲脉衰少，天癸竭，地道不通……"《灵枢·天年》也指出，"……五十岁，肝气始衰，肝叶始薄，胆汁始减，目始不明；六十岁，心气始衰，苦忧悲，血气懈惰，故好卧；七十岁，脾气虚，皮肤枯……"

那实的方面呢？从舌脉来看，患者舌苔黄腻，口气臭秽，热象明显。一般而言，如为单纯的热象，则多有口干欲饮、舌象偏红、苔偏干燥的表现，但患者无口干，舌苔不干，反偏于腻苔，故推知湿热内蕴，则头晕为痰邪扰乱、清窍失宁所致；心失所养，邪扰心神，则见心悸（即心慌）；日久甚则影响情志，容易紧张；口腔溃疡为现代医学的病名，多表现为口腔黏膜的溃疡性损伤，多具有红、肿、痛的特点，病机十九条中便有"诸热瞀瘛，皆属于火""诸痛痒疮，皆属于心"的说法，故多辨为心火上炎所致。

根据热邪的程度、病位等不同，热证的舌象可表现为淡红、深红、绛红等，如兼夹其他病邪，亦可有相应的改变，但总以红色为多见。本案患者呈现为淡暗，再细望舌，可见舌边散在瘀斑，提示瘀象，考虑为痰热阻滞气机，气不足以推动血行，日久变生瘀血。

这里还有一点值得玩味：按上面的说法，患者则兼有气虚、痰热、血瘀，气虚为标，痰、热、瘀为本，标本之间哪个是主要矛盾？

患者有一个症状比较特别：白天小便次数频多，夜间无起夜，该如何解读呢？常见的情况是，日间小便正常而夜尿频多、小便清长，这种情况多考虑肾之封藏减弱，责之肾脏亏虚；如伴有淋沥刺痛、小腹拘急引痛者，则属淋证，考虑为湿热蕴结下焦，肾与膀胱气化不利所致；如小便量少，排尿困难，甚则闭塞不通者，则属癃闭，总责之于肺、脾、肾等脏；而夜间正常、白天频多的，结合其他症状，则更倾向于认为心失所养、痰浊阻遏气机。

我们说，心主神明，《灵枢·本神》也说："任物者谓之心。"这里的"心"，不是胸腔中运行不息的有形脏器，而是精神意志的反映。从这一层面而言，中医的心更像是实体的大脑。而从哲学的角度来看，心主神明也可类比为人的主观能动性，即能动地认识世界，并在认识的基础上对来自内部或外界的刺激做出应答。人的认识不总是正确的，有着一定的局限性，"钻牛角尖"时更是如此。而对于神明之心，当神明蒙蔽，则可表现出不当的"应答"，由此出现白天多尿的情况；有人可能会问，那夜间呢？白天人是清醒的，这时身体受心神的支配最为明显；当夜间入睡时，这种支配的关系则大为减弱，因此可有上述异常。

所以在治疗上，应以化痰祛瘀清热为主，待病邪去后再徐徐进补，方用温胆汤加减。《岭南采药录》载化橘红"治伤寒胸中痰热，水谷失宣，神明不通"，投之宣通神明，燥湿宽中；石菖蒲化湿宁心；细辛通窍；夏枯草、淡竹叶和黄芩则有助清化痰热。在血瘀方面，用丹参、川红花和当归活血养血养心；患者痰瘀互结，郁阻经络，故加鸡血藤、夏天无活血通络。口腔溃疡考虑可能为火热炎上，除清化痰热外，加葛根生津凉润，再加白茅根引热从下而去。

二诊

时间：2017年8月7日。

基本情况：患者现心悸、头胀、眠差、耳鸣等症均有好转，近日肩颈酸痛，口干、口苦。舌淡暗，苔白腻，脉沉。

分析：患者服药后，诸症均有缓解。舌苔从黄腻转白，提示痰热渐去，故去夏枯草、淡竹叶、白茅根等寒凉之品；脉象由滑数变沉，沉脉主里，则考虑为痰浊郁于经络所致。

患者从上次就诊至本次复诊，在此期间间断服用中药，从时间跨度上来看已不算短，主要的症状逐渐缓解，但从复诊的情况来看，仍有伏邪在里，宜徐徐图之，不可疏于调养。临床上不时可遇到久病转安的患者，大病初瘥后即再复发。复发的原因主要为病后起居、饮食、劳逸不当所致，如日夜颠倒、暴饮暴食、房劳过度等，在中医理论中也有相应的"食复""劳复"等名。如《医宗金鉴》曰："新愈之后，脏腑气血皆不足，营卫未通，肠胃未和，惟宜白粥静养。若过食胃弱难消，因复烦热，名曰食复。若过劳役复生热烦，名曰劳复。"

值得一提的是，在许多人的观念中，所谓病好了，就是医生同意出院了或者症状基本缓解了，这种观点是片面的。能不能出院，一看是否满足出院指征，二看住院治疗有无价值、必要。如病情趋于康复、好转，当前的重点不是治病，而是静养时，出院回家可能更合适；而症状基本缓解更不代表疾病痊愈。一方面，不同的疾病其发展、转归各不相同，部分存在潜伏期疾病可使患者本身出现症状完全缓解的假象；另一方面，疾病的发生、发展是人体内正气与邪气交争的过程。较为理想的情况自然是邪去而正气不伤了，但不妨换种思路来看这个问题，所谓"正气存内，邪不可干"，病邪能侵入机体致病，本身在一定程度上就说明了正邪差异不大，因此痊愈的时候最常见的应当是邪去而正虚。此时正气亏虚，如再不慎感受外邪，复发就不足为怪了。

结合复诊所见，患者痰热已逐渐转为痰浊，宜用健脾化湿法。虽然患者上述症状均有好转，但其实还处于气虚痰瘀蕴结的状态，故选用扁豆、陈皮、枳实、黄芪、太子参等较平和的药物；口干、口苦，考虑是先前投用行气之药引动内风，化湿则有损耗阴津之虞，两者相合，则见内风、内燥，故加钩藤息风，桑叶润燥；患者瘀象仍在，现诉肩颈酸痛，痛处固定，故为瘀血阻络。川芎为血中气药，《本草经解》称其"入肝而辛温，则血活而筋舒，痹者愈而挛者痊"，加之合桃仁活血止痛。

▎医案二▎

患者 梁某，男，47岁。

一诊

时间：2017年4月21日。

基本情况：患者近1周胃脘部胀满，口苦，痰多，耳鸣耳胀，大便秘结，平素时有心悸、气短，纳差，眠一般，小便正常。舌淡红，伸舌右偏，苔白浊，脉沉。

既往发现血压升高3年，最高血压达160/90 mmHg，现每日服用富马酸比索洛尔片5 mg降压，血压控制尚可。2016年体检发现心律失常后诊断为阵发性房颤，现每日服用华法林钠片2.5 mg抗凝，近期无出血征象。

既往面神经麻痹、小脑梗死病史，现遗留伸舌右偏。

中医辨证：寒热错杂，痰浊中阻。

西医诊断：腹胀，心房颤动，高血压2级，小脑梗死，面神经麻痹。

处方：

法半夏10 g	橘红20 g	薤白10 g	党参30 g
黄芪45 g	干姜5 g	炙甘草10 g	磁石30 g（先煎）
川芎10 g	桃仁10 g	大枣10 g	枳实10 g
丹参20 g	黄连3 g	黄芩10 g	

分析：患者为中年男性，主要因胃脘胀满来诊，表现为上腹满闷而不痛，按之柔软，故考虑是气机阻滞所致，当属中医学痞满范畴，辨为胃痞病。《伤寒论》对"痞"的阐发为"但满而不痛者，此为痞""心下痞，按之濡"。

在字义上，"濡"有湿滑、缓慢之义，又通"软"，指代柔软；脉象中亦有濡脉，《濒湖脉学》载其"极软而浮细，如帛在水中，轻手相得，按之无有，如水上浮沤"。可见，"濡"反映的是一种柔软、湿润的状态，故触按之有形而无痛，对于人体来说，则多考虑由气滞痰阻所致。

临床上须注意将痞证与其他相似的几种病证鉴别。

首先为结胸证，二者症状相似，但在病机上，痞证相对属于虚证，后者属实证。痞为无形的痰、气交结汇聚，而结胸则为邪气结于胸中所致，依据主要症状可分为两类：一类为胸胁触痛，头颈强硬，发热汗出，脉象表现为寸浮关沉；一类为全腹硬满而痛，拒按，大便秘结，口舌干燥而渴，午后稍有潮热，脉沉结。

此外，胃痞尚须与胃痛鉴别。典型的痞证，表现为一种胀满不适的感觉；而胃痛的"痛"，或者说医学上的"痛"，实际上是一种较为宽泛的概念，包含了酸、麻、胀、痉挛等令人不适的感觉，与痞证存在重叠。

患者胃脘胀满，但满而不痛，触之柔软，为痰、气等无形之邪汇聚所致；气机阻滞，则胃失和降，脾气不升，水谷精微运化不利，停聚则化生痰浊，进一步加重了气机的阻滞，形成恶性循环。痰气交阻中焦，则见白浊苔；在津液的输布中，肺主宣发肃降，通调水道，输布不利则沦为储痰之器，上逆而咳；痰湿中阻，郁久化热，故见口苦；脾胃气机失运，则大肠传导失司，故便秘；肝木常犯脾土，土虚木乘，肝气挟痰上逆，故见耳鸣耳胀；气机不行，日久心气亏虚，心失所养，则见心悸、气短；脾胃不和则卧不安，故见纳差、睡眠一般。综上，考虑辨证为寒热错杂，痰浊中阻，方选用半夏泻心汤。

半夏泻心汤出自《伤寒论》："……但满而不痛者，此为痞，柴胡不中与之，宜半夏泻心汤。"本方的特点为寒热并用以和阴阳，苦辛并进以调升降，补泻兼施以顾虚实。原方中，法半夏取其辛开散结以除痞及和胃降逆之功，为君药；臣药则为干姜和黄连、黄芩，干姜温中散寒，黄连、黄芩清降泄热；又佐以党参、大枣补益脾胃之气以促运化，同时防温燥、苦寒药伤及虚土；最后取炙甘草为使，调和诸药。本案则在原方的基础上进行化裁：加黄芪补气升阳，推动气机运转；橘红、薤白宽中行气，又有化痰之功；再加川芎、丹参行气活血，桃仁、枳实通腑泄浊，磁石平肝潜阳。

二诊

时间：2017年4月28日。

基本情况：患者服药后胃胀痞闷缓解，咳痰减少，现大便两日一行，仍有耳鸣、双耳发胀，活动、情绪激动及休息不佳时明显，口苦。舌淡红，苔白浊，脉沉。

分析：复诊时患者胃胀痞闷、痰多、便秘等症状均有明显缓解，但仍耳鸣耳胀、口苦，此时有两点考虑：其一，前方用药偏于辛散、温燥，有化火伤阴之虞；其二，上方治法，以调运中焦为主，重镇潜阳、清肝平肝的力度稍显不足。两者均可引起口苦、耳鸣等症。遂加减如下：去干姜、川芎，易党参为太子参，易薤白为瓜蒌皮，黄芪改五指毛桃，在补气行气化痰的基础上偏于滋润。另加牡丹皮、生地黄凉血养阴，当归、红花增强活血之力。龙骨为古代多种大型哺乳动物的骨骼化石，《本草经解》载其"味甘可以缓肝火，气温可以达清气，甘平可以藏肝血"，取之以增强平肝潜阳之力。

医案三

患者 陈某，女，28岁。

一诊

时间：2017年11月10日。

门诊血压及心率：血压为142/70 mmHg；心率为101次/min。

基本情况：患者反复头部胀痛，颈项酸重，时有嗳气，自觉腹胀明显，右侧为甚，纳一般，眠可，二便调。舌淡红，苔白浊，脉弦数。

分析：患者发现血压升高1年，血压最高约150/80 mmHg，未服用降压药物，平素未常规监测血压、心率。

中医辨证：肝阳上扰。

西医诊断：头痛，高血压1级。

处方：

天麻10 g	钩藤30 g（后下）	决明子30 g	夏天无10 g
葛根30 g	丹参30 g	菊花10 g	夏枯草10 g
法半夏10 g	胆南星10 g	柴胡10 g	赤芍15 g
木香10 g（后下）	砂仁10 g（后下）	厚朴10 g	槟榔10 g

分析：患者为青年女性，以反复头部胀痛为主诉来诊，其中医诊断为头痛无疑。头痛，是日常生活中十分常见的自觉头部不适的症状，既可单独出现，也可见于多种疾病的演变过程。

我们说诊治，必定是先诊而后治，即明确诊断，才能治疗得当。

头痛的辨证，首辨外感内伤。外感者，多因起居不慎，感受外邪，风、寒、湿、热等病邪上扰清空，壅滞经络，不通则痛。其在病机上，病位多偏浅表，病性多属实证。内伤者，多因饮食、劳倦、房事不节、病后体虚等原因，或肝阳上亢，或瘀血阻络，或头目不荣而发。在病机上，病位趋里，病性有虚有实，多责之于肝、脾、肾三脏。此外，外感而发者往往急性起病，病程较短，症状明显，表现为掣痛、跳痛、灼痛、胀痛等，痛无休止；内伤所致者病程则偏长，症状迁延，表现为隐隐作痛、空痛、昏痛等。两者的鉴别难以依据某一点完成，须注意综合考虑。

据此可询问患者发病情况，可见近期无外感病史，发作日久，每因暴饮暴食、情志过极及休息不佳诱发，则推知属于内伤头痛。

其次辨经络脏腑。四诊合参，患者头部胀痛乃肝阳上扰清窍所致。肝气犯胃，且肝之上升太过，致使胃之和降相对不足，胃失和降，气机停滞，故见腹胀、嗳气。局部经络运行不畅，则见肢体酸痛。苔象白浊则证实中焦运化失职。痰浊中阻，脉滑数而有力提示内有郁热。

再者，对于尚未绝经的妇女，尤其青年女性，需要关注发病、缓解是否与月经相关。如是，则多归于月经前后诸证的范畴，在治疗上又有不同。

故在治疗上以平肝潜阳、化痰降逆为法，方选天麻钩藤饮加减。方中天麻、钩藤、决明子、菊花平肝潜阳息风；夏枯草"禀金水之气味，所以专入少阳，解风热之毒"，用之以清泻肝火；夏天无、丹参行气活血、通络止痛；柴胡、赤芍疏肝解郁，调畅气机；法半夏、胆南星化痰；木香、砂仁、厚朴、槟榔行胃肠之气以降逆；辅以葛根解肌舒筋。

在西医方面，患者既往高血压病史，就诊时测血压稍高，不排除高血压性头痛可能。高血压所致的头痛以后头部重痛为多见，据此可辅助鉴别。此外，有一点尤其重要：患者为不到30岁的年轻女性。三四十岁患高血压者尚不罕见，青年女性的血压异常升高尤其需要注意排除继发性高血压的可能性，切不可只盯着血压和心率等指标，见高则降，见快则降。要知道，血压的管理不是治疗的重点，将之视为一种基础手段或许更为符合当前大家的认识。如果可以，最理想的做法自然是找到高血压的成因并进行治疗，岂不是一劳永逸，皆大欢喜？只是目前的医学尚没有达到这样的程度罢了。

在现代医学的定义中，头痛的概念更为具体：局限于头颅上半部的疼痛（眉弓、耳轮上缘和枕外隆突连线以上），主要有额、顶、颞及枕部的疼痛。头痛的诊断可从既往病史、发病症状、病程长短等着手，必要时完善头颅CT等检查。

二诊

时间：2017年11月17日。

门诊血压及心率：血压为119/70 mmHg；心率为84次/min。

基本情况：患者头部胀痛、颈项酸痛明显缓解，精神较前好转，现无腹胀，嗳气频率降低，纳一般，眠可，二便调。舌淡红，苔白，脉弦滑。

分析：患者复诊时头部胀痛等症状均有缓解，浊苔减轻，提示用药后肝阳得降，痰浊化去，但这一过程是在中药的辅助下完成的，如邪未出尽而停药则症状多有复发，而我们用药的最终目的恰恰是让患者不必服药而免除病邪的侵扰，完全恢复正常。因此在治疗上宜以扶养正气为大法：予党参、黄芪健脾益气；木香、厚朴行气宽中；干姜温中化饮；法半夏、陈皮化痰降逆；柴胡、白芍柔肝止痛；天麻、桑叶平抑肝阳，更有凉润之意；川芎、白芷祛风止痛；田七活血化瘀；再加入全蝎、蜈蚣以加强祛瘀通络止痛之功。

另外，尤其需要强调的是嘱患者避风寒、畅情志、慎起居。对于出院的患者，我们总会在出院记录上写下类似的话，但认真贯彻落实的患者大概不多。大病初愈后的一两周确实能做到保重身体，但后面就"好了伤疤忘了疼"，再发病也就不足为奇了。

还有一个问题值得探讨：为什么对于大多数疾病来说，住院恢复得更快？很多人的第一反应是住院全天有医生看着，对症用药进行治疗，自然和在家或者在门诊不同。实际上，这只是其中一个原因。另有两个方面的原因也起到了不可忽视、举足轻重的作用。其一，为贴切的护理工作；其二，为患者静养的心态。到位的护理使患者的病情得到及时有效的处理，而静养的状态则确保患者得以从纷扰的事务中抽身，静下心来对抗疾病，二者缺一不可。有人曾说，如果患者配合医生，就是医生和患者一起对抗疾病；相反，患者不配合治疗，就相当于医生需要同时对抗患者和疾病，难度自然不同。

医案四

患者 吴某，女，47岁。

一诊

时间：2017年7月3日。

基本情况：患者平素怕冷，头晕、头胀，多汗，眠差，经期延长，量少，纳欠佳，二便尚可。舌淡，苔黄腻，脉沉。

高血压病史9年，最高血压达160/95 mmHg。既往长期服用替米沙坦片80 mg降压，近期服用降压药后监测血压偏低，故自6月10日至就诊时停用降压药。

家庭血压及心率：血压为117～133/79～84 mmHg；心率为59～83次/min。

中医辨证：肝郁脾虚。

西医诊断：高血压2级，围绝经期综合征（待查）。

处方：

法半夏15 g	姜竹茹10 g	黄芩10 g	薏苡仁30 g
炒白扁豆30 g	牡丹皮15 g	丹参20 g	化橘红20 g
陈皮15 g	当归10 g	鸡血藤15 g	川芎10 g
柴胡15 g	白芍15 g	香附10 g	炙甘草3 g

分析：患者为中年女性，就诊时的症状较多，包括怕冷、头胀、多汗、失眠及月经失调等。这样的情况看似十分棘手，但从临床经验上看，病情最麻烦的往往不是很多症状的患者，而恰恰是那些只有一两种症状或者说轻微症状的患者。一方面，症状多的，除非疑难杂症，否则治疗（无论中西医）或多或少有帮助，能得到缓解。另一方面，症状不明显的，往往要么是"冰山一角"型，另有其他症状深藏在体内，需要耐心挖掘；要么是"独此一家"型，孤立发病，这就十分考验接诊医生的水平了。

"不怕多，只怕少"的现象在临床实践中其实并不少见。例如，在进行结肠镜检查时，肠道息肉是十分常见的。要知道大部分的肠道息肉并不会引起消化道症状，那为什么要钳除息肉呢？一个重要的原因就是息肉有癌变的风险（因此又叫"癌前病变"）。那么，哪种息肉癌变的风险更高？抛开其他不说，单从数量上看，单发的息肉其实要比多发的息肉更危险，尽管其中的机制尚不十分明确。又如，在急诊就诊的患者中，尤其需要警惕的往往是两类沉默的人：一类是因为没有主观的不适，觉得自己没事的人，但其实危在旦夕；另一类则是危重到无法言语的病号。相反，那些能大声嚷嚷甚至有力气争吵打闹的，相对而言反而不那么让人担心。

对于这种症状较多的情况，我们不妨抽丝剥茧，找到一个合适的切入点，力图将之与其他症状用同一个病机"串联"起来。

患者的第一个症状是怕冷，怕冷其实可分为恶寒及畏寒，具体的叙述前文已有，此处不再赘述。怕冷的主要原因有两个：一个为寒邪侵袭，属于表证的范畴；另一个为素体阳虚，为里证。然而，患者的情况没办法直接归入其中。患者平素怕冷，可见时间较长，与外感病程较短的特点不符，但其苔象黄腻，提示湿热内藏，又与阳虚的说法自相矛盾。

这时我们需要回头审视先前的观点。疾病的病位分类并不是非表即里，还有表里之间。在六经辨证中，这是少阳病（外感病邪在半表半里时所致的证候），中医八法（即中医理论体系中八种基本的治疗大法）中的和法便是为此创制，指通过疏通、和解的方法治病。我们说的三焦膜原，指一身之半表半里，卫表肌腠之内，五脏六腑之外，如《温疫论》中的达原饮则专主开达膜原，交通表里。

实际上，患者的病机当属阳气郁结，不得外达，其他的症状均在这一基础上衍生。如阳气无以达表，腠理失于温煦，则怕冷。那多汗怎么解释呢？《血证论》曰："汗者阳分之水，血者阴分之液，阴与阳原无间隔，血与水本不相离。"正常情况下，汗以阴液为质，经阳气熏蒸出于腠理。《素问·阴阳别论》也指出："阳加于阴谓之汗。"如阳郁于内，则蒸腾水液，迫而外出，化而成汗了。阳气不得外达则上行，故见肝阳上亢，上扰清窍，则有头晕、头胀。月经延迟、经血减少，则是因为血汗同源，汗为津所化，而津与血同出一源，都由脾胃化生的水谷精微所化，且津血互化，津液充盛则血化生有源，津亏自然就血少了。阳郁于内，阻滞气机，则脾胃运化不畅，则有脾虚纳减。

因此，在治疗上应以疏肝健脾、透邪解郁为法，方选四逆散合温胆汤加减。方中，柴胡疏肝理气、透邪解郁，白芍养阴柔肝、缓急止痛，炙甘草则调和诸药。柴胡、白芍相配，疏肝气以调肝之用，养阴血以补肝之体，体用并治；白芍、炙甘草相配，酸甘化阴，增强养阴柔肝、缓急止痛之力。另以法半夏、姜竹茹燥湿化痰，化橘红和陈皮理气，薏苡仁和炒白扁豆健脾，祛湿浊。患者痰热内蕴，故加黄芩清热；牡丹皮清热凉血。此外，用当归、丹参、鸡血藤活血祛瘀，川芎和香附疏肝理气，调经止痛。

二诊

时间：2017年7月10日。

基本情况：头晕、头胀较前减轻，睡眠质量改善，近来在下午时觉烘热，手足心明显，无明显汗出，胃纳增加，腹胀，余症同前。舌淡胖，有齿痕，黄苔转白，脉沉。

分析：患者头部不适较前减轻，其余症状均有缓解，提示治疗有效；苔色转白，为痰热渐除的表现，但在此基础上，患者出现了烘热、手足心热等表现，考虑为前方以利湿、行气为法，在祛邪外出的同时难免戕伐正气，致使阴液不足，故有阴虚内热的表现。因此本次复诊宜调整治法，兼顾养阴、益气。故去黄芩、薏苡仁、炒白扁豆、化橘红；加知母、炒关黄柏，滋阴降火，灯芯草清心火，熟党参健脾益气。

| 医案五 |

患者 张某，男，35岁。

一诊

时间：2019年4月6日。

基本情况：腹痛10天，自觉腹背气体走窜感，伴游走性隐痛，与进食无关，休息不佳时尤为明显，浑身乏力，胃纳一般，二便调，时有矢气。舌淡红，苔黄浊，脉弦。

曾于外院完善胸部CT，提示双肺散在小结节影，右肺尖多发小肺大泡。

中医辨证：风邪内扰。

西医诊断：腹痛。

处方：

川芎10 g	丹参20 g	香附10 g	红花5 g
赤芍10 g	延胡索10 g	青皮10 g	木香10 g（后下）
柴胡15 g	黄芩10 g	法半夏10 g	神曲10 g
瓜蒌皮20 g	黄芪30 g	红芪1袋	党参20 g

分析：患者为中年男性，因腹痛来诊。广义的疼痛其实是一种感到不适的感觉，这大概是日常生活中我们所遇到的常见情况之一了。在中医的理论中，痛的成因有两种，即不通则痛与不荣则痛。前者为局部不通，以气滞、血瘀、痰阻等多见；后者为局部失养而致肢体失荣。举个例子，上班时遇上高峰期，路堵住了，通勤时间延长，是"不通则痛"；假如被迫走了另一条不堵但是很不好走的路，就成了"不荣则痛"。

又如，急性心肌梗死是冠状动脉急性、持续性缺血缺氧所引起的心肌坏死，其中一个明显的症状便是剧烈而难以缓解的胸痛。关于胸痛的成因，一个通俗的说法是：依靠血供养的心肌因缺血缺氧出现坏死，这一过程释放的多种介质强化了痛觉通路的传导，也算是不荣则痛；而最简单的、被广泛接受的说法之一就是血管堵了，不通则痛。从这里也可以看到，这两种情况并不是对立的、割裂的，它们可以并存。我们将之理解为事物的两个方面也许更为合适。

患者的腹痛，以游走性、伴气体走窜感为特点，这一描述与风邪善行而数变的特点相似。其性质为隐痛，隐痛多提示虚证，似乎与感受风邪存在出入。而实际上，单纯的虚证或实证并不多见，因虚致实、因实致虚而呈虚实夹杂者其实更多。在这样的情况下，患者的症状是相对复杂的，但单单从疼痛的性质上看，患者并不会同时表现出隐痛、刺痛、胀痛等，而是表现出相对占主要地位的一种症状。结合患者乏力、矢气等症状，这里隐痛反映的虚证，可理解为脾虚、气虚。

因此，此处考虑为风邪内扰、气行不畅以致腹痛；患者苔象黄浊，提示中土脾胃积滞。因此，在治疗上以健脾益气、活血祛风为法。有人可能会问，健脾、益气、祛风都可以理解，因为前面的分析中有提及气虚及风邪，那为什么要活血呢？从舌脉、症状上看，患者并未表现出血瘀的征象，这是因为"治风先治血，血行风自灭"（语出《医宗必读》）。风邪为病，虽然不都表现出血证的症状，如血热、血寒、血瘀、血燥、血虚及出血等，但两者其实有着潜在的关联——其中一个最直观的应用即通过补血、活血促使气血流通，使风邪随血行消散。另外，久病必虚，久病必瘀，因此对于病久来诊的患者，在治疗上宜酌情施用补虚、活血等法。

在治疗上，予川芎、丹参、香附、红花、赤芍及延胡索活血，辅以青皮、木香行气，柴胡则起居中和解、斡旋的作用；另加黄芪、红芪及党参呈鼎足之势，益气补虚；法半夏、瓜蒌皮化痰，俾活血不致太过而成离经之血；黄芩清热，神曲健脾。气血通畅，循行无阻，则人身自然康健。道理说来简单，原理说来却复杂，但可用现代医学的理论辅助理解。从目前的认识来看，细菌感染人体有几个必要的条件，其中之一便是定植，即能在一定部位定居和不断生长、繁殖，这要求它们有一定的黏附力及相应的数量。假如细菌定植失败，那就无法导致感染。气血畅通时，病邪停留体内的情况便大为减少了。

二诊

时间：2019年4月18日。

基本情况：患者腹背部气体走窜感、隐痛感减少，乏力改善，偶有口干，近来因工作、生活原因较为劳累，思虑较多而影响睡眠。舌淡红，苔黄，脉弦。

分析：患者服药后症状缓解，提示风邪部分外出，宜减量予服，故去木香、红花，瓜蒌皮、丹参减量；现有口干、睡眠不佳的表现，故易党参为太子参，以加强益气养阴之力，加龙骨、牡蛎、珍珠母以重镇安神。

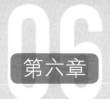

第六章

心血管病常见问答

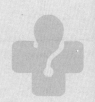

高血压常见问答

问：哪些人容易得高血压？

答： 正常高值血压者、超重和肥胖者、酗酒者和高盐饮食者易患高血压。此类人群应注意改善生活方式，注重体检。

问：早发心血管病家族史的概念是什么？

答： 早发心血管病家族史的定义为：一级亲属发病年龄为男性小于55岁，女性小于65岁。其中，一级亲属指的是一个人的父母、子女及兄弟姐妹（同父母）。

问：平时测量血压有哪些注意事项？

答： 根据《中国高血压防治指南（2018年修订版）》，家庭血压监测的注意事项主要如下。

（1）仪器选取：使用经过国际标准方案认证的上臂式家用自动电子血压计，不推荐腕式血压计、手指血压计、水银柱血压计进行家庭血压监测。使用上臂式家用自动电子血压计期间应定期校准，每年至少1次。

（2）测量方案：对初诊高血压患者或血压不稳定的高血压患者，建议每天早晨和晚上测量血压，每次测2~3遍，取平均值；建议连续测量家庭血压7天，取后6天血压平均值。血压控制平稳且达标者，可每周自测1~2天血压，早晚各1次；最好在早上起床后，服降压药和早餐前、排尿后，固定时间自测坐位血压。另外，如平时出现不适，建议测量并记录当时的血压、心率，复诊时带回。

（3）记录要求：详细记录每次测量血压的日期、时间及所有血压读数，即每次的收缩压（上压）及舒张压（下压）和心率，而不是只记录平均值。应尽可能向医生提供完整的血压记录。

问：为了预防、延缓及治疗高血压，有哪些健康的生活方式？

答：对生活方式进行干预可以降低血压，预防或延迟高血压的发生，降低心血管病风险。生活方式干预包括提倡健康的生活方式，消除不利于身体和心理健康的行为和习惯。生活方式干预应该连续贯穿高血压治疗全过程，必要时联合药物治疗。

（1）减少钠盐摄入，增加钾摄入：有研究表明，钠盐可显著升高血压及提升高血压的发病风险，适度减少钠盐摄入可有效降低血压。钠盐摄入过多和/或钾摄入不足，以及钾钠摄入比值较低是我国高血压发病的重要危险因素。

我国居民的膳食中接近3/4的钠来自家庭烹饪用盐，其次为高盐调味品。为了预防高血压和降低高血压患者的血压，钠的摄入量减少至2 400 mg/d（6 g氯化钠）。

所有高血压患者均应采取各种措施，限制钠盐摄入量。主要措施包括：

①减少食用烹调用盐及含钠高的调味品（包括味精、酱油）。

②避免或减少食用含钠盐量较高的加工食品，如咸菜、火腿、各类炒货和腌制品。

③建议在烹调时尽可能使用定量盐勺，以起到警示的作用。

增加膳食中钾摄入量可降低血压。主要措施为：

①增加富钾食物（新鲜蔬菜、水果和豆类）的摄入量。

②肾功能良好者可选择低钠富钾盐替代盐。不建议服用钾补充剂（包括药物）来降低血压。肾功能不全者补钾前应咨询医生。

（2）合理膳食：合理膳食模式可降低人群高血压或其他心血管疾病的发病风险。建议高血压患者和有发展为高血压风险的正常血压者，饮食上以水果、蔬菜、低脂奶制品、富含食用纤维的全谷物、植物来源的蛋白质为主，减少饱和脂肪和胆固醇摄入。

（3）控制体重：建议将体重维持在健康范围内。体重指数（body mass index，BMI）=体重（kg）/ [身高（m）]^2。建议将BMI值维持在18.5~23.9 kg/m^2。此外，建议男性腰围≤90 cm，女性腰围≤85 cm）。建议将体重控制目标定为一年内体重相较初始体重减少5%~10%。

（4）不吸烟：吸烟是心血管病和癌症的主要危险因素之一。值得注意的是，被动吸烟会显著增加心血管疾病风险。戒烟虽不能降低血压，但戒烟可降低患心血管疾病的风险。

（5）限制饮酒：过量饮酒会显著增加高血压的发病风险，且其风险随着饮酒量的增加而增加，限制饮酒可使血压降低。建议高血压患者不饮酒。如饮酒，则应控制在少量并选择低度酒，避免饮用高度烈性酒。建议饮酒量控制在以下范围。

①每日乙醇摄入量：男性≤25 g，女性≤15 g；

②每周乙醇摄入量：男性≤140 g，女性≤80 g。白酒、葡萄酒、啤酒摄入量分别小于50 mL、100 mL、300 mL。

（6）增加运动：运动可以改善血压水平。有氧运动平均降低收缩压3.84 mmHg，降低舒张压2.58 mmHg。有研究发现，高血压患者定期锻炼可降低心血管疾病死亡风险。因此，建议非高血压人群（为降低高血压发生风险）或高血压患者（为了降低血压），除日常活动外，每周利用4~7天的时间，每天累计进行30~60分钟的中等强度运动（如步行、慢跑、骑自行车、游泳等）。运动形式包括有氧运动、抗阻运动和伸展运动等，并以有氧运动为主，以无氧运动作为补充。中等强度运动为能达到最大心率60%～70%的运动。最大心率（次/min）＝220–年龄。

（7）减轻精神压力，保持心理平衡：精神紧张可激活交感神经从而使血压升高。精神压力增加的主要原因包括过度的工作和生活压力，以及病态心理（包括抑郁症、焦虑症、A型性格、社会孤立和缺乏社会支持等）。

问：吃降压药会"上瘾"吗？

答：不会。高血压药本身并不具有成瘾性，因此不会出现类似戒烟时的戒断症状，但高血压的病因、具体发病机制尚未完全明确，根据目前的认识，原发性高血压多为终生的，这也意味着降压药往往需要终生服用；继发性高血压也称为"症状性高血压"，顾名思义，为继发于另一种疾病的一种症状，随着原发疾病的缓解，是有可能痊愈的。

问：一发现血压升高就吃降压药，以后降压药会无效吗？降压药每隔一段时间就需要更换吗？

答：降压药并不存在耐药性的说法。如果血压控制平稳且无明显不良反应，就不用换药，在换药的过程中，血压更容易出现不稳定的情况。

问：血压正常了就可以停药吗？

答：不可以。

首先，这里说的血压正常，在绝大多数时候是因为降压药物起作用了。需要强调的是，药物的吸收、作用及代谢都需要一定的时间，且不同的药物代谢各有差异，这也是为什么大多数降压药只需要每天服用一次。即便停药两到三天，人体内仍有残存的药物在发挥效应，因此这时的血压也不能视为

"正常"。

其次，高血压患者通常需要终生服药，停药后血压会再次升高，而不稳定的血压对心、脑、肾等重要器官的损害更为严重。

然而，临床上确实存在这样的情况：规律服用降压药物的患者血压水平逐渐下降，有时甚至到了接近低血压的程度，这时需要根据具体情况进行减药、换药甚至停药，但仍须遵医嘱执行。

问：到医院抽血要求空腹，是否不能吃降压药？

答：除非有特殊说明，否则，一般来说，降压药并不影响抽血化验的结果，可按时按量服用降压药物，即便手术前也是如此。

问：降压药对高血压有什么作用？

答：高血压患者进行降压治疗的目的是通过降低血压，有效预防或延迟脑卒中、心肌梗死、心力衰竭、肾功能不全等并发症发生，有效控制高血压的疾病进程，预防高血压急症、亚急症等重症高血压发生。

问：降压的目标是多少？

答：一般患者血压目标需控制到140/90 mmHg以下，在可耐受和可持续的条件下，其中部分有糖尿病、蛋白尿等情况的高危患者的血压需控制在130/80 mmHg以下。当然，最重要的还是按照个体情况制定降压方案、降压目标（表6.1）。

表6.1　不同情况下的降压目标

合并因素	降压时机	降压目标
高龄（>65岁）	65～79岁：收缩压≥150 mmHg和/或舒张压≥90 mmHg；收缩压≥140 mmHg和/或舒张压≥90 mmHg时可考虑药物治疗	65～79岁：血压<150/90 mmHg；如能耐受，可降至血压<140/90 mmHg。
	≥80岁：收缩压≥160 mmHg	≥80岁：血压<150/90 mmHg
脑卒中	病情稳定：收缩压≥140 mmHg和/或舒张压≥90 mmHg	血压<140/90 mmHg
	急性缺血性脑卒中并准备溶栓：血压<180/110 mmHg	
	急性脑出血：收缩压>220 mmHg时，应积极使用静脉降压药物；收缩压>180 mmHg时，可使用静脉降压药物	血压<160/90 mmHg（参考）
冠心病	血压<140/90 mmHg；如能耐受，可降至血压<130/80 mmHg；舒张压不宜降得过低	
心力衰竭	血压<130/80 mmHg	
慢性肾脏病	18～60岁：收缩压≥140 mmHg和/或舒张压≥90 mmHg	无蛋白尿：血压<140/90 mmHg有蛋白尿：血压<130/80 mmHg
糖尿病	收缩压控制在130～139 mmHg、舒张压控制在80～89 mmHg时，可进行不超过3个月的非药物治疗，如不能达标，则开始药物治疗。当收缩压≥140 mmHg和/或舒张压≥90 mmHg时，立即开始药物治疗。患者伴微量白蛋白尿时，立即开始药物治疗	血压<130/80 mmHg

冠心病常见问答

问：冠心病是不是要终身服用很多种药物？

答：确实如此。即便是经治疗后已无明显症状的冠心病患者，目前所有指南均推荐终身服用包括抗血小板聚集、抗交感（神经活性）、逆转心肌重构及调脂稳斑等在内的多种药物。因此，我们要想的应该是"怎么样不得冠心病"，而不是"得了冠心病怎么不吃药"。

问：什么是冠状动脉造影术？

答：冠状动脉造影术对冠心病具有确诊价值，是目前的"金标准"。其主要通过穿刺桡动脉或股动脉建立血管通路，通过置入导管向冠状动脉内注射造影剂，使心脏各大血管的主要分支显影，从而判断冠状动脉有无狭窄、闭塞，并在此基础上进行植入支架等治疗。

其主要用途在于确诊冠心病及支架植入术后的复查；最明显的缺点为有创、有出现并发症的风险及无法准确评估斑块的性质等。

问：做了冠状动脉造影是不是都得植入支架？

答：不一定。冠状动脉造影本身的目的在于了解冠状动脉与心肌供血的情况，例如大血管有无狭窄、闭塞，心肌供血是否充足。如有必要，术者（手术医生）将立刻与患者就是否植入支架进行沟通。如果这还无法让人放心，下面还有数据作为佐证。据统计，行冠状动脉造影检查的患者中，约1/3的患者需要植入支架。也就是说，其实大部分躺上手术台的患者是不用植入支架的。

问：心脏支架隔几年就得更换吗？

答：不是。支架如果保养得当，可终生使用。事实上，支架一旦植入，想取出来确实难上加难，也并不存在取出支架并更换的必要性及说法。

问：支架毕竟不是天然存在于人体内的，有没有排斥反应？有没有可以自动被吸收的支架？

答：看到这里，相信许多人想到的是器官移植后的免疫排斥反应，但支架植入与此不同。如今使用的支架大多数在表面具有药物涂层，可有效抑制血管的排斥反应及内皮的增生，因此不存在与器官移植类似的排斥反应，也不需要服用免疫抑制药物，但确实需要服用为期接近一年的双联甚至三联的抗血小板药物，此后终身服用单种抗血小板药物。

至于"有没有可以自动被吸收的支架"这一问题，生物可降解支架确实是人们努力的目标，值得庆幸的是这一目标已不遥远，但这一技术尚不成熟，有待进一步研究。

问：冠心病患者有没有饮食禁忌？

答：在饮食方面，应该说没有绝对的禁忌，但建议以清淡为主。

问：平时多吃点醋，是不是可以软化血管？

答：这是口口相传的说法，但很遗憾，多喝醋并不能软化血管，这是不现实的。

我们知道，血管会随着粥样硬化的进程而慢慢变硬，其主要的原因，就是血管内膜中存在斑块，因此所谓软化血管，应该说是软化斑块。而斑块主要由脂质和钙质构成，后者确实可被醋溶解，因此，喝醋能软化血管的说法也就诞生了。

那么，为什么说这是不现实的呢？醋在一定条件下确实可以溶解钙，但这里有个前提，即酸碱度达到一定的水平，而这在人体内显然是不可能实现的。

此外，在冠心病的发生、发展及转归中，动脉斑块的性质远比动脉的硬化程度重要。根据成分的不同，斑块可分为脂质为主的斑块、纤维为主的斑块及钙化为主的斑块三类，其中脂质为主者是最不稳定的，又称为"易损斑块"，因其诱发冠状动脉事件的风险最高。所以，与其关注喝醋是否能软化血管，还不如着手评估血管的整体情况并进行治疗。

问：少量饮酒，有助于预防心脑血管疾病吗？

答：这一条与前面喝醋软化血管的说法相似，还有一种说法是喝红酒可以软化血管。然而必须承认的是，这一点目前业内尚未达成共识，有两种观点占据主流。

第一种观点是"适度饮酒有助于缓解心血管疾病"。该观点来自哈佛大学医学院附属麻省总医院的《全科医生手册》。该手册提到，每天摄入蔬果、规律地饮酒、服用阿司匹林片及规律地运动，可降低患心血管疾病的风险。此外，近年来在最佳心血管膳食评比中高居榜首的地中海饮食中也包含半杯到一杯的葡萄酒。

第二种观点来自《柳叶刀》等顶尖医学杂志的研究，其结论大多指向这一点：任何程度的饮酒均无益于增进健康，即饮酒并没有所谓的"最佳剂量"。此外，部分研究还指出，饮酒可能存在升高血压的效应和增加脑卒中发病的风险。

这时我们的决策与取舍往往与自身所在的背景相关。其实，人们做研究、探索自然的过程好比法官断案，不同的是，西方司法奉行的是无罪推断，即任何人在未经判决有罪之前，应视其无罪；而中国更倾向于有罪推断，即未经判决有罪，则推定被追诉人为实际犯罪人。转换到这里，就是在没有证明饮酒确实有害的情况下，西方社会或许更倾向于认为饮酒是无害的，而我们国家则更倾向于暂时将饮酒视为有损健康的行为。

在两派观点争鸣不休的情况下，我们该怎么看待饮酒与疾病的关系？酒文化在世界各地都可谓源远流长，在我国更是如此。在当今，能切切实实做到滴酒不沾的人也实属少之又少。而医学的初衷，始终是治疗疾病，促进健康，而不是推行禁欲主义。因此，基于饮酒对健康带来的获益与风险不明的现状，一种较为容易被接受的做法或许是：不以保健为目的适量饮酒。这里有两个关键："不以保健为目的"和"适量"。前者是为了使举起酒杯的人意识到，这时喝酒对健康并无确切的获益。杯中酒或许很少，可以"一口闷"，但其背后对健康的影响十分深远，有着特别的分量，因此要平衡好"举重若轻"与"举轻若重"；后者则是为了强调，即便举杯有益，也应"适量"而不能贪杯。

心律失常常见问答

问：心电图上有"期前收缩"（或"早搏"）的字眼，是病吗？需要治疗吗？

答：不一定。必须强调的是，期前收缩是十分常见的，即便正常人每天也可能出现一定数量的期前收缩。另外，期前收缩不一定伴随症状，例如有的人即便做了动态心电图，提示以万计数的期前收缩，也没有不适；而有类似期前收缩症状的，也不代表就是期前收缩。这里说的症状，大多数时候是指"心悸"，即可以感知到自身心跳且由此感到不适的主观感觉。

期前收缩可见于正常人，亦可见于器质性心脏病患者，但期前收缩本身并不是一种独立的疾病或诊断，因此以疾病来称呼是不太恰当的，应该将之视为一种现象。发现期前收缩，需要做的不是去治疗它，而是先排查有无心脏病的存在。对于因体检或其他原因发现期前收缩的人们来说，需要做的第一件事应该是就诊，由接诊医师来判断。

问：心电图提示窦性心动过缓，是病吗？

答：不一定。许多人做了心电图，看到上面写"窦性心动过缓"，都会感到心里紧张，觉得是病，但事实是，在大多数时候，窦性心动过缓本身就不是疾病的反映。发现窦性心动过缓，可按如下步骤自我排查。

第一，窦性心动过缓在很多时候是生理现象的一种，是指心率低于60次/min的正常心律。要知道，随着年龄的增长，人体的平均心率也会逐渐下降。此外，心率的快慢明显受到活动状态的影响。例如，安静思考时、睡眠中或处于低温的环境下，心率自然偏低；静息心率也和体质、体力活动相关，如长期坚持运动的人更为健康，其心率也比较慢；长期从事重体力劳动的人及运动员的心率也低于常人。还有一个有趣的现象：在自然界中，心率偏慢的生物预期寿命也更长。

第二，是否出现低灌注的表现。窦性心动过缓，对于人体比较大的潜在影响在于偏慢的心率不足以维持泵血做功的"功率"，从而导致全身供血供氧不足，常见的表现为头晕、乏力、活动耐量降低，但不具有特异性。

第三，有没有疾病史或用药史。如甲状腺功能减退患者的基础代谢率一般低于正常人，因此心率偏慢；曾有下壁心肌梗死病史和营养不良者心率也多在60次/min以下。在用药方面，服用β受体阻滞剂（药名多含"洛尔"的字眼，如富马酸比索洛尔片、琥珀酸美托洛尔片等）者，心率也会偏慢。

因此，即便心率在50次/min上下，如无不适，也多为正常表现，不必过于担心。当然，具体的仍须根据情况辨证对待，必要时就诊，进一步完善动态心电图等检查并由医生评估。

问：我有时觉得心悸，就是心律失常吗？

答：不一定。如上所述，心悸是个体的主观感觉，其成因众多，心律失常仅为其中的一种；反过来，心律失常，如心房颤动、室性早搏等，也未必会引起心悸的感觉。因此，如为偶发、不明显、持续时间较短、可自行缓解的心悸，可暂时观察；如感到明显的不适，请及时就诊，由医生评估。

问：心电图上写"窦性心律不齐"，是异常吗？

答：许多人看到心电图报告上写"窦性心律不齐"时，都会误以为自己出现心律失常，心脏有问题。事实上，窦性心律不齐是十分常见的正常情况。

如前所述，我们的心脏收缩是继发于电信号的激动的，而电信号的释放起源于窦房结，所以叫"窦性心律"。窦房结活动的频率又受到正常情况下神经系统的影响，主要包括交感神经、副交感神经和迷走神经，好比中医理论中的阴和阳。例如，当在白天、运动、情绪激动、摄入浓茶或咖啡时，交感神经兴奋，则窦房结变得比平时活跃；而在安静、睡眠时，迷走神经则占据主导地位，此时窦房结则相对不那么活跃。交感神经及迷走神经交替兴奋时，则容易出现窦性心律不齐的情况。再譬如，吸气时，窦性心律会稍稍增快，呼气时则减慢，因此如在呼吸活动活跃的情况下记录心电图，出现窦性心律不齐也并不稀奇。此外，窦性心律不齐在青少年中更为常见，但均为正常表现。

问：我得了心房颤动，为什么要吃抗凝药？

答：最直观的解释是，心房颤动患者的左、右心房心肌无法同步收缩、舒张，处于无规律颤动的状态，此时心房不仅无法有效将血液泵至心室，紊乱的心肌活动还会导致原本做平滑直线运动的血液产生湍流，这时容易激活凝血的进程，导致心房内血栓形成。

心房内的血栓在形成之初，多附着于心房壁，但在一定的条件下可脱落并随血流"环游"全身，直至遇到直径与之接近的血管将其"卡住"，则造成堵塞，比较常见的即为脑血管堵塞，即缺血性脑卒中。因心房颤动不一定有相应的症状，所以临床上相当一部分心房颤动患者以突发脑卒中为首发症状就诊。

当然，心房颤动患者也不一定都需要进行抗凝治疗，其中涉及发生缺血性脑卒中的风险评估及出血风险的衡量，具体须由主诊医师及患者共同决定。

对于非瓣膜病型的心房颤动，目前常用的评估方式为CHA_2DS_2-VASc量表和HAS-BLED量表，前者用于评估发生缺血性脑卒中的风险，后者用于评估出血风险，具体如下（表6.2、表6.3）。

表6.2　CHA$_2$DS$_2$-VASc量表

项目	内容	分值
C（congestive heart failure/LV dysfunction）	充血性心力衰竭/左心室功能障碍	1
H（hypertension）	高血压	1
A（age）	年龄≥75岁	2
D（diabetes milieus）	糖尿病	1
S（stroke/ITA/thrombosis）	脑卒中/一过性脑缺血/血栓病史	2
V（vascular disease）	血管性疾病（如心肌梗死、外周动脉疾病、主动脉斑块形成）	1
A（age）	年龄65～74岁	1
Sc（sexuality category）	女性	1

注：当男性评分≥2分，女性评分≥3分时，提示发生缺血性脑卒中的风险较高，建议抗凝治疗。

表6.3　HAS-BLED量表

项目	内容	分值
H（hypertension）	高血压	1
A（abnormal liver or renal function）	肝功能、肾功能异常	1/2
S（stroke）	脑卒中病史	1
B（bleeding）	出血史	1
L（labile INR）	不稳定的INR值	1
E（elderly）	高龄	1
D（drug or alcohol）	药物或酒精	1/2

注：如评分≥3分，则提示出血风险较高。

问：服用华法林片期间在饮食方面有没有什么注意事项？

答：华法林片是临床常用的口服抗凝药物，主要通过拮抗维生素K达到抗凝的目的，因此，在口服华法林片治疗期间进食含维生素K的食物应尽量稳定。日常饮食中，维生素K的来源主要包括蔬菜类、水果类、坚果类、肉类、蛋类、乳类及其制品。值得一提的是，上述食物为健康膳食中的重要组成，且对保持健康、减少心血管风险的获益已被证实，因此，即便是正在服用华法林的患者也不必"因噎废食"，维持适度、稳定的摄入，并在此基础上规律监测INR即可。

问：服用华法林片前后多久复查抽血？

答： 对于非瓣膜病型心房颤动患者来说，目前我国市面上已经有了如达比加群酯胶囊、利伐沙班片等新型口服抗凝药（非维生素K拮抗剂，non-vitamin k orl anticoagulants，NOAC），可代替华法林片实现更便捷的抗凝治疗，但对于具有人工生物或机械瓣膜、由二尖瓣狭窄所致的心房颤动患者，目前尚未有确切的循证医学证据推荐其他药物，因此华法林片仍是唯一的选择。

华法林片的有效性和安全性与其抗凝的效应密切相关，遗憾的是，华法林片的剂量—效应关系在不同的个体中差异较大，在亚洲人群中尤其明显，且华法林片与日常饮食中的许多成分都存在相互作用，因此服用期间需要密切监测剂量及凝血指标。

华法林片的安全性及有效性的监测，主要看国际标准化比值（international normalize ratio，INR）的指标，以维持在2.0~3.0较为合适，此时出血和血栓栓塞的风险均为最低。在开始服用华法林片抗凝后，需要经常监测INR。首次监测应在首次服药后2~3天进行，此后监测频率则依据患者的出血风险及医疗条件而定，直到出现稳定的剂量—效应曲线（INR稳定在目标范围），此后可逐渐延长复查间隔时间。对于门诊患者，在INR稳定前应数天至每周监测1次，稳定后可每4周监测1次。在调整剂量后则须重复前述监测频率，直到INR再次稳定。

心力衰竭常见问答

问：得了心力衰竭，还能不能运动？

答： 活动后出现气促、气喘等呼吸困难是心力衰竭患者常见的表现，因此许多人会有疑问——得了心力衰竭还能不能运动？

其实，这个问题需要辨证看待。对于正处于急性发作期的患者，此时运动只会加大心脏负担（而且患者大多数也动不起来），因此应以卧床休息为主；然而对于病情稳定的患者，适当运动可起到锻炼肌肉、增加心肺功能储备的效果，还能避免长期卧床导致的褥疮、静脉血栓及肺部感染等潜在风险。此外，运动尚有助于改善睡眠、心情等。

但是，患者在运动前应先咨询医师，同时注意做到缓慢加量、量力而为，具体请至专科门诊就诊咨询。

问：硝酸甘油该怎么用？

答： 硝酸甘油的药品说明书标明其可用于冠心病、心绞痛的治疗及预防，也可用于降低血压或治疗充血性心力衰竭。在用法方面，成人一次用 0.25～0.5 mg（半片至1片），舌下含服。每5分钟可重复含服1片，直至疼痛缓解。如果15分钟内总量达3片后疼痛持续存在，应立即就医。在活动或大便之前5～10分钟预防性使用，可避免诱发心绞痛。然而，作为一种常用的短效急救药物，在使用硝酸甘油时有如下几点需要注意。

第一，舌下含服。舌下含服硝酸甘油，数分钟内即可起效，效果可持续20～30分钟；而口服给药起效慢、疗效差，因此不可取。此外，舌下含服时略有烧灼感正是有效的表现。

第二，少量含服。每次用半片至1片即可，切忌过量。硝酸甘油具有扩张血管的效果，过量使用时可明显扩张外周血管，导致外周血容量增加，回心血量减少，从而反射性地引起交感神经兴奋，加快心率，增强心肌收缩力，导致心肌耗氧增加，反而加剧甚至诱发心绞痛。

第三，调整体位。初次含服时，最好取坐位或平卧位，以尽量减少血管扩张引起的低血压等不良反应；出现头晕、乏力者应立即平卧。

第四，避光保存。硝酸甘油的性质不稳定，如暴露于空气或光线下将容易分解失效，因此应置于棕色药瓶中避光保存。

第五，注意日期。硝酸甘油性质较不稳定，因此保质期多为1~2年，如反复暴露于空气，有效期限将明显缩短，因此需要注意有效期限，同时避免贴身携带或大量保存。

问：什么是EF值？

答：EF，英文全称为ejection fraction，中文名为射血分数。我们知道，心脏最主要的功能即泵血——通过规律而有力的收缩、舒张，将血液回收、射出，循环往复。然而，每一次收缩时心脏并没有将心室内所有的血液射出，而是保留了其中的一部分，而每搏输出量占心室舒张末期容积量的百分比，则定义为射血分数，即我们常说的EF值。一般来说，对于成年人，EF值的正常范围为55%~65%，如低于这个范围，则多提示心脏收缩功能减退；如EF值低于35%，则猝死的风险大大增加。

另外，EF值反映的是心脏收缩功能，在绝大多数时候其实指的是LVEF，即左心室的EF值（不包含右心室），而心力衰竭可能是左心、右心甚至是全心的问题，因此EF值正常不代表不存在心力衰竭，具体仍须咨询医师。

问：心力衰竭患者在饮食方面有什么注意事项？

答：首先注意低盐饮食。对于病情稳定的患者，每日食盐的摄入量应控制在5 g以内；中重度患者则控制在2 g以内。具体的摄盐量可通过不同规格的量勺进行大致评估。而除了减少摄盐量外，部分食物本身含有较高的盐分，因此也应当避免食用，常见的如肉松、咸鱼、腐乳等腌制品，豆腐乳、豆瓣酱等酱料。

其次宜避免暴饮暴食，应少食多餐。过饥或过饱均不宜于脾胃功能的正常运转，而摄入难以消化的高蛋白、高脂肪食品则容易导致出现消化不良、腹泻等，从而诱发腹胀、胸闷等症状并加重病情。因此，建议患者少食多餐，适当增加至每日5~6餐。

最后，适当补充电解质。患者由于饮食上存在较多限制，加之大多数患者存在胃肠道淤血所致的食欲减退，并服用排钾利尿剂，所以大多数患者存在低钾血症，因此在饮食上可适当增加含钾丰富的食物的摄入，如红枣、紫菜、蘑菇、香蕉、橙子等。

问：心力衰竭患者居家注意事项有哪些？

答：心力衰竭主要的机制为容量超负荷，可以简单地理解为两个方面。一方面，体内的液体过多，超出了心脏的负荷；另一方面，体内的液体分布不均，有的太多，有的太少。心力衰竭时心排血量降低，即心脏因为长期"加班加点"，导致工作效率明显下降，不堪重负。心脏的一大功能即为泵血，将血中的营养物质输送到全身各处，同时回收全身各处产生的废物，完成新陈代谢。心功能不足时泵血量下降，即有效循环血容量减少，此时身体为了改变这种情况，只能激活肾脏和神经内分泌系统，通过一系列通路导致代偿性液体潴留和再分布。如此一来，有效循环血量得到了暂时性的维持，但作为代价，人体各组织间隙也出现液体潴留，继而导致淤血的相关症状和体征，如呼吸困难、水肿等，而这也是心力衰竭患者住院的主要原因。

2018年由中国医师协会心力衰竭专业委员会发布的《心力衰竭容量管理中国专家建议》指出，容量超负荷和淤血导致多器官生理功能异常：肺淤血致气体交换功能障碍，易继发肺部感染；心肌淤血可致心肌缺血和收缩力下降；肾脏淤血致肾小球滤过率降低，肾功能不全；肝淤血致肝功能异常；肠道淤血致消化功能障碍、肠道菌群易位等。因此，控制液体潴留，减轻容量超负荷，是缓解症状、降低再住院率、提高生活质量的重要措施。

所以，心力衰竭患者居家注意事项主要包括：

（1）重视自我监测。尿量和体重可直接反映病情变化。院外的慢性心力衰竭患者须学会自我管理利尿剂和液体摄入，定期进行体重、尿量监测。如发现体重持续增加（如3日内体重增加2 kg）或尿量减少，则提示有容量超负荷的情况，此时建议及早就诊，调整长期治疗方案。在液体摄入方面，患者须根据环境及自身状态而定。一般来说，病情稳定的慢性心力衰竭患者可将液体摄入量控制在1.5～2 L/d，也可根据体重设定液体摄入量，建议与主诊医师进行充分沟通。

（2）控制钠的摄入。避免过量摄入钠，建议摄入量小于6 g/d。对于急性发作伴有容量负荷过重的患者，钠的摄入量须小于2 g/d。

（3）定期监测相关指标。长期使用利尿剂治疗时须适量补充微量元素，注意监测血钾和血钠水平，避免低钾血症、低钠血症的发生。

（4）规律用药，定期复诊。除了自我管理，定期随诊也十分重要。患者应注意与医生交流前，将日常记录的结果告诉医生，从而便于医生评估治疗效果。

07

第七章

心 脏 康 复

什么是心脏康复

在进入正题之前，我们先来谈谈心脏康复的概念。出院时，患者不免问一句："医生，我出院后在家有什么要注意的吗？"医生也往往会叮嘱患者："记得按时服药，清淡饮食，戒烟戒酒，定期复诊，同时劳逸结合，适当运动。"这其实就包含了药物、营养、戒烟限酒、运动、心理这五个方面的内容，而这也可以说是心脏康复的缩影。只是，这其中的"适当运动"，是指哪些种类的运动？什么强度的运动量比较合适？或者说，大家尤其关心的是以下的问题。

我总是没什么精神，但是到医院做了检查后医生说没问题，那哪些运动适合我呢？

我得了冠心病，刚做完手术并植入了支架，马上开始运动合适吗？

我有高血压，运动的时候血压不会升高吗？那我要不要运动？

运动前后还可以吃美托洛尔片、富马酸比索洛尔片或者丹参滴丸等药物吗？

我平时不运动都有点胸闷，万一运动的时候不舒服怎么办？

正是以上的问题，引导着大家去思考、探索"最优解"，也将我们引入下面心脏康复的相关内容。

❤ 心脏康复概述

说到康复，很多人的第一印象是患者出院后去散步、打太极，或者不能动弹的脑卒中患者在各种仪器的帮助下进行功能锻炼与恢复。很多时候，现状也确实如此。那么，什么是心脏康复呢？通俗地说，心脏康复是针对心血管疾病患者开展的一系列康复项目，是一种被证实有助于心血管疾病患者康复并使其功能和精神状态达到最佳的一种综合学科疗法。

和相对广泛开展的肢体康复和神经康复的概念不同，心脏康复强调的是脏器康复，即心功能的恢复。可以这么说，心脏康复的任务主要有两个：一是让患者在各项检验指标基本正常的前提下调试好人体的发动机——心脏，尽可能恢复心功能；二是保养好心脏，使患者尽快投入到工作和生活当中，完全融入社会。

根据国内现有的指南与共识如《中西医结合Ⅰ期心脏康复专家共识》《中西医结合冠状动脉旁路移植术Ⅰ期心脏康复专家共识》，心脏康复的定义为：通过综合的整体的康复医疗，包括采用主动积极的身体、心理、行为和社会活动的训练与再训练，改善心血管病引起的心脏问题和全身功能低下问题，预防心血管事件的再发，改善生活质量，回归正常社会生活而进行的系统性治疗。心脏康复主要分为三期，即Ⅰ期康复（院内康复期）、Ⅱ期康复（门诊康复期）和Ⅲ期康复（院外长期康复）。其主要包括九大部分，分别是：运动康复、营养支持、呼吸锻炼、疼痛管理、二级预防用药、心理疏导、睡眠管理、戒烟指导、中医药干预管理。

由中国康复医学会心血管病专业委员会于2018年发布的《中国心脏康复与二级预防指南2018精要》指出，心脏康复与二级预防密不可分。

根据《中国心脏康复与二级预防指南2018精要》的定义，心脏康复/二级预防是一个融合生物医学、运动医学、营养医学、心身医学和行为医学的专业防治体系，是指以医学整体评估为基础，将心血管病预防管理措施系统化、结构化、数字化和个体化，通过五大核心处方［药物处方、运动处方、营养处方、心理处方（含睡眠管理）和戒烟限酒处方］的综合模型干预危险因素，为心血管疾病患者在急性期、恢复期、维持期及整个生命过程中提供的生理、心理和社会的全面和全程管理服务和关爱。心脏康复/二级预防的具体内容包括：

（1）系统评估：初始评估、阶段评估和结局评估是实施心脏康复的前提和基础。

（2）循证用药：目的是控制心血管危险因素。

（3）改变不健康的生活方式：主要包括戒烟、合理饮食和科学运动。

（4）情绪和睡眠管理：关注患者的精神，心理状态和睡眠质量对生活质量和心血管疾病预后的不良影响。

（5）健康教育行为改变：指导患者学会自我管理是心脏康复的终极目标。

（6）提高生活质量，回归社会，回归职业。

适应证与禁忌证

在进一步讨论心脏康复之前，我们首先需要明确的是：哪些人可以进行心脏康复，哪些人不可以？

在门诊，很多前来咨询的患者会说："自从发病（出院）以来，我每天都觉得没什么精神，早上都不想起床，这样的情况真的可以运动吗？"这并不是娇气或者逃避的表现。出现这种情况，主要的原因有如下几种。

第一，患者病情尚未稳定，例如仍有不稳定心绞痛发作或血压、心率控制不佳。对于这类患者，需要通过病史、辅助检查、症状及用药等多个客观层面评估进行心脏康复的可行性及方式。

第二，患者病情已经比较稳定了，但仍存在发病时的症状，最常见的如头晕、胸闷及乏力。这也并不少见。乍一看，这似乎很难理解，既然病情稳定，为什么还会不舒服呢？其实我们可以想一想，大家的身边是不是也有很多平时一直喊着哪里不舒服，去做了很多检查却什么事都没有的人？这是一样的道理。现代医学的检验、检查，观察的是客观的指标，而症状是主观上的不适，与指标不一致，这是常见且可以理解的。这也是中医药理论的用武之地——通过四诊合参、辨证论治，通过针灸沐足、耳穴推拿，每每可使患者的症状获得不同程度的缓解，从而提高患者对康复的期待值与认可度。

第三，部分患者可能会在心理上对治疗存在一定程度的抵触与抗拒，觉得这样自己就不是正常人了。这时就需要进行更深入的沟通与引导。

那么，有没有客观的心脏康复适应证与禁忌证？

目前的认识是，原则上，所有成人及儿童心血管病患者，包括冠心病、支架或搭桥术后、心脏瓣膜置换术后、心力衰竭、心肌病、心律失常、心脏移植术后、大血管及外周血管手术后、先天性心脏病等疾病患者，均应接受心脏康复治疗，只是由于耐受及疾病限制，选择性进行运动康复及呼吸锻炼。

心脏康复中的运动康复有如下相对禁忌证。

（1）安静时心率＞120次/min；

（2）安静时呼吸频率＞30次/min；

（3）血氧饱和度≤90%；

（4）运动前评估收缩压＞180 mmHg或舒张压＞110 mmHg；

（5）3天内体重变化±1.8 kg以上；

（6）随机血糖＞18 mmol/L；

（7）安静时心电图上可以明确观察到有新的缺血证据；

（8）不稳定型心绞痛发作时；

（9）导致血流动力学不稳定的恶性心律失常；

（10）确诊或疑似的假性动脉瘤、动脉夹层术前；

（11）感染性休克及脓毒血症；

（12）重度瓣膜病变手术前或心肌性心脏病心力衰竭急性期；

（13）临床医生认为运动可导致恶化的神经系统、运动系统疾病或风湿性疾病；

（14）患者不愿配合。

 运动方式

无数实践及研究指出，以运动为核心的心脏康复，可以辅助高血压患者更为平稳地调控血压、心率，同时有助于头昏、疲乏等症状的缓解。对于确诊为冠心病且病情稳定的患者，坚持接受心脏康复，则可以降低病死率和再梗死率，有助于运动耐量的提高和整体精神状态的恢复。更重要的是，从经济、获益及患者接受程度等多个方面来看，心脏康复均有着其他治疗方式无可比拟的巨大优势。

然而，心脏康复的开展绝非易事。其中一大原因，就是因为心脏康复不同于以患者自我体验为唯一评价指标的自行运动康复，每一位患者在开始心脏康复的前后都需要进行个体化的严格评估，包括症状、体征、辅助检查、目前诊断、用药情况及康复期望等，并通过心肺运动试验（CPET）进行危险分层。

在康复目标上，前面已经提过，不同于挥汗如雨的健身爱好者，心脏康复的目标是调试、保养人体的"发动机"，因此，在运动方式的选择上，心脏康复以有氧运动为主，抗阻运动与柔韧性运动为辅，再根据需求搭配神经肌肉训练。下面我们逐一进行介绍。

首先是有氧运动。有氧运动的定义为人体在氧气充分供应的情况下进行的体育锻炼，大多具有时间偏长、强度中上等特点。走路、慢跑、骑车、游泳都是有氧运动；借助医院或健身中心的跑步机、踏车机、划船机及椭圆机等器械进行的运动也属于有氧运动的范畴。一般对于在1个月内出现心血管事件的患者，我们建议暂时只选择走路，根据评估结果再逐步完善运动方案，切勿"用力过猛"。

其次是抗阻运动。抗阻运动，顾名思义，是一种通过对抗阻力锻炼肌肉的运动。其中有通过对抗自身重力进行的运动，如俯卧撑、下蹲、半蹲平移及提踵；也有借助简单器械开展的运动，像弹力带及哑铃。此外，平时随手可及的椅子、台阶甚至是矿泉水瓶，只要运用得当，也不失为简单有效的运动工具。

那么，柔韧性运动是什么呢？我们的每一个动作，都需要通过不同数量的肌肉及关节协调完成，两者的功能状态、协调程度，在很大程度上决定了不同部位的活动范围。我们不妨将活动范围缩小或活动速率降低理解为柔韧性的减退。事实上，动脉硬化的进程发生于每一个人身上，当其发展至一定程度，即开始对我们的日常活动产生负面的影响，常见的如肢体麻木疼痛，这在患心血管疾病的人群中更为普遍而严重。此外，如今人们以静止（如久站、久坐及久卧）为主的工作生活方式，也有十分明显的负面影响。因此，开展柔韧性运动就显得十分有必要了。柔韧性运动是一类以改善柔韧性为目的的运动，如局部肌肉拉伸、健身操、跳橡皮筋、踢毽子及健身球等。

最后是神经肌肉训练。此为针对老年人相对常见的容易跌倒、步态不稳等问题而设置的平衡能力训练，其中，八段锦和太极拳尤其值得力推。要知道，跌倒绝非小事，不可等闲看待！往近的来说，根据部位的不同，跌倒可能导致不同部位的骨折、血肿，带来疼痛和不适；从长远来看，跌倒的情况多见于中老年人，而如果跌倒的是正在服用阿司匹林片、硫酸氢氯吡格雷片或华法林片等抗血栓药物的患者，后果更是不堪设想。正是出于这样的考虑，在制定抗栓方案时，跌倒风险也是一项重要的参考指标。

运动强度

运动强度堪称心肺运动康复中最为核心的部分。在进行心肺运动试验后，我们将以达到最大耗氧量时心率的50%～80%为基础制定目标心率。这样，以后在运动时，患者的目标心率就尽量维持在这个范围。而到底是50%、80%或是中间的哪个值，抑或是无氧阈（AT）时的心率，就需要结合实际情况了。

另外，这里还需要向大家介绍一个简单、实用的评估量表——Brog劳累评估量表（表7.1）。这是一个依据个人感觉评估运动强度的指标。一般我们建议，在近1个月内发生心血管事件的患者，Brog评分控制在9～10分为宜；对于病情稳定的冠心病患者，维持于11～12分较为安全；而仅有高血压而无其他内科疾病的低危患者在可耐受的情况下可缓慢上涨至13～14分。

表7.1 Brog劳累评估量表

你感觉现在有多用力？（6～20分）

Brog评分	用力程度
6～8分	极轻
9～10分	很轻
11～12分	比较轻
13～14分	有点用力
15～16分	用力
17～18分	很用力
19～20分	极用力

运动时长

在运动时长的调控方面，我们一般依据安全、平稳及实际的原则制定运动时长目标。对于近1个月内发生心血管事件的患者，我们建议每次运动时长从10分钟开始，根据运动过程中的表现评估，逐渐增加至30～60分钟，这个范围也是我们对一般人群的要求。

需要强调的是，患者运动前一定要进行5～10分钟的热身，这非常重要！这是为了从思想、精神及神经、内分泌等多个角度动员全身，"预热"身体，这样才能提供更强大的动力并减少运动损伤的发生。

在频率方面，结合实际情况，我们一般建议以每周3～5次的频率进行运动。这个频率看似不高，然而据我们统计，处于居家自我锻炼阶段的患者，大多只达到了每周3次，这也说明了宣教和随访的重要性。心脏康复，仍然任重而道远。

基于循证实践探索临床疗效最大化的中西医结合心脏康复模式

随着《国务院关于印发"十三五"国家老龄事业发展和养老体系建设规划的通知》等康复养老事业系列文件的出台，国民疾病康复体系的建设被提高到一个前所未有的高度，其中，心脏康复事业发展的必要性和迫切性深入人心。我国有2亿9 000万的高血压患者，每年因心血管疾病死亡的人数在300万以上，日新月异的心脏介入和搭桥技术并不能完全阻止心血管疾病的发生与发展，因为心脏疾病的预防和康复问题在我国既往很长一段时间内并不受到重视。

与此同时，2016年国务院颁布了《中医药发展战略规划纲要（2016—2030年）》，中医药在未来国民健康中的发展地位，同样被提高到了一个前所未有的高度。具体到中医心脏康复，陈可冀院士说："重视中医，是重视心脏康复的开端。"中医理论最核心的"整体观"和"辨证论治"，与西方医学的康复理念"从治病到治人"及"个性化心脏康复处方"完美契合。发挥中医药在心脏康复上的优势，无疑将为我国的心脏康复事业的发展起到"1+1＞2"的推动作用。

但是，如何做好中西医结合心脏康复、对得起广大患者的期待，而不是让中西医结合与中医药沦为徒有其表的口号或虚无缥缈的玄学，甚至沦为欺瞒中医爱好者的工具及当前不健全的体系下敛财的手段，这些都需要我们不断的实践与思考。2016年，我在国外一次心脏康复培训班上与主办方交流时曾问对方为什么不增设部分中医相关的课程，当时主办方很无奈地回答说，他们非常渴望也曾经尝试过，但是精挑细选的讲者讲出来的东西根本没有可行性可言，也无法令人信服，效果很差。到2018年，我在欧洲的一次会议上就心脏康复发言时，与会专家同样对中医充满了好奇，但在交流中，他们更感兴趣的不是如何实现，而是如何科学地阐释来自东方的神奇医学的特点和疗效。

所以，中西医结合心脏康复不是请几位老中医在旁边把把脉，也不是多教患者打一套八段锦，更不只是配治疗师给患者做针灸，而是将所有行之有效的中医药手段有侧重、有计划地与整个心脏康复诊疗体系融合。这样才能制定个体化的中西医结合心脏康复处方。实践是检验真理的唯一标准，唯有基于实践的循证探索，才能总结出临床效能最大化的中西医结合心脏康复模式，并且在未来可持续推广。

接下来，结合广东省中医院心血管科和中西医结合心脏康复团队的工作实践，我谈谈如何将中医药有机融合进心脏康复诊疗体系中。

1. 中药及中成药在心脏康复中的使用

基于四诊合参、辨证论治的中药和中成药在目前的中医临床体系中无疑处于核心地位，也是最受重视的部分。开具中药处方是中西医结合心脏康复体系中最能实现预防和治疗价值的中医手段，但难点在于实现中药处方与西药处方的有机融合。

（1）中药可用于改善患者整体的症状和精神状态，增加运动康复的耐受程度及运动效能。

临床上一提到运动康复，很多患者就面露难色，甚至明言拒绝。究其原因，并非观念的落后，而主要是大部分患者尚未能耐受特定强度的运动训练，比如一动则大汗淋漓，或者运动完就疲倦乏力，甚至诱发心绞痛、头痛，等等。因此，很多人明知不能一直躺着或坐着不动，也不敢动起来。对于这种情况，在西方国家，解决的办法就是调整用药方案和运动量并鼓励患者在严密监护下开始运动，用他们的话说就是"Just let them on bicycle"，这是建立在制度的保障、保险的支持及充分的信任的基础上的。但在国内，这样做最常见的结局就是使患者对运动康复产生怀疑和不信任，导致心脏康复计划无法顺利实施。

这就是中医中药的用武之地。比如，我们根据中医证候流行病学调查，梳理出气虚、痰浊、血瘀等冠心病患者最常见的核心病机，在此基础上形成了相应的核心处方。对于辨为气虚、表现为动则大汗淋漓、气喘、乏力者，可以施用益气健脾为主的方案；形体肥胖、夜间打鼾、白天嗜睡、舌苔厚腻而辨为痰浊中阻的患者，则采用健脾化痰的方法；至于在较低的运动量下就出现心绞痛，或者是在接受冠脉血运重建后仍反复出现胸闷的人群，活血化瘀则更为合适。经过中医药手段干预后，大多数患者在一般情况上得到了不同程度的改善，从而更能耐受运动康复，效果自然事半功倍。

（2）如何在心脏康复药物处方中实现中西医药合用，使西药"减毒增效"。还是以冠心病为例，除了危险因素的控制，抗血小板类药物和他汀类药物是预防和治疗的基石，但是这两类药物均存在一定的副作用，造成患者对药物的不耐受和药物抵抗。在中医院工作的医生，尤其会遇到大量这类患者的求助，我们团队会寻找各种中医药的办法去帮助这类患者，比如使用一些明确抗血小板和降血脂的中药，起到预防或协同治疗的作用，或者用中药的方法去改善消化道症状等西药带来的不适，我们也形成了相应的中药健脾降脂和中药抗血小板的核心处方。尽管如此，我们绝不会盲目让患者在没有明确达标证据的情况下完全停掉西药，我们仍然以血脂的达标、心血管事件的控制为中西药合用方案的疗效判定标准，同时，我们正探索建立可参考的中西医联合抗栓治疗和监测体系、中西药血脂异常综合防治体系等，让其成为心脏康复中西医结合药物处方体系的重要组成部分。

（3）让中药在二级预防中发挥效能，减少心血管事件的发生和提高生存质量。

有研究表明，即使将经皮冠脉介入术（PCI）与最佳药物结合进行治疗，1年内仍有34%的人有心绞痛症状发作，即使将PCI或搭桥与最佳药物结合进行治疗，10年内因心血管疾病死亡的风险仍超过30%。心血管疾病的防治，在国家相关的发展规划中，一直排在重大疾病和重大慢性病中的首位。大量的循证医学证据表明，中医药所参与的二级预防，可以改善冠心病患者的症状，减少心血管事件的发生。陈可冀院士的团队精选川芎、赤芍提取的有效成分川芎总酚、赤芍总苷制成的芎芍胶囊，经过了国家"九五""十五"攻关课题的验证，证实了其预防冠状动脉再狭窄的明显疗效。该团队通过深入研究证明，机体调控能力下降与中医"证"的内在联系，认为中药可通过多靶点、多途径整合调控作用，恢复动脉损伤后自身的调节能力，使血管的修复趋于动态平衡状态，从而发挥预防介入治疗术后再狭窄的作用。广东省中医院心脏中心诊疗团队在吴焕林教授、阮新民教授等专家的带领下，最早将中医药干预引入冠状动脉血运重建围手术期的临床及研究实践中，关注中医药在冠状动脉血运重建后对患者的获益。该团队在"十一五"期间，承担了国家科技部重大专项"冠心病血运重建术后中医药干预研究"，对接受冠状动脉搭桥术（coronary artery bypass graflt，CABG）、PCI的冠心病患者术后的心绞痛发作、心功能恢复、生存质量的提高，以及心血管事件的发生等进行观察研究，提示中医药干预在血运重建术后患者整体恢复中具有显著疗效。

我们首先要熟悉这些有明确疗效的成果特点，然后才能将其灵活应用到合适的患者身上，让中西医药物处方相互补充，达到预防及康复的最优效果。

2. 传统运动方式在心脏康复中的使用

2017年4月27日,国家卫生计生委、体育总局、全国总工会、共青团中央和全国妇联共同制定了《全民健康生活方式行动方案(2017—2025年)》,深入倡导全民健康文明的生活方式,为推进健康中国建设提供有力支撑。该方案明确倡导"每个人是自己健康第一责任人"的理念,引导群众积极参加健身操(舞)、健步走、太极拳(剑)、骑行、跳绳、踢毽等简便易行的健身活动,发挥中医治未病优势,大力推广传统养生健身法。

我们非常欣慰地看到,"生命不息,运动不止"的理念逐步深入人心。该方案特别强调传统的健身法,我们最熟悉的就是太极拳和八段锦。布朗大学沃伦·阿尔伯特医学院研究太极拳对心力衰竭患者的疗效显示,太极拳能提高心力衰竭患者的生活质量评分、增加6 min步行距离,降低血清BNP水平;改善患者心力衰竭症状评分及抑郁量表评分;通过增加心力衰竭患者睡眠时高频电偶、减少低频电偶而改善心力衰竭患者睡眠质量;通过提高患者运动耐量、改善情绪而提高生活质量;可有效提高患者躯体化认知,改善膝关节活动度等。与此同时,八段锦因为简单易学,功法动作较规范,得到了更大程度的推广,衍生了办公室八段锦、坐式八段锦等灵活方式。

虽然我们看到进步的一面,但也要看到我们对传统运动挖掘和研究的不足。在欧洲,就单单一个踏车心脏康复训练,心脏康复专家经过长期摸索研究就总结出多种适合不同类型患者的运动模式,比如功率坡度递增模式、高强度间歇模式、持续功率模式等。每一种模式,专家们都能清楚表达其对心率、血压、呼吸的作用大小和特点,从而分析其适宜患者的特点,并且不断将各种新的总结模式成果运用在踏车训练系统上,不断提升设备功用,所以,在欧洲,踏车训练系统已成为心脏康复运动处方中最常用、最核心的方式。

而我们的太极拳、八段锦等传统运动方式,其实在西方学者看来,就是加上中国味道的"做操"，健康人群用于强身健体是很好的，但是，如果作为心脏康复运动处方中的方法，显然并不适用于所有的患者。只有科学地分析八段锦的运动特点和作用特点，其对心率、血压的影响幅度，对哪些关节的作用强弱等，才能利用八段锦更合理地帮助各种不同疾病及不同状态的患者。比如，在重症病房里推广八段锦，哪些患者才适用？哪些患者可以耐受？我们团队研究八段锦后发现，一套动作规范的16个节拍站式八段锦，耗能在5~6个METS（代谢当量）以上，也就证明不是所有患者都是可以耐受的。那么在重症患者使用八段锦的时候，是否应该细化到患者可耐受的某一个动作？或者细化到某个节拍呢？在欧洲，对于重症的患者，评估会细化到患者的每一个重要的功能肌群，细化到左右两侧的肌力的对比，针对性地对患者的弱势肌群进行训练，目标非常明确，配合同样细化评估后的有氧训练方式，提高心肺功能，在短时间内帮助患者实现康复，包括下肢能耐受下地行走，上肢能耐受基本的生活自理等。

只有这样的研究深度，才能使传统运动方式真正起到"1+1＞2"的效果，而不至于流于形式，浪费时间，甚至有时候还会起反效果。

3. 中医外治法在心脏康复中的使用

中医的外治法有很多，包括针灸、推拿、敷贴、熏蒸等。中医外治法在中国的群众基础好，接受程度高，在整个心脏康复模式的各个阶段介入，有助于改善患者整体的状态，改善患者的整体康复体验。

我们团队对外治法在心脏康复中的选择及使用的心得，核心就是以改善患者各种伴随症状为标准。比如，我们对于睡眠障碍的患者多采用中药沐足熏蒸和腹部针灸的疗法。对于运动训练后肌肉张力过高的患者，采用推拿的疗法等。与中药和运动疗法的中西医结合不同，改善患者的各种伴随症状，目的是全面改善患者的生活状态和生存质量，这些外治法通常可以叠加使用，而且相对安全，在一定程度上更值得大力推广。

　　除此之外，中药药膳、中药特色茶饮等，都是可以融入整个心脏康复诊疗体系中发挥作用的。总之，中医药是个宝库，作为热爱心脏康复事业的中医人，我们要学会去挖掘宝库。更重要的是，得到宝贝后，要懂得去雕琢，去为它做搭配，就如一块美玉，在大师手里精心雕琢，镶上配饰，并放在特定的地方展示，才能最大限度地展现它的美。对于中医心脏康复事业，循证和实践，就是最好的雕琢方式。

基于循证，有机融合
——构建中西医冠心病血运重建术后心脏康复体系

1. 冠状动脉血运重建术的发展及术后心绞痛发生的普遍性

冠心病是危害人类健康的重大疾病。随着社会的发展和人民生活水平的提高，冠心病的发病率也逐年上升，而以PCI和CABG为主的冠状动脉血运重建在冠心病的治疗中起到了重要的作用。当今全球每年至少有150万台PCI和CABG手术，但这并不是治疗的终点。成功的冠状动脉血运重建术后的再发和持续性的心绞痛，影响着大多数患者的生活质量，导致较高的致残率和致死率，这仍然是临床上非常棘手的问题。因此，预防和治疗再发心绞痛对于维持冠状动脉血运重建术后所带来的益处尤为重要。

动脉血运重建研究（the arterial revascularization therapies study，ARTS）研究比较多个冠状动脉血管病变的金属裸支架植入和CABG的治疗效果。1 205例患者被纳入研究，其中冠状动脉支架植入组500例，CABG组605例。术后5年的随访调查发现，冠状动脉支架植入组有42%的患者、CABG组有22%的患者有心绞痛事件的发生或者经历了二次血运重建术。而两个关于CABG术后的血管造影随访研究显示，在CABG术后的数月或者数年内，移植的桥血管可能出现管腔的狭窄或闭塞，在1～2年内有13%～32%的大隐静脉桥血管发生闭塞，有5%～8%的动脉桥血管发生闭塞。

在冠状动脉血运重建术后，随着时间的推移，心绞痛的发生概率也逐年上升，心绞痛的发生必然会导致患者生活质量的下降，而患者生活质量的下降程度与其每周心绞痛的发作次数成正比。

2. 中医药在冠状动脉血运重建术后患者症状改善方面的优势

血运重建治疗在为患者有效改善心肌血供、为生命开通道路的同时，也给患者带来了新的难题和困惑，如血栓形成、再狭窄、再灌注损伤、左心室重构加重的心功能损伤等。上述情况有些实际上是心肌缺血的延续和叠加——由于心肌组织未真正实现再灌注，而是持续存在缺血，因而心肌损伤加重，其后果是严重的，甚至危及生命。这些问题都反映出血运重建治疗本身缺乏整体性的不足，即针对局部血管的治疗难以确保维持冠状动脉微循环的完整性和充分的组织灌注。

而整体治疗恰恰是中医的优势。中医药理论体系从患者自身特点出发，从多靶点、多角度调节微循环，全面改善心肌灌注，进而改善预后。中医认为，冠状动脉微循环障碍应属心脉受损，全身整体功能障碍，可导致心络瘀阻，而局部的血瘀及受损又是整体血瘀证的再致病因素。

对于血运重建术后最常见的再狭窄问题，陈可冀院士团队精选川芎、赤芍提取的有效成分川芎总酚、赤芍总苷制成芎芍胶囊，经过了国家"九五""十五"攻关课题的验证，证实了其预防再狭窄的明显疗效。该团队深入研究证明了机体调控能力下降与中医"证"的内在联系，认为中药可通过多靶点、多途径整合调控作用，恢复动脉损伤后自身的调节能力，使血管的修复趋于动态平衡状态，从而发挥预防介入术后再狭窄的作用。

3. 现代心脏医学康复学在冠状动脉血运重建术后的发展

2007年美国心肺康复协会与美国心脏协会发表了《冠心病病人康复及二级预防指南》。该指南对心脏康复的定义为包括医疗评价、运动处方、纠正心脏危险因素教育、咨询及行为干预等因素在内的综合长期计划。

尽管许多研究已经证实参加心脏康复能够获益，但是心脏康复的转诊率和参与率与其他循证措施相比仍然很低。在最近发表的参加 Get with the Guidelines（GWTG）计划的156所医院最新数据的分析中，Brown等发现有40%的心肌梗死、接受PCI或CABG住院的患者出院时未进行后续的心脏康复诊疗。与此同时，我国冠状动脉血运重建术后的患者，还缺乏系统的心脏康复指导，且形式也较单一，缺乏中医药的参与，没有发挥中医药治疗在这方面的明显优势，并且较缺乏具有推广意义的中西医结合康复指导指南和循证医学研究。

4. 基于循证，中西医在血运重建术后康复上协同并进、优势互补的可能性和重要性

21世纪以来，中西医在冠心病的防治领域取得了迅速发展，与此同时，在以下几方面，中西医都在各自领域做出了相当耀眼的成绩并体现出具有进一步优势互补合作的潜力。

（1）循证医学的切入。循证医学现在在国际上很受重视，中医药界也开始注重了，在中西医结合界注意的程度似乎更多一些，从近几年的成果看已比较明显。现在，临床循证医学的原则和方法，已被更多的研究者采用。

（2）疾病诊断与治疗评价指南或共识的制定。目前国际临床医学界的趋势是相当强调制定临床诊疗指南或共识，并强调在循证医学观察结论的基础上制定，以提高普遍的诊断和治疗水平。

5. 基于循证，有机融合——构建中西医冠心病血运重建术后心脏康复体系

目前的医疗模式重点关注发病急性期的抢救与治疗，对于发病前预防以及发病后管理、康复不够重视，没有做到全程关注，导致大量患者得不到进一步的医学指导，反复发病、反复住院，而重复冠状动脉造影与血运重建，导致医疗开支不堪重负。当前的治疗现状为注重发展西医技术，忽视了中医整体观念和辨证施治的优势。心脏康复是非常复杂的系统工程，包括康复评估、运动训练、指导饮食、指导生活习惯、规律服药、定期监测各项指标和接受健康教育等多方面内容。中西医结合心脏康复将根据患者情况，提供运动、营养、心理、药物、戒烟、中医等处方，而中医也包括饮食、戒烟、运动、心理等方面，并将借助中医传统非药物治疗、中药调理等方式，控制心血管疾病危险因素，使其达标。这些个体化的治疗方案，将提高患者生活质量，帮助患者回归正常社会生活，预防心血管事件的发生。

陈可冀院士提出，真正符合中国人的心脏康复，一定要中西医结合，引入中医"养"的概念，强调动静结合。我们应借国家强调中西医并重的良好契机，"基于循证，有机融合"，建立一个完善的中西医结合的冠状动脉血运重建术后的心脏康复体系，推动中西医结合心脏康复在我国的发展，真正改变冠状动脉血运重建术后患者仍有心绞痛等症状，却不被重视且目前的治疗方案无法更好地解决的术后治疗现状，改变国内冠心病医疗工作者的治疗意识，让大家更重视患者的生存质量，真正做到"防—治—康复"的有机结合，使患者真正获益，帮助国家减少医疗负担，此举意义深远。

冠心病心脏康复策略与实践

心脏康复的五大核心处方

（1）药物处方：循证用药，控制心血管危险因素。根据病情需要服用心血管保护药物，将相应指标维持在治疗靶范围，同时实时依据相关指南内容进行方案调整。

心血管保护药物包括：阿司匹林片、硫酸氢氯吡格雷片（替格瑞洛片）、β受体阻滞剂、他汀类药物、血管紧张素系统抑制剂、血管紧张素受体脑啡肽酶抑制剂。

（2）营养处方：简单来说，即根据病情需要调整膳食习惯。具体而言，患者需要接受饮食习惯评估（包括填写饮食日记、食物偏好问卷等），医生由此评估患者对心血管保护性饮食的依从性并宣教相关营养知识。其中的一大重点即为控制体重。无论是否肥胖或超重，均建议患者定期测量体重、BMI和腰围。同时，建议超重和肥胖者在6~12个月内减轻体重5%~10%，将BMI维持在18.5~23.9 kg/m²的范围内。此外，还需要警惕腹型肥胖，建议患者控制腰围：男性≤90 cm，女性≤85 cm。（心血管疾病的主要危险因素及控制目标见表7.2。）

表7.2　主要心血管疾病危险因素的控制目标

危险因素	控制目标
血脂异常	很高危患者，包括ACS/冠心病合并糖尿病：LDL-C<1.8 mmol/L；非HDL-C<2.6 mmol/L
	高危患者：LDL-C<2.6 mmol/L；非HDL-C<3.4 mmol/L
高血压	理想血压：120/80 mmHg
	控制目标：<140/90 mmHg；可耐受时进一步控制至120～130/70～80 mmHg，体健的老年人群可控制至130～140/70～80 mmHg，体弱者放宽至150/90 mmHg
糖尿病	糖化血红蛋白≤7.0%
心率	静息心率：55～60次/min
体重	BMI：18.5～23.9 kg/m^2
腰围	男性≤90 cm，女性≤85 cm

注：ACS，急性冠脉综合征；LDL-C，低密度脂蛋白胆固醇；非HDL-C，非高密度脂蛋白胆固醇；BMI，体重指数。

（3）运动处方：即指导患者通过有规律、有计划的运动提高心肺耐力，改善心肌缺血和心功能，提高日常生活能力和生活质量，降低再发心血管事件发生概率和早期死亡风险。每一运动处方均需要遵循运动频率（frequency）、强度（intensity）、形式（type）、时间（time）和运动量（volum）、渐进性原则（progression），即FITT-VP。

（4）戒烟处方：吸烟百害而无一利，而戒烟已经被证实是能够挽救生命的治疗手段，尤其是心血管疾病患者。首先建议所有患者避免暴露在工作、家庭和公共场所中的烟草烟雾环境中。其次，对于吸烟患者，须记录吸烟年限、吸烟量和戒烟意愿，评估烟草依赖程度。最后，明确诊断患者是否存在尼古丁依赖综合征，为吸烟患者提供戒烟咨询和戒烟计划。

（5）心理处方（含睡眠管理）：即通过问诊了解患者的情绪反应、心理状态。这时常用PHQ-9抑郁症筛查量表（表7.3）及GAD-7焦虑症筛查量表（表7.4）评估患者的抑郁及焦虑情绪；通过问卷评估生活质量，主要包括健康状况调查简表（SF-36及SF-12）、达特茅斯生活质量问卷、明尼苏达心力衰竭生活质量问卷表等；通过问诊了解患者对自身睡眠质量的评价，目前被广泛采纳用于评价患者睡眠质量的自评量表为匹兹堡睡眠质量指数量表（PSQI）。

表7.3 PHQ-9抑郁症筛查量表

请根据过去两周的情况选择。答案没有对错，真实反映自己的感受就好。

内容	完全没有	有几天	一半以上天数	几乎每天
1. 做事时提不起劲或没有兴趣	0	1	2	3
2. 感到心情低落、沮丧或绝望	0	1	2	3
3. 入睡困难、睡不安稳或睡眠过多	0	1	2	3
4. 感觉疲倦或没有活力	0	1	2	3
5. 食欲不振或吃太多	0	1	2	3
6. 觉得自己很糟或觉得自己很失败，或让自己、家人失望	0	1	2	3
7. 对专注于做某件事情有困难，例如阅读报纸或看电视	0	1	2	3
8. 行动或说话速度变得缓慢（或变得烦躁、坐立不安、动来动去等），已被周围人所察觉	0	1	2	3
9. 有不如死掉或用某种方式伤害自己的念头	0	1	2	3

结果解读：

1. 总分

（1）0~4分：没有抑郁症；

（2）5~9分：可能有轻微抑郁症（建议咨询心理医生或心理医学工作者）；

（3）10～14分：可能有中度抑郁症（最好咨询心理医生或心理医学工作者）；

（4）15～19分：可能有中重度抑郁症（建议咨询心理医生或心理医学工作者）；

（5）20～27分：可能有重度抑郁症（强烈建议咨询心理医生或心理医学工作者）。

2. 核心项目分

（1）序号1、序号4、序号9：任何1题得分大于1分即需要关注。

（2）序号1、序号4：代表抑郁症的核心症状。

（3）序号9：代表有自伤倾向。

表7.4　GAD-7焦虑症筛查量表

根据过去两周的状况，请您回答是否存在下列描述的状况及频率。

状况	完全不会	好几天	超过一周	几乎每天
1. 感觉紧张、焦虑或急切	0	1	2	3
2. 不能够停止或控制担忧	0	1	2	3
3. 对各种各样的事情担忧过多	0	1	2	3
4. 很难放松下来	0	1	2	3
5. 由于不安而无法静坐	0	1	2	3
6. 变得容易烦恼或急躁	0	1	2	3
7. 感到似乎将有可怕的事情发生而害怕	0	1	2	3

结果解读：

（1）0～4分：无广泛性焦虑障碍；

（2）5～9分：轻度广泛性焦虑障碍；

（3）10～14分：中度广泛性焦虑障碍；

（4）15～21分：重度广泛性焦虑障碍。

在广大医患等多方的共同努力下，现代医学的心脏康复模式取得了显著的疗效：它使冠心病患者总死亡率下降了20％，同时明显减少再住院率、支架植入术、CABG手术，一方面使患者更为安全，另一方面合理控制和降低了医疗费用。这是一次伟大的成功。

然而，这样的模式在推广落实时也无可避免地有着自身的局限与不足。其中常见的有以下几点：其一，治疗评估侧重于客观、具体的指标，容易忽视患者的自我感觉；其二，部分药物的不良反应及不耐受给患者造成了一定程度的困扰；其三，运动方案相对单调，患者长期依从性较低，认可度欠佳；其四，由于国家相关政策的局限性，导致标准的康复方案无法完全全程实施。

恰好，中医理论在上述方面存在着巨大的优势，可以很好地弥补以上的不足。首先，中医药理论以辨证论治、整体观念为基础，相比之下更为强调患者的主观感受及整体状态。其次，中医药治疗具有多靶点、多角度及双向调节的特点。它山之石，可以攻玉，中医药干预的"靶点"与现代医学并不存在对立或明显的冲突，两者完全可以并行不悖，互为补充。再者，中医传统运动方式强调动静结合，多为更具技巧性、趣味性的复合型运动，患者更容易长期坚持。最后，中医药理论具有良好的群众基础，近年来更是越发受到国家层面的重视及支持，因而具有广阔的前景，值得期待。

中西医结合实践探索

｜药物｜

在药物治疗方面，心脏康复治疗主要包括现代医学证实有效的西药及中药治疗。前者在五大核心处方中的药物处方部分已进行介绍，这里不再赘述。下面进行中药治疗的介绍。中药治疗的主要原则为辨证论治、整体观念，因此对于不同证型的不同患者，处方也各不相同。以冠心病为例，依据目前的认识，冠心病属于胸痹的范畴，其基本病机为本虚标实，在治疗上以调畅气机、活血化瘀、宣痹化痰、辛温通阳等为主，分别针对气滞、血瘀、痰浊、寒凝等病理因素；本虚则根据气、血、阴、阳之亏虚，相应予以补气、养血、滋阴、温阳等。稳定型冠心病常见辨证及处方见表7.5。

表7.5 稳定型冠心病常见辨证及处方

证型	症见	治法	汤剂	中成药
心血瘀阻	胸部固定性疼痛，面色紫暗，口唇及舌质暗。舌体可有瘀点或瘀斑，舌下静脉紫暗，脉涩或结代	活血化瘀通络止痛	冠心2号方	
气虚血瘀	乏力、气短、胸闷、胸痛。舌质淡暗，苔薄白，脉弱	益气活血	保元汤合丹参饮参术冠心方	通心络胶囊脑心通胶囊诺迪康胶囊芪参益气滴丸
痰瘀痹阻	胸闷、胸痛，形体偏胖，纳可，腹胀，大便黏腻不爽。舌淡胖色暗，苔白腻，脉滑	益气化痰活血化瘀	瓜蒌薤白半夏汤合丹参饮邓铁涛教授冠心方	丹蒌片
气滞血瘀	抑郁、焦虑、易怒、忧思、胸闷、胸痛、纳呆。舌淡红或淡暗，苔薄白，脉弦	行气活血	柴胡疏肝散合血府逐瘀汤	血府逐瘀胶囊心可舒片速效救心丸复方丹参滴丸麝香保心丸
气阴两虚	乏力、气短、口干、胸闷、胸痛、失眠、心烦。舌红少苔，脉细	益气养阴活血化瘀	生脉饮	益心舒胶囊参松养心胶囊

（续表）

证型	症见	治法	汤剂	中成药
心肾阳虚	胸闷、胸痛、心悸、气短、全身怕冷、自汗、面色苍白、四肢欠温、下肢肿胀。舌淡胖，边有齿痕，苔白腻，脉沉细迟	温补心肾	参附汤 邓铁涛教授暖心方	—

注：部分内容选自《稳定性冠心病中西医结合康复治疗专家共识》。

运动

除前述以踏车、慢跑为代表的有氧运动，以俯卧撑、弹力带为代表的抗阻运动及以拉伸动作为代表的柔韧性运动外，中医传统运动也可有效提高患者的活动耐量，有助于提高患者生活质量，其中最常见的为太极拳、八段锦和五禽戏。作为我国传统的健身锻炼方法，太极拳等中医气功结合了传统导引、吐纳等方式，动作平稳缓和，经长期的历史检验及现代的实践研究证实为安全的防治冠心病的运动。太极拳适用于有一定活动能力、无明显关节疾患的患者，建议锻炼频率为每日1次。八段锦为一套独立的健身功法，具有不需要器械、场地要求少、动作简单易学的优势。此外，八段锦尚有辅助改善睡眠、调节情绪的功效，十分适合于心血管疾病患者。对于素体虚弱或无法下地活动者尚可练习坐式八段锦。

睡眠

我们知道，睡眠有助于保持健康，恢复活力，然而这其实有着一定的前提条件。

第一，时长正常。建议每天睡眠总时长维持在7~9小时。过少则机体无法充分恢复，过多则容易导致精神散乱，气血流通不足。

第二，时间规律。这里的"律"，一般指昼夜节律，即维持规整的睡眠周期。尽量在同一时间起床、睡觉。

第三，提倡午睡。不多于1小时且不少于15分钟的午睡有助于涵养精神。

第四，做好入睡准备。在中医理论中，心主神明，而入睡是神明之心从活跃到安静、从阳入阴的过程，这时我们要做的是安神定志，抱元守一。例如，在安静的暗处入睡，睡前避免看电视、手机或书本，避免在卧室摆放具有明显气味的物件。另外，睡觉时注意身体尤其是足部保暖，以免寒湿之邪乘虚而入，使阳气不得潜藏，导致睡眠不深。

对于存在睡眠问题且经调整生活方式后睡眠仍无明显改善的患者，可使用中医内治法与外治法联合治疗。睡眠问题常见辨证及处方见表7.6。

表7.6　睡眠问题常见辨证及处方

证型	症见	治法	汤剂（主要成分）	中成药
肝血不足虚热扰神	失眠心悸，虚烦不安，头目眩晕，咽干口燥。舌红，脉弦细	清热除烦养血安神	酸枣仁汤（酸枣仁、知母、茯苓）	枣仁安神胶囊眠安宁颗粒
阴亏内热心神不宁	虚烦少寐，心悸神疲，梦遗健忘，大便干结。口舌生疮，舌红少苔，脉细数	补心安神滋阴清热	天王补心丹（生地黄、天冬、麦冬、玄参、酸枣仁、柏子仁、当归）	天王补心丸
心脾两虚	心悸怔忡，健忘失眠，盗汗虚热，体倦食少，面色萎黄。舌淡，苔薄白，脉细弱	益气补血健脾养心	归脾汤（人参、龙眼肉、黄芪、白术、当归）	七叶神安片
阳虚上逆	汗多、心悸、心烦、失眠、惊恐。舌淡，苔薄白，脉微细	安神救逆	桂枝甘草龙骨牡蛎汤（桂枝、甘草、龙骨、牡蛎）	—

（1）内治法。内治法主要为通过辨证论治开汤剂处方进行治疗，对于存在不便的患者，可酌情选用证型相近的中成药物进行替代。

（2）外治法。在外治法治疗失眠方面，现今应用较为广泛的有中药沐足、针灸治疗、穴位贴敷、中药热罨包及耳穴压豆法等，这里暂对中药沐足进行介绍。

中药沐足同样以中医理论为基础，通过煎煮药物成液或制成药液后，以浸泡、按摩双足的方式行气活血通络，从而实现防病治病的效果。

中药沐足的简易操作方式为：将已配好的中药加水2 000 mL煎煮，水沸后再煮20分钟，取汁去渣并置于沐足盆中，温度保持在38～42℃，双足浸泡其中（水面约与踝关节齐平），每次沐足时长约20分钟。

常用沐足方：怀牛膝30 g，川芎30 g，天麻20 g，钩藤（后下）20 g，夏枯草30 g，吴茱萸10 g，肉桂10 g。

｜思考｜

上面提到的药物、运动、睡眠只是中西医结合开展心脏康复的主要方面，事实上，中医理论的应用贯穿着康复的始终，从缓解症状到改善预后，从情志调养到运动锻炼，还有细节如呼吸、饮食、作息，等等，未能尽数，但这有一个前提，即心脏康复团队中必须具备有掌握中医理论的医生或康复师，这在医生人数普遍不足的今天显然是不现实的。那么，我们也将面临一个问题：不具备中医基础理论的知识的医生或康复师该如何应用中西医结合的策略使患者取得更大的获益呢？其实这也是中医、中西医与现代医学接轨的一个问题。或者说，能不能将一些相对模糊的概念用较为具体的语言表达出来，让更多的人知道？近年来的一种尝试为制定证候诊断标准。

制定证候标准的一个明显获益为，原本略显抽象的理论得以以"接地气"的形象从另一种角度被认识，使即便没有接受过系统中医理论学习的医生、康复师也能依据主要表现选择用药，而不是单纯随波逐流、人云亦云，为用药而用药。例如，对于主诉胸闷头晕、疲倦乏力的患者，如口干口苦，可选用红景天，其性味甘寒而涩，有健脾益气之效；如渴喜热饮的，予人参或黄芪。又如，对于腹胀、纳减，表现为消化不良的，如平素摄入肉类较多，可用山楂；如摄入米、面为主，则用谷芽、麦芽；如伴有咳嗽、咳痰的，可选用莱菔子；儿童可选加鸡内金；等等。

血瘀证诊断标准见表7.7，痰症诊断标准见表7.8。

表7.7 实用血瘀证诊断标准

主要标准	次要标准
1. 舌质紫暗或有瘀斑、瘀点	1. 固定性疼痛，或刺痛、绞痛，或疼痛，入夜尤甚
2. 面部、口唇、齿龈、眼周及指（趾）端青紫或暗黑	2. 肢体麻木或偏瘫
3. 不同部位（如舌下、结膜、眼底、口腔黏膜、腹壁、下肢、消化道等）静脉曲张或毛细血管异常扩张	3. 痛经
	4. 肌肤甲错（皮肤粗糙、肥厚、鳞屑增多）
4. 离经之血（出血后引起的脏器、组织、皮下或浆膜腔内瘀血、积血）	5. 精神狂躁或善忘
5. 间歇性跛行	6. 脉涩或结代，或无脉
6. 腹部压痛抵抗感	7. 脏器肿大，有新生物，炎性或非炎性包块、组织增生
7. 闭经或月经暗黑有块	8. 影像学等检查显示有血管狭窄（狭窄<50%）
8. 影像学显示血管闭塞或中重度狭窄（狭窄≥50%，行介入治疗或外科手术后不满足该条件者除外），血栓形成、梗死或栓塞，或脏器缺血	9. 血液流变性、凝血、纤溶、微循环等理化检测异常，提示血循环瘀滞
	10. 近1个月有外伤、手术或人工流产

注：符合主要标准1条或次要标准2条即可诊断为血瘀证。主要标准每条2分，次要标准每条1分，可作为血瘀证量化诊断标准。本表选自陈可冀《实用血瘀证诊断标准》。

表7.8 中医痰证诊断标准

项目	宏观表征	分值	理化指标	分值
主症	苔腻	3	BMI>28	3
	头身困重	3		
	脉滑	2		
次症	咯痰	2	TC>5.72 mmol/L或	1
	鼻鼾	1	TG>1.70 mmol/L或	
	胸腹满闷	1	LDL-C>3.64 mmol/L	
	头昏	1		

注：本表选自吴焕林《中医痰证诊断标准》。只要出现1个主症+1个次症或总分≥4即可诊断痰证；BMI，体重指数；TC，总胆固醇；TG，甘油三酯；LDL-C，低密度脂蛋白胆固醇。

心脏康复相关医案

 | 医案一 |

患者 郭某，男，52岁。

一诊

时间：2016年12月5日。

主诉：反复胸闷3个月。

基本情况：患者从2013年开始出现步行数分钟后心前区及胸口堵闷感，伴气短、汗出，偶有心慌，入住我院后诊断为冠状动脉粥样硬化性心脏病（三支病变），冠状动脉造影提示LAD近段闭塞，LCX远段50%~60%狭窄，RCA中段狭窄约80%，LAD远段至中段侧支循环，于RCA、LAD各植入支架1枚。

现每日用药：硫酸氢氯吡格雷片75 mg+瑞舒伐他汀钙片10 mg+铝镁匹

林片1片+兰索拉唑胶囊30 mg。

家庭血压及心率： 血压为98～119/62～75 mmHg；心率为48～68次/min。

予安排完善心肺运动试验。

分析： 患者于2016年10月首次到门诊就医，当时主诉活动后胸闷、胸痛明显，以胀闷为主，伴压榨感，时有冷汗出，进一步问诊得知患者吸烟20余年，长期熬夜，饮食、作息极不规律，就诊期间患者症状明显，考虑心肌缺血甚至损伤、坏死的可能性较大，遂嘱迅即入院检查治疗。患者住院期间完善冠状动脉造影术确诊冠心病，且心脏的三条主要供血的动脉均出现了严重的狭窄、闭塞，可谓命悬一线，幸好诊治及时，不至于付出生命的代价。这里也警醒大家，第一，如有不适，请及时至医院就诊；第二，假如为突发的不适或严重的情况，要先到急诊就诊而不是到门诊等待叫号就诊，以免耽误治疗时机。

患者行PCI后按治疗规范用药，但仍有胸闷的症状，活动范围、活动能力亦较以前下降，遂建议完善心肺运动试验评估心肺功能，开展心脏康复。

予安排完善心肺运动试验。

心肺运动试验初次评估：2017年1月16日。结果见表7.9。

表7.9　心肺运动试验结果

参数	静息	无氧阈	极限（M）	预测（P）	M/P
时长	0：05：50	0：10：40	0：16：20	—	—
负荷 / W	—	70	155	171	91%
摄氧量 /（L·min⁻¹）	0.68	1.12	2.13	2.29	93%
单位体重摄氧量 /［mL·（kg·min）⁻¹］	8.8	14.6	27.7	29.7	93%
二氧化碳释放量 /（L·min⁻¹）	0.57	0.95	2.43	2.51	97%

（续表）

参数	静息	无氧阈	极限（M）	预测（P）	M/P
单位体重二氧化碳释放量 / $[mL \cdot (kg \cdot min)^{-1}]$	7.5	12.4	31.5	32.7	96%
呼吸交换比	0.84	0.85	1.14	—	—
代谢当量	2.5	4.2	7.9	10.6	75%
循环部分					
心率 / （次·min^{-1}）	80	102	163	154	106%
氧脉 / （$mL \cdot beat^{-1}$）	8.5	11.0	13.1	16.6	79%
收缩压 / mmHg	131	135	172	—	—
舒张压 / mmHg	83	89	110	—	—
氧饱和度 / %	97	96	97	—	—
通气部分					
通气量 / （$L \cdot min^{-1}$）	17.87	26.78	70.72	81.31	87%
单位体重通气量 / $[mL \cdot (kg \cdot min)^{-1}]$	232.1	347.8	918.5	1270.5	72%
通气阈	0.78	1.10	1.95	2.37	82%

　　分析：心肺运动试验结果提示患者运动耐量正常，Weber分级为A；无氧阈心率为102次/min，无氧阈功率为70 W；峰值氧脉稍低，氧脉max/pred=79%，且在运动后期氧脉轨迹出现平台期，提示血氧结合度下降，但摄氧量正常，考虑为心排血量未能满足运动需求导致。心电负荷试验为阴性（－），运动中未见明显心律失常及ST–T改变，运动终止原因为下肢疲劳，综合患者日常胸闷不适等症状分析，考虑患者运动过程中心脏微细血管出现短暂性缺血可能，经评估，考虑患者运动危险等级为中低危级，根据心肺运动试验结果拟定运动处方（表7.10）。

表7.10　运动处方

运动方式	处方
热身	5～10分钟
有氧训练	踏车：20～30分钟 靶心率区间：97～107次/min
阻抗训练	徒手、弹力带、壶铃、能量棒等：20～30分钟 以锻炼核心和下肢肌群为主；4～5组动作，每组3次，6～15个/次
柔韧性训练	拉伸放松：5～10分钟
中医特色训练	太极拳（居家）
运动强度	Borg评分13～14分，轻微气促
运动频率	3～5次/周，第一个月应有3次到康复中心进行运动，之后则保持每周1次到康复中心运动及2次居家运动的频率

二诊

时间：2017年12月4日。

基本情况：患者胸闷较前减轻，运动耐量增加。

家庭血压及心率：血压为99～115/55～74 mmHg；心率为64～71次/min。

辅助检查：

（1）2017年7月在广东省中医院进行相关检查：

① 血脂：TG为2.61 mmol/L，LDL-C为1.87 mmol/L。

② 空腹血糖：5.71 mmol/L。

③ 肝功能、肾功能未见异常。

（2）心脏彩超数据对比（表7.11）。

表7.11　心脏彩超数据对比

指标	2017年1月18日	2017年5月10日	2017年6月2日
右心室流出道 / mm	29	32	29
主动脉根部 / mm	33	30	28
左心房 / mm	41	41	39
右心室 / mm	20	21	20
室间隔 / mm	12	12	12
左心室（舒张末）/ mm	50	49	48
左心室（收缩末）/ mm	31	31	29
左心室后壁 / mm	12	12	12
右心房 / mm	48 × 40	49 × 39	47 × 40
肺动脉 / mm	22	18	18
射血分数 / %	69	66	70
心排血量 / （L·min^{-1}）	6.9	4.9	6.1
每搏量 / mL	83	73	75

心肺运动试验二次评估：2018年11月8日。

基本情况：患者前三个月以在康复中心康复结合居家康复为主，后期症状改善后以居家康复为主，一直通过门诊随诊。再次进行心肺运动试验评估心肺功能（表7.12），并根据情况制定新的运动处方。

表7.12　心肺运动试验结果

参数	静息	无氧阈	极限（M）	预测（P）	M/P
时长	0：05：50	0：11：40	0：18：10	—	—
负荷 / W	—	84	182	169	108%
摄氧量 / （L·min^{-1}）	0.58	1.18	2.24	2.26	99%
单位体重摄氧量 / ［mL·（kg·min）$^{-1}$］	7.6	15.3	29.0	29.4	99%

（续表）

参数	静息	无氧阈	极限（M）	预测（P）	M/P
二氧化碳释放量 / （L·min^{-1}）	0.54	1.10	2.75	2.49	110%
单位体重二氧化碳释放量 / ［mL·（kg·min）$^{-1}$］	7.0	14.3	35.7	32.3	111%
呼吸交换比	0.93	0.93	1.23	—	—
代谢当量	2.2	4.4	8.3	10.5	79%
循环部分					
心率 /（次·min^{-1}）	78	100	152	153	99%
氧脉 /（mL·$beat^{-1}$）	7.5	11.8	14.7	16.5	89%
收缩压 / mmHg	131	135	172	—	—
舒张压 / mmHg	83	89	110	—	—
氧饱和度 / %	97	96	97	—	—
通气部分					
通气量 /（L·min^{-1}）	17.87	26.78	70.72	81.31	87%
单位体重通气量 / ［mL·（kg·min）$^{-1}$］	232.1	347.8	918.5	1270.5	72%
通气阈	0.78	1.10	1.95	2.37	82%

　　分析：对比两次评估结果，峰值氧脉水平明显改善，氧脉max/pred=89%，运动后期未见氧脉平台期，氧脉趋势与运动心率趋势一致；本次评估无氧阈心率为100次/min，无氧阈功率为84 W，对比上次无氧阈心率为102次/min及无氧阈功率为70 W可知，在心率相差甚微的情况下，患者运动功率较前增加14 W，提示通过运动训练增加了患者的每搏输出量，故在相同负荷所需的心排血量下，心率反应较前稳定；心电负荷试验为阴性（－），心电图未见明显心律失常及ST-T改变，运动终止原因为下肢疲劳。结合患者胸闷症状较前减轻，综合考虑患者通过运动提高了心肺功能，改善了身体代谢功能，心脏建立了侧支循环，改善了微细血管缺血情况，从而缓解了胸闷不适的症状，建议坚持适度运动，予以新的运动处方（表7.13）。

表7.13 运动处方

运动方式	处方
热身	5～10分钟
有氧训练	踏车：30～60分钟
	靶心率区间：105～115次/min
抗阻训练	徒手、弹力带、壶铃、能量棒等：20～30分钟
	以锻炼核心和下肢肌群为主；4～5组动作，每组2次，15～20个/次
柔韧性训练	拉伸放松：5～10分钟
中医特色训练	太极拳（居家）
运动强度	Borg评分13～14分，轻微气促
运动频率	3～5次/周，第一个月应有3次到康复中心进行运动，之后则保持每周1次到康复中心运动及2次居家运动的频率

| 医案二 |

患者 范某，男，50岁。

一诊

时间：2019年2月1日。

基本情况： 患者时有心悸、胸闷，活动后尤为明显，纳眠可，二便调。舌淡，苔白浊，脉结代。平素工作劳累，时有饮酒，否认吸烟史、既往心血管病史。

辅助检查：

（1）2018年7月19日在外院进行检查：

① 血脂：LDL-C为3.86 mmol/L，HDL-C为1.47 mmol/L；

② 生化：Cr为102 μmoI/L；UA为553 μmoI/L。

（2）2019年1月18日在广东省中医院进行检查：

① 冠状动脉螺旋CT平扫+增强提示：右冠优势型，总钙化积分288；

CAD-RADS 3级（冠心病，LAD单支病变，冠状动脉狭窄约50%）；左心房前壁憩室。

② 动态心电图提示：窦性心律；偶发房性期前收缩；频发室性期前收缩（2 098次），部分成对。

中医辨证：气虚痰瘀。

西医诊断：冠状动脉粥样硬化性心脏病，心律失常（频发室性期前收缩），高脂血症，高尿酸血症。

分析：患者为中年男性，因活动后出现胸闷前来就诊，因其描述、表现与劳力型心绞痛相似，不排除有缺血性心脏病的可能，遂于前诊开具冠状动脉CTA予评估冠状动脉情况，结果提示前降支狭窄约50%，确诊为冠心病，同时伴随有高脂血症、高尿酸血症及肾功能异常（血肌酐水平偏高），予常规药物抗聚、调脂稳斑、抗交感等，并建议完善心肺运动同步运动心排试验，进行心脏康复。

心肺运动试验初次评估：2019年2月14日。结果见表7.14。

表7.14　心肺运动试验结果

参数	静息	无氧阈	极限（M）	预测（P）	M/P
时长	0：05：48	0：11：47	0：18：53	—	
负荷 / W	—	87	81	165	49%
摄氧量 / (L·min^{-1})	0.45	1.19	89	2.28	39%
单位体重摄氧量 / [mL·(kg·min)$^{-1}$]	6.4	17.0	19.2	32.6	59%
二氧化碳释放量 / (L·min^{-1})	0.35	1.05	1.30	2.80	46%
单位体重二氧化碳释放量 / [mL·(kg·min)$^{-1}$]	5.0	15.0	18.6	—	
呼吸交换比	0.77	0.89	0.97	1.21	80%

（续表）

参数	静息	无氧阈	极限（M）	预测（P）	M/P
代谢当量	1.84	4.86	5.48	—	—
循环部分					
心率 /（次·min^{-1}）	59	78	87	170	51%
氧脉 /（mL·beat^{-1}）	7.6	15.3	14.9	13.4	111%
收缩压 / mmHg	99	120	126	207	61%
舒张压 / mmHg	62	62	60	99	61%
通气部分					
通气量 /（L·min^{-1}）	12	30	37	94	39%

分析：心肺运动试验结果提示患者运动耐量中度下降，氧脉轨迹呈低平上升趋势，Weber分级为B级，无氧阈心率为78次/min，功率为87 W；心电负荷试验为阴性（−），心电图未见明显心律失常及ST–T改变，运动终止原因为头晕、胸闷、胸痛。运动心排提示心率为80次/min，功率为80 W时出现每搏输出量SV排血平台期，且未见SV下降趋势，提示心脏在80次/min，功率为80 W时逐渐到达心脏收缩物理做功极限，随着运动功率增加，心脏通过心率增快代偿供血。心脏外周排血灌注功能异常升高。综合分析，考虑患者运动危险等级为中低危级，予以运动处方指导心脏运动康复（表7.15）。

表7.15　运动处方

运动方式	处方
热身	5~10分钟
有氧训练	踏车：20~30分钟
	靶心率区间：75~85次/min
抗阻训练	徒手、弹力带、壶铃、能量棒等：20~30分钟
	以锻炼核心和下肢肌群为主；4~5组动作，每组3次，10~15个/次
柔韧性训练	拉伸放松：5~10分钟
中医特色训练	太极拳（居家）
运动强度	Borg评分13~14分，轻微气促
运动频率	3~5次/周，第一个月应有3次到康复中心进行运动，之后则每周保持1次到康复中心运动及2次居家运动的频率

二诊

时间：2019年5月24日。

基本情况：患者现胸闷较前缓解，劳累时偶有胸前区不适，睡眠中时有心悸，静息心率55～58次/min。舌淡红，苔白浊，脉沉。

心肺运动试验二次评估：2019年5月25日。结果见表7.16。

表7.16　心肺运动试验结果

参数	静息	无氧阈	极限（M）	预测（P）	M/P/
时长	0：05：58	0：12：10	0：20：03	—	—
负荷 /W	—	96	132	160	83%
摄氧量 /（L·min⁻¹）	0.34	0.93	1.22	2.25	54%
单位体重摄氧量 /［mL·（kg·min）⁻¹］	5.0	13.6	17.9	33.1	54%
二氧化碳释放量 /（L·min⁻¹）	0.27	0.89	1.28	2.76	46%
单位体重二氧化碳释放量 /［mL·（kg·min）⁻¹］	4.0	13.1	18.9	—	—
呼吸交换比	0.81	0.94	1.05	1.21	87%
代谢当量	1.43	3.90	5.12	—	—
循环部分					
心率 /（次/min⁻¹）	64	90	105	170	62%
氧脉 /（mL·beat⁻¹）	5.3	10.5	11.7	13.2	89%
收缩压 /mmHg	108	121	151	207	73%
舒张压 /mmHg	70	75	75	99	76%

分析：患者行评估后诉近日有感冒症状，未完全恢复，为本次评估的客观影响因素。对比两次心肺运动试验评估结果，氧脉运动趋势趋于正常，与运动心率趋势一致；本次评估无氧阈心率为90次/min，无氧阈功率

为94 W，Weber分级为B级，对比上次无氧阈心率为78次/min，无氧阈功率为87 W可知，患者的运动能力较前提高，但峰值摄氧量较前下降，考虑由于感冒因素影响呼吸功能；心电负荷试验为阴性（−），心电图未见明显ST-T改变，但运动开始前和结束后多发室性早搏，除考虑感冒因素引起外，需复查动态心电图以辅助进一步诊断。运动终止原因为下肢疲劳。运动心排提示运动中未见明显SV平台期，心脏外周排血灌注功能正常，提示通过运动康复，患者的心脏收缩功能提高。结合患者胸闷症状较前减轻，综合考虑患者通过运动提高了心肺功能，改善了身体代谢功能，心脏建立了侧支循环，改善了微细血管缺血情况，从而缓解了胸闷不适症状，但劳累时偶有胸痛不适及睡眠多感心悸的情况，须完善相关检查后，排除心血管高危运动因素后，方可继续适度运动，暂予以新的运动处方（表7.17），继续观察。

表7.17　运动处方

运动方式	处方
热身	5~10分钟
有氧训练	踏车：30~40分钟 靶心率区间：85~95次/min
抗阻训练	徒手、弹力带、壶铃、能量棒等：20~30分钟 以锻炼核心和下肢肌群为主；4~5组动作，每组2次，10~15个/次
柔韧性训练	拉伸放松：5~10分钟
中医特色训练	太极拳（居家）
运动强度	Borg评分13~14分，轻微气促
运动频率	3~5次/周，第一个月应有3次到康复中心进行运动，之后则每周保持1次到康复中心运动及2次居家运动的频率

🐭 | 医案三 |

患者 张某，男，53岁。

一诊

时间：2017年10月27日。

基本情况：患者于2017年6月24日因急性心肌梗死于外院急诊行PCI治疗，冠状动脉造影提示前降支中段完全闭塞，术中植入支架1枚，回旋支慢性完全闭塞，右冠状动脉闭塞50%～80%。后于2017年8月再次行PCI治疗，术中于右冠植入支架2枚。

患者于8月起多次完善心脏彩超，提示左心功能进行性下降：左心室直径（舒张末，mm）：53-67-68，EF（%）：50-57-43。

现时有咳嗽，咳痰，气短，无双下肢浮肿。术后每天自行做俯卧撑50～60个。

现每日用药：

（1）抗血小板：阿司匹林片100 mg，硫酸氢氯吡格雷片75 mg。

（2）降脂稳斑：瑞舒伐他汀钙片10 mg，依折麦布片10 mg。

（3）减轻容量负荷：呋塞米片40 mg，螺内酯片20 mg。

（4）抗心室重构及降压：缬沙坦80 mg。

中医辨证：气虚痰瘀阻络。

西医诊断：冠状动脉粥样硬化性心脏病（PCI后）。

分析：用药按现行指南推荐，经治疗后患者症状部分缓解，但仍有活动后气促的表现。患者对治疗期望较高，遂建议其完善心肺运动试验评估，并开始心脏康复。

心肺运动试验初次评估：2017年11月8日。结果见表7.18。

表7.18 心肺运动试验结果

参数	静息	无氧阈	极限（M）	预测（P）	M/P
时长	0∶05∶50	0∶09∶40	0∶15∶00	—	—
负荷 / W	—	62	153	197	78%
摄氧量 /（L·min^{-1}）	0.57	0.95	2.03	2.64	77%
单位体重摄氧量 / ［mL·（kg·min）$^{-1}$］	5.9	9.8	20.9	27.2	77%
二氧化碳释放量 /（L·min^{-1}）	0.51	0.80	2.41	2.90	83%
单位体重二氧化碳释放量 / ［mL·（kg·min）$^{-1}$］	5.3	8.3	24.8	29.9	83%
呼吸交换比	0.90	0.84	1.19	—	—
代谢当量	1.7	2.8	6.0	10.6	57%
循环部分					
心率 /（次·min^{-1}）	81	104	144	154	94%
氧脉 /（mL·beat^{-1}）	7.0	9.1	14.1	20.9	68%
收缩压 / mmHg	142	147	144	—	—
舒张压 / mmHg	114	122	51	—	—

分析：心肺运动试验结果提示患者运动耐量轻度下降，峰值氧脉水平（68%）下降，氧脉运动轨迹后期出现平台期，且运动后氧脉出现矛盾性升高，考虑运动后期心肌缺血可能，Weber分级为B级，无氧阈心率为104次/min，功率为62 W；心电负荷试验可疑阳性（±），当心率达到132次/min时，Ⅱ、Ⅲ、AVF、V2～V6导联出现ST段压低，下移范围为0.2～1.2 mm，持续时间约为1分钟。运动终止原因为气促、血压下降。运动心排提示心率为104次/min，功率为80 W时出现每搏输出量SV排血平台期，当心率为124次/min且功率为105 W时，SV出现下降趋势，持续时间约为2分钟，提示心脏在80次/min且功率为80 W时逐渐到达心脏收缩物理做功极限，随着运动功率增加，心脏通过心率增快代偿供血，但心脏做功超过

了极限时，微细血管出现缺血现象预警。心脏外周排血灌注功能大致正常。综合分析，考虑患者运动危险等级为中危级，予以运动处方指导心脏运动康复（表7.19）。

表7.19　运动处方

运动方式	处方
热身	5～10分钟
有氧训练	踏车：30～40分钟 靶心率区间：100～110次/min
抗阻训练	徒手、弹力带、壶铃、能量棒等：20～30分钟 以锻炼下肢肌群为主；4～5组动作，每组3次，6～12个/次
柔韧性训练	拉伸放松：5～10分钟
中医特色训练	八段锦（居家）
运动强度	Borg评分13～14分，轻微气促
运动频率	3～5次/周，第一个月应有3次到康复中心进行运动，之后则每周保持1次到康复中心运动及2次居家运动的频率

二诊

时间：2018年8月16日。

基本情况：患者诉根据第一次评估后的运动处方居家康复，未曾行抗阻训练，一直以有氧训练为主，偶尔佐以八段锦训练，每周运动5～7次，每次运动1小时。

分析：对比两次心肺运动试验评估结果，患者氧脉运动趋势趋于正常，未见明显平台期及运动后期矛盾性增高；本次评估无氧阈心率为111次/min，无氧阈功率为135 W，Weber分级为B级，对比上次无氧阈心率为104次/min及无氧阈功率为62 W可知，患者的运动能力较前提高，但峰值摄氧量较前下降，结合患者峰值功率未见明显增长，最大运动心率为119次/min，低于上次最大运动心率144次/min，运动终止原因为下肢疲劳。综合考虑由于有氧训练充分锻炼了心肺功能，但是抗阻训练未能同步，肌肉含量未能提高，故摄氧量停留在瓶颈期甚至出现下降趋势。由于肌肉含量过低，运动中乳酸堆积过多，因此下肢疲劳而导致运动停止，RER最大值（max）为1.03，提示患者未尽全力运动，故相应指标低于上一次；心电负荷试验阴性（−），心电图未见明显心律失常及ST−T改变；运动心排提示运动中心率为107次/min时出现SV平台期，未见SV下降趋势，心脏外周排血灌注功能正常，提示通过运动康复，患者的心脏收缩功能提高。结合患者胸闷症状较前减轻，综合考虑患者通过运动提高了心肺功能，改善了身体代谢功能。建议患者按照运动处方执行，把抗阻训练纳入训练范畴，现予以新的运动处方（表7.20），继续观察。

表7.20　运动处方

运动方式	处方
热身	5～10分钟
有氧训练	踏车：30～40分钟 靶心率区间：105～115次/min
抗阻训练	徒手、弹力带、壶铃、能量棒等：20～30分钟 以锻炼下肢肌群为主；4～5组动作，每组3次，6～12个/次
柔韧性训练	拉伸放松：5～10分钟
中医特色训练	太极拳（居家）
运动强度	Borg评分13～14分，轻微气促
运动频率	3～5次/周，第一个月应有3次到康复中心进行运动，之后则每周保持1次到康复中心运动及2次居家运动的频率

三诊

时间：2019年7月8日。

基本情况：患者活动耐量较前增加，气促、乏力症状减轻。予安排再次完善心肺运动试验评估。

患者诉2018年下半年坚持按照运动处方训练，每周在以1～2次抗阻训练，但2019年后由于工作外出因素，运动不规律，每周运动时间不固定，但每周至少保持1次有氧训练。

心肺运动试验三次评估：2019年7月11日。结果见表7.21。

表7.21　心肺运动试验结果

参数	静息	无氧阈	极限（M）	预测（P）	M/P
时长	0：05：58	0：11：37	0：18：45	—	—
负荷/W	—	116	148	205	72%
摄氧量/（L·min^{-1}）	0.51	1.47	1.83	2.59	71%
单位体重摄氧量/［mL·（kg·min）$^{-1}$］	5.2	15.0	18.6	26.3	71%
二氧化碳释放量/（L·min^{-1}）	0.43	1.42	2.03	3.53	58%
单位体重二氧化碳释放量/［mL·（kg·min）$^{-1}$］	4.3	14.5	20.6		
呼吸交换比	0.83	0.96	1.10	1.21	91%
代谢当量	1.40	4.28	5.31	—	—
循环部分					
心率/（次·min^{-1}）	74	113	124	169	73%
氧脉/（mL·beat^{-1}）	6.8	13.0	14.8	15.3	97%
收缩压/mmHg	103	135	159	207	77%
舒张压/mmHg	70	54	75	99	76%

分析：对比上次心肺运动试验评估结果，患者氧脉运动趋势正常，未见明显平台期及运动后期矛盾性增高；本次评估无氧阈心率为113次/min，无氧阈功率为116 W，Weber分级为B级，对比上次无氧阈心率为111次/min及无氧阈功率为135 W，貌似患者的运动能力较前下降，但峰值摄氧量较前提高，运动耐量由中度下降改善至轻度下降，心肺运动水平较前进一步提高，运动终止原因为下肢疲劳。心电负荷试验为阴性（−），心电图未见明显心律失常及ST−T改变；运动心排提示运动中心率为110次/min时出现SV

平台期，未见SV下降趋势，心脏外周排血灌注功能正常，每搏输出量、心排血量、心指数、外周血管阻力指数等血流动力学指标均较前好转，提示通过运动康复，患者的心肺功能均有所提高。建议患者按照运动处方执行，坚持规律运动，现予以新的运动处方（表7.22），继续观察。

表7.22 运动处方

运动方式	处方
热身	5~10分钟
有氧训练	踏车：30~60分钟 靶心率区间：108~118次/min
抗阻训练	徒手、弹力带、壶铃、能量棒等：20~30分钟 以锻炼核心和下肢肌群为主；4~5组动作，每组2次，10~15个/次
柔韧性训练	拉伸放松：5~10分钟
中医特色训练	太极拳（居家）
运动强度	Borg评分13~14分，轻微气促
运动频率	3~5次/周，第一个月应有3次到康复中心进行运动，之后则每周保持1次到康复中心运动及2次居家运动的频率

附录

医学专业术语中英文对照

英文缩写	英文全称	中文翻译
ACEI	angiotensinconverting enzyme inhibition	血管紧张素转换酶抑制剂
ACS	acute coronary syndrome	急性冠脉综合征
ADP	adenosine diphosphate	二磷酸腺苷
AMI	acute myocardial infarction	急性心肌梗死
ARB	angiotensin receptor blocker	血管紧张素II受体拮抗剂
ASCVD	atherosclerotic cardiovascular disease	动脉粥样硬化性心血管疾病
AT	anaerobic threshold	无氧阈
ARTS	the arterial revascularization therapies study	动脉血运重建研究
BNP	B-type natriuretic peptide	B型利钠肽
BMI	body mass index	体重指数
CABG	coronary artery bypass graft	冠状动脉搭桥术
CCB	calcium channel blocker	钙通道阻滞剂
cGMP	cyclic guanosine monophosphate	环鸟苷酸
CO	cardiac output	心排血量
CPET	cardiopulmonary exercise testing	心肺运动试验
Cr	creatinine	肌酐
CEA	carcinoembryonic antigen	癌胚抗原
DBP	diastolic blood pressure	舒张压
DCM	dilated cardiomyopathy	扩张型心肌病
EF	ejection fraction	射血分数
eGFR	estimated glomerular filtration rate	估计的肾小球过滤率
HbA1c	hemoglobin A1c	糖化血红蛋白
HDL-C	high density lipoprotein cholesterol	高密度脂蛋白胆固醇

（续表）

英文缩写	英文全称	中文翻译
HFmrEF	heart failure with mid-range ejection fraction	射血分数中间值的心力衰竭
HFrEF	heart failure with reduced ejection fraction	射血分数降低的心力衰竭
HFpEF	heart failure with preserved ejection fraction	射血分数保留的心力衰竭
HR	heart rate	心率
INR	international normalized ratio	国际标准化比值
LAD	left anterior descending branch	左前降支
LCX	left circumflex branch	左回旋支
LDL-C	low density lipoprotein cholesterol	低密度脂蛋白胆固醇
LVEF	left ventricular ejection fraction	左心室射血分数
Mb	myoglobin	肌红蛋白
MET	metabolic equivalent	代谢当量
NOAC	new oral anticoagulant	新型口服抗凝药
NT-proBNP	N terminal pro-B-type natriuretic peptide	N末端B型脑利钠肽前体
NYHA	New York Heart Association	纽约心脏协会
PCI	percutaneous coronary intervention	经皮冠脉介入术
PCSK9	Proprotein convertase subtilisin/kexin type 9	前蛋白转化酶枯草杆菌蛋白酶9型
PDA	posterior descending branch	后降支
PI3K	phosphatidylinositol 3-kinase	磷脂酰肌醇-3激酶
PKA	protein kinase A	蛋白激酶A
RCA	right coronary artery	右冠状动脉
SBP	systolic blood pressure	收缩压
SV	stroke volume	每搏输出量
TC	total cholesterol	总胆固醇
TG	triglyceride	甘油三酯
TnT	troponin T	肌钙蛋白T
UA	uric acid	尿酸
VASP	vasodilator-stimulated phosphoprotein	血管扩张剂诱导的激磷酸化蛋白

图书在版编目（CIP）数据

青年中医成长手册：中西医结合心血管病临床实践
精要 / 徐丹苹主编. —广州：广东科技出版社，2021.3
ISBN 978-7-5359-7166-1

Ⅰ.①青… Ⅱ.①徐… Ⅲ.①心脏血管疾病—中西
医结合—诊疗 Ⅳ.①R54

中国版本图书馆CIP数据核字（2020）第271268号

青年中医成长手册：中西医结合心血管病临床实践精要
Qingnian Zhongyi Chengzhang Shouce: Zhongxiyi Jiehe Xinxueguanbing Linchuang Shijian Jingyao

出 版 人：朱文清
责任编辑：方　敏
装帧设计：友间文化
责任校对：于强强　廖婷婷
责任印制：彭海波
出版发行：广东科技出版社
　　　　　（广州市环市东路水荫路11号　邮政编码：510075）
销售热线：020-37592148 / 37607413
http://www.gdstp.com.cn
E-mail：gdkjcbszhb@nfcb.com.cn
经　　销：广东新华发行集团股份有限公司
印　　刷：广州东盛彩印有限公司
　　　　　（广州市增城区新塘镇太平十路二号　邮政编码：510700）
规　　格：787mm×1 092mm　1/16　印张19　字数400千
版　　次：2021年3月第1版
　　　　　2021年3月第1次印刷
定　　价：59.90元

如发现因印装质量问题影响阅读，请与广东科技出版社印制室联系调换（电话：020-37607272）。